L'Invention du médicament

Collection Histoire des sciences/Adapt
dirigée par Philippe Fauvernier

•

Adapt-Snes Éditions
46, avenue d'Ivry, 75647 Paris Cedex 13
www.adapt.snes.edu

www.editions-hermann.fr

ISBN Hermann : 978 2 7056 8456 3
ISBN Adapt : 978 2 35656 033 9

Jean-Claude Dupont

L'Invention du médicament

Une histoire des théories du remède

ADAPT snes
ADAPT • Éditions

hermann
Depuis 1876

Introduction

S'il existe une permanence dans l'histoire des civilisations, c'est bien l'existence du remède. Celui-ci est l'objet d'une littérature aussi abondante que celle de la médecine. Nous disposons, outre des monographies sur l'histoire des substances et des plantes thérapeutiques, d'ouvrages traitant de l'histoire de la pharmacie comme profession ou comme art de préparer les médicaments, de l'histoire de la pharmacologie comme discipline savante, de l'histoire de l'industrie pharmaceutique, d'ouvrages sur les grands chimistes, botanistes, médecins et pharmaciens ayant découvert les principes actifs* ou fait progresser les concepts et les méthodes thérapeutiques…

Il est cependant frappant que si peu d'ouvrages s'attachent aux logiques et aux théories du remède, depuis l'œuvre princeps de François Dagognet (1964). Une des raisons en est que l'histoire du médicament est présentée le plus souvent comme le résultat d'un empirisme qui décourage l'historien ou le philosophe des sciences. L'idée d'une « pharmacologie rationnelle[1] » n'a été prise au sérieux que très tardivement.

Chaque culture crée pourtant au cours du temps ses représentations de la vie, de la santé et la maladie, qui génèrent des théories explicatives cohérentes de l'action et de l'emploi des médicaments. Pendant très longtemps le médicament s'est situé entre magie, religion et science, et est resté plus proche des deux premières. En postulant

---

1. On trouve cette expression au XVIIIe siècle, par exemple chez François Lamure (1784), p. 2. Le mot « pharmacologie » est attesté au XVIIIe siècle, mais peu employé. Toute la terminologie scientifique actuelle du médicament repose sur la racine grecque *pharmakon*, à la fois médicament et poison : pharmacie, pharmacologie, pharmacodynamie*, pharmacocinétique*, etc.

Les mots du glossaire pharmaceutique sont signalés par une étoile à leur première occurrence.

une logique du remède qui serait présente dès les origines, et qui ne serait pas nécessairement la rationalité au sens strict, on cherche à critiquer l'idée d'un empirisme vague qui, au fond, aurait toujours prévalu parce qu'inhérent à l'histoire du médicament, tant dans sa recherche que dans ses emplois. Les choses apparaissent bien plus complexes. Au cours des inventions et réinventions du médicament au fil des siècles, il s'agit plutôt de comprendre les rôles respectifs qu'ont joués l'empirisme systématique, le hasard heureux et la théorisation, trois facteurs encore intégrés dans les stratégies de découverte des nouvelles substances actives.

Remèdes et thérapeutiques ne sont cependant pas tous fondés sur l'emploi de médicaments. Alors que les termes latins *remedium* et *medicamentum* étaient à peu près synonymes, « remède » prendra à l'usage en français le sens de tout moyen appliqué à titre préventif ou curatif et fera ainsi référence à la multitude des pratiques hygiéniques, médicales ou chirurgicales[2], tandis que « médicament » renverra plus spécialement l'idée de substance active. Nous réserverons, conformément aux usages premiers, le terme « remède » au cas particulier du remède médicamenteux, « médicament* » à celui de substance ou de préparation utilisée en thérapeutique curative ou préventive, et « drogue* » à celui de matière première naturelle ou synthétique servant à la fabrication des médicaments. Ces distinctions vont aussi servir à délimiter notre objet : c'est l'histoire du médicament et de la pharmacothérapie* qui nous intéresse, et non celle de tous les remèdes et moyens thérapeutiques… On ne se focalisera d'ailleurs pas tant sur les substances médicamenteuses elles-mêmes et leur usage, qui sont en constant renouvellement (on considère qu'il y a aujourd'hui environ 1 300 molécules actives sur le marché), que sur le rôle que certaines d'entre elles ont pu jouer dans la construction des sciences du médicament et la genèse des grands concepts de la thérapeutique.

---

2. De même, le mot « thérapeutique » (*therapeutikê*) s'impose à partir du XVIIe siècle hellénisant pour désigner la partie de la médecine qui étudie et applique les moyens de soigner les maladies, moyens médicamenteux et autres.

Le livre suit le développement chronologique de cette logique du médicament. À l'origine, il n'y avait pas toujours de distinction claire entre ceux qui confectionnaient et ceux qui choisissaient et administraient le remède médicamenteux, qui exerçaient un seul art, soigner. De l'Antiquité à la fin du Moyen Âge, il y a d'abord une longue période au cours de laquelle la pharmacie devient peu à peu une pratique autonome et codifiée, en même temps que prédominent des théories thérapeutiques d'inspiration galénique (chapitre I). Cette tradition galénique sera transmise et rectifiée à travers le monde médiéval, où musulmans, juifs et chrétiens développent considérablement la littérature des pharmacopées. Un cas à part est celui de la lointaine Chine, dont les conceptions traditionnelles propres, parties intégrantes du patrimoine thérapeutique de l'Humanité, sont parvenues jusqu'à nous, et sont pour certaines encore aujourd'hui appliquées (chapitre II). De la Renaissance à la fin du XVIIIe siècle, le médicament se lie à l'histoire naturelle, aux prémisses de la chimie et de la physiologie. C'est cependant le galénisme thérapeutique qui prévaut encore à la Faculté, mais d'autres théories sur le mode d'action du médicament se développent, plus en accord avec la physiologie et les sciences du temps, tandis que se multiplient les tentatives expérimentales (chapitre III).

La période contemporaine, au sens que les historiens français donnent à ce terme (XIXe-XXIe siècles), voit le développement des concepts aujourd'hui opératoires en pharmacologie. Il commence par la philosophie expérimentale de la substance pure prônée par François Magendie. Plutôt que de tenter une histoire exhaustive des substances découvertes et de celle de leurs découvreurs, on se référera sélectivement à quelques exemples et épisodes caractéristiques de cette renaissance thérapeutique (chapitre IV). Non sans difficulté, le XXe siècle voit le développement de la compréhension des mécanismes de l'action physiologique du médicament, avec la naissance du concept de récepteur, puis finalement de cible thérapeutique. Cette période est capitale dans notre perspective puisqu'elle correspond à l'entrée dans une ère nouvelle, celle des explications à l'échelle moléculaire (chapitre V).

Aujourd'hui, la pharmacologie moléculaire et les biotechnologies ont transformé les pratiques de recherche. L'histoire du médicament comme objet scientifique devient inséparable de celle sa conception et de sa fabrication, en un processus intégré dit de « recherche et développement » (R&D). Le médicament, objet technique et industriel dès le XIXe siècle, résulte désormais de l'interaction étroite entre pratiques académiques et médicales, pratiques industrielles de recherche et développement, pratiques économiques et commerciales, régulations administratives, impliquant donc de nombreux acteurs et institutions. Ces nouveaux rapports institués entre médicament et société ont irrémédiablement fait du médicament un objet « social », désormais aussi étudié comme tel. Le chapitre conclusif (chapitre VI) récapitule brièvement cette évolution, de la pharmacologie moléculaire à la pharmacologie sociale.

On a cherché à orienter cette histoire du médicament vers les idées qui lui sont relatives. On peut en effet traiter du médicament, objet polymorphe, de bien des manières, et ce livre n'a pas d'autre intention que de présenter une vision synthétique des étapes marquantes de son évolution. Les références ont été sélectionnées en cours d'ouvrage pour guider le lecteur curieux vers tel ou tel aspect plus particulier de l'invention du médicament. Ici, la perspective se veut conceptuelle. Même si d'autres approches sont possibles, le fil conducteur suivi reste la théorie du médicament, remise autant que possible dans son contexte historique, scientifique et culturel. Encore une fois, il s'agit donc ici d'*une* histoire du médicament, objet chargé de théorie, et non de *l'histoire* du (ou des) médicament(s) qui permettrait de le saisir de façon exhaustive dans toutes ses dimensions, œuvre encyclopédique qui ne pourrait être que collective.

I

Le remède des origines

I. PRÉLUDE : AUTOMÉDICATION ANIMALE ET TRACES PRÉHISTORIQUES

« Le désir du remède est peut-être le grand trait qui distingue l'homme des autres animaux.[1] » Même le grand William Osler pouvait se tromper... Les animaux qui souffrent lèchent leurs blessures, mais usent aussi de plantes. Le chat domestique mange des herbes amères pour soigner ses troubles digestifs, etc. Ces comportements thérapeutiques des animaux ont été source d'inspiration des auteurs grecs et latins[2]. Mais l'éthologie apporte des données plus avérées que les faits de diète ou de régime rapportés par la littérature ancienne ou plus précis que l'observation commune. Les chimpanzés de Tanzanie consomment pour leur subsistance des dizaines de plantes, dont trois espèces différentes du genre *Aspilia*. Les feuilles, roulées vers l'extérieur, sont ingérées sans être mâchées et éliminées telles quelles par défécation, et avec elles les vers de nématodes vivants normalement accrochés à la muqueuse intestinale des singes. L'effet « velcro » de ces feuilles, recouvertes de poils courts, sert aux singes à se déparasiter. Ces mêmes singes mâchent la moelle d'un arbuste,

1. Osler (1891), p. 170.

2. Cf. Boehm et Luccioni (2008), notamment les articles d'Arnaud Zucker (« Homme et animal : pathologies communes et thérapies partagées ? ») et Jean Bouffartigue (« L'automédication des animaux chez les auteurs antiques »).

Vernonia amygdalina, qui possède une activité antihelminthique*[3]. Comment les singes ont-ils découvert les effets complémentaires et synergiques des deux plantes ? L'automédication complexe chez les grands singes, ici l'ingestion volontaire et combinée de plusieurs plantes, pose de façon particulièrement troublante le problème de l'origine, acquise ou innée, du comportement thérapeutique. Elle rend en tout cas plausible son ancienneté, antérieure même au Néolithique. Elle conforte la notion de thérapeutique « instinctive », fréquemment reprise dans les ouvrages d'histoire de la médecine. Sur les pathologies et les remèdes des premiers Hominidés, la paléopathologie nous apporte aussi quelques lumières : preuves avérées d'interventions chirurgicales (trépanations, chirurgie dentaire), soupçons d'expérimentation animale. L'étude du tartre dentaire des hommes de Neandertal nous montre qu'ils avaient intégré les plantes à leur régime alimentaire et peut-être l'utilisation des plantes médicinales[4]. Les données ne concernent pas que les squelettes. L'étude des coprolithes humains et des villages lacustres (paléoparasitologie et étude des paléo-environnements) permet aussi d'envisager quelques éléments de la pharmacopée du Néolithique (voir encadré). Ainsi retrouve-t-on des spores de fougères dont les racines possèdent des propriétés antihelminthiques en grande quantité dans les villages lacustres[5], ou des baies antihelminthiques dans la besace de l'homme des glaces (« Ötzi »), en même temps que des tatouages probablement prophylactiques. Sur l'origine du remède, tout n'est pourtant qu'hypothèse. Peut-être née par imitation des animaux, on peut postuler dès le stade de la cueillette, l'extrême ancienneté de la distinction humaine des plantes alimentaires, des plantes qui soignent et qui empoisonnent.

---

3. Voir les travaux de Michael Huffman (1995) et de Sabrina Krief (2005), cités dans Fleurentin (2011), p. 7-9.

4. Hardy (2012).

5. Bouchet (2002), p. 73-80.

Pharmacopées

Historiquement, les pharmacopées furent des ouvrages encyclopédiques recensant principalement les plantes à usage thérapeutique et d'une façon générale tous documents traitant de médicaments : matières premières des remèdes, ouvrages destinés à leur préparation, parfois énonçant des règles de prescription. Surtout à partir du XVe siècle, certains de ces ouvrages deviendront normatifs et prendront force de loi, sous des appellations diverses : codex, formulaires, dispensaires, antidotaires, réceptaires, compendium. Le terme *pharmacopoeia* apparaît proposé comme titre d'ouvrage à Bâle en 1561 par Anutius Foës, mais n'est pas largement employé avant le XVIIe siècle. Aujourd'hui, il désigne :
1. Un recueil à caractère officiel et réglementaire des matières premières autorisées dans un pays ou dans un groupe de pays pour la fabrication des médicaments. Il existe des pharmacopées nationales, comme la pharmacopée française, dénommée codex jusqu'en 1963, et des pharmacopées internationales, comme la pharmacopée européenne, publiée par le conseil de l'Europe et celle publiée au niveau mondial par l'Organisation mondiale de la santé (OMS). Cf. Volckinger (1953), Cowen (2001).
2. Par métonymie, l'ensemble des médicaments utilisés dans une région et/ou à une époque donnée (exemple pharmacopées chinoise, africaine, médiévale etc.)

II. DONNÉES PALÉOPHARMACEUTIQUES : PRATIQUES CHAMANIQUES ET TRADITIONS ORALES

Dès lors, un scénario peut s'imaginer[6]. L'instinct thérapeutique augmente les chances de survie. La maîtrise du feu permet la lutte contre les changements climatiques et les prédateurs, la cuisson des aliments, mais aussi la préparation de remèdes plus actifs (tisanes, décoctions). La culture des plantes alimentaires entraîne peut-être des essais plus ou moins fructueux de celle de certaines plantes thérapeutiques, au-delà de la collecte. Les connaissances sur les remèdes s'accumulent peu à peu, diffusées par la tradition orale familiale,

6. Sur la révolution du Néolithique, Cf. Guilaine (2011).

les communications commerciales intertribales. La diète, les pratiques purgatives et la lutte contre les parasites y tiennent prosaïquement peut-être la première place comme chez les animaux. Et « [...] lorsque s'avèrent inefficaces les traitements ordinaires des maladies – à l'aide de plantes de massages ou de toute autre méthode accessible à tous –, lorsque les rêves aléatoires du malade avec le monde autre ne suggèrent aucune solution thérapeutique, alors un seuil d'angoisse est franchi et l'on fait appel au chamane[7] ».

Il est en effet tentant pour comprendre la thérapeutique des temps préhistoriques de se tourner vers les ethnocultures à peine disparues. Le terme « chamane » est le nom toungouze d'un personnage appelé ailleurs devin, jongleur, guérisseur, magicien, sorcier et le « chamanisme » est le système de représentations et de pratiques qui soustend son activité. Il existe une histoire de ce concept de chamanisme en Occident[8]. Au milieu du XXe siècle, les anthropologues ont déjà décrit les sociétés chamaniques venant de régions très éloignées : Arctique, Amazonie, Australie, Afrique, ce qui au-delà de la géographie attesterait une certaine universalité du concept. Comme l'explique Perrin, « le chamanisme est un des grands systèmes imaginés par l'esprit humain, indépendamment, dans diverses régions du monde, pour donner sens aux événements et pouvoir agir sur eux... il est contraint par une fonction, celle du chamane, qui est de prévenir tout déséquilibre et de répondre à toute infortune : l'expliquer, la prévenir ou la soulager[9] ». La fonction thérapeutique est ainsi une des prérogatives du chamane, tout comme l'enchantement du gibier au cours de l'activité de chasse, l'interprétation des signes et augures, la divination.

Le plus petit dénominateur commun des systèmes magiques, au-delà des différences, est que la nature tangible (corps physiques) est supposée régie par des « âmes » et des « esprits » invisibles (animisme). L'être humain engendre par ses actes dans le monde réel des troubles

---

7. Perrin (1995), p. 65.
8. Narby & Huxley (2009).
9. *Ibid.*, p. 5.

et des perturbations, provoquant dans un monde autre des réactions d'esprits susceptibles de provoquer à leur tour toutes sortes de désordres sociaux, climatiques, agraires, cynégétiques. La maladie est fréquemment le résultat indirect d'actes de sorcellerie commis par un ennemi. La fonction du chamane est donc d'intervenir en temps que médiateur, de médium entre les deux mondes, aidé par des esprits et des plantes elles aussi médiatrices, à la recherche d'une étiologie (vol de l'âme de la victime par un esprit malveillant ou au contraire intrusion, violation de tabou par la victime). Le « diagnostic » (c'est-à-dire l'identification de la cause externe surnaturelle exacte) fait appel à des techniques diverses (divination, interprétation des rêves), et le contact avec l'invisible peut nécessiter la transe, obtenue par divers moyens : jeûne, douleur, solitude, absorption de plantes psychoactives. Le remède suit logiquement le diagnostic : adorcisme ou exorcisme, obtenu par des moyens variés : prières et incantations, pratiques auxquelles participe parfois la tribu entière, transfert du mal sur un objet dont on se débarrasse ou un animal que l'on sacrifie, mais aussi massages, succions, saignées, peut-être trépanation, et dans le cas de la violation de tabou, rites de purification du corps et de l'âme. Ces pratiques impressionnantes, désormais interprétées par les ethnologues en terme de rites de solidarité, de transfert, de substitution, de similitude, devaient avoir un effet psychosomatique certain sur les patients, de même que l'alliance du pouvoir de la parole et du pouvoir du mouvement au cours des danses sacrées.

Une des premières interprétations de la thérapeutique magique a été donnée par l'anthropologue britannique James George Frazer. Selon lui, c'est la confusion de l'ordre de leurs idées avec l'ordre de la nature qui fait que les thérapeutes imaginent que le contrôle qu'ils exercent ou semblent exercer sur leurs pensées les autorise à pratiquer un contrôle correspondant sur les choses. Frazer distingue, dans son analyse de la thérapeutique magique, qu'il regroupe sous le terme « magie sympathique », l'effet des lois psychologiques d'associations alors prônées par la psychologie, notamment les lois de similitude et de contiguïté. La loi de la similitude explique la magie sympathique par imitation (magie homéopathique ou imitative) :

« Tout semblable appelle le semblable, ou un effet est similaire à sa cause. » Une technique d'envoûtement consiste par exemple à percer d'une aiguille une poupée imitant la personne que l'on veut blesser. La loi de la contiguïté explique la magie sympathique par contact (magie contagieuse) : « Deux choses qui ont été une fois en contact continuent d'agir l'une sur l'autre, alors même que ce contact a cessé. » Par exemple, le magicien peut blesser une personne en piquant les empreintes de pas qu'elle laisse[10]. La prophylaxie des maladies consiste logiquement en une hygiène corporelle et propreté de l'environnement domestique pour éliminer la saleté où peuvent se loger les esprits mauvais, le respect des tabous, et pour éloigner ces esprits, le port d'amulettes, les tatouages, les fétiches et talismans.

Le chamane est un homme – médecine (*medicine man*) qui pratique la technique de l'extase thérapeutique. Il absorbe les plantes psychoactives qui provoquent les effets physiques de la transe au cours des séances de guérison, mais aussi depuis l'enfance, lors de sa formation ou son initiation. L'étude pharmacologique de ces breuvages chamaniques qui provoquent des états modifiés de conscience n'a débuté qu'à la fin des années cinquante. Selon les régions, ils contiennent seuls ou en mélange des champignons ou plantes riches en alcaloïdes psychodysleptiques : amanite tue-mouche, chanvre indien, graines de volubilis, certaines lianes du genre *Banisteriopsis*, peyotl... Comment furent découverts ces hallucinogènes ? Là encore, nous en sommes réduits aux hypothèses : observations d'animaux (cervidés) enivrés accidentellement par des champignons comme l'amanite, absorption accidentelle par l'homme de céréales contaminées par l'ergot ?

---

10. Frazer (éd. 1981), p. 41. L'idée de la « causalité » par sympathie des remèdes (similitude) fut reprise par la tradition médiévale et la renaissance hermétique (théorie des signatures, voir plus loin). Dans l'esprit de Frazer, il faudrait ajouter une troisième loi, celle de la contrariété : « Le contraire agit sur le contraire. » Par exemple, pour contrecarrer une blessure on peut susciter son contraire sous forme d'une image de cicatrisation. Sur d'autres interprétations dans la tradition anthropologique de la magie que celle de Frazer, issue de la psychologie positiviste, cf. Keck (2002).

En dehors de ces plantes sacrées, que le chamane compétent s'administre en principe de façon parfaitement maîtrisée, d'autres plantes médicinales plus « traditionnelles » sont aussi données de façon très pragmatique aux malades. Par exemple, certains ethnographes russes ont, à l'époque soviétique, voulu sauver la mémoire de savoirs chamaniques très anciens concernant les plantes médicinales de régions de Chine, Mongolie, Tibet et Sibérie qui en regorgent[11]. La pharmacopée des chamanes sibériens comprend, entre autres, amadouvier, bouleau, aiguilles et pommes de pin, euphorbe, digitale pourprée, oignon, lycopode, ambre... Les plantes et remèdes d'Extrême-Orient, d'Amérique précolombienne et d'Afrique ont souvent pénétré la médecine européenne à partir du XVIIe siècle, alors que les natifs avaient longtemps auparavant identifié leurs propriétés curatives. La pharmacie du chamane, dans ses destinées variées, participe ainsi à la naissance de la pharmacopée.

Pour approcher ce que pourrait être cette médecine préhistorique, on pourrait examiner ses traces que seraient les médecines chamaniques subsistantes, avec toute la prudence qu'une telle approximation exige[12]. C'est ainsi que, d'instinctives dans la nuit des temps, peut-être issues de l'observation des animaux, les pratiques thérapeutiques individuelles seraient devenues magiques ou plutôt magico-empiriques et partie intégrante de la fonction sociale rassurante du chamane. Peut-on réellement décrire la médecine antérieure à l'écriture comme une sorte de chamanisme préhistorique ? Les premières peintures rupestres des chasseurs-cueilleurs du Paléolithique ont été interprétées dans cet esprit comme des représentations illustrant des pratiques chamaniques[13], assertions séduisantes, controversées, et évidemment totalement invérifiables.

---

11. Kourennoff (1971). Cf. Brelet (2002), p. 96.

12. Laplantine insiste sur la permanence des représentations de la maladie et de la thérapeutique et sur leur caractère inconscient depuis les origines, indépendamment des systèmes savants. Cf. Laplantine (1992).

13. Clottes (1996).

III. PHARMACOPÉES ARCHAÏQUES ET THÉRAPEUTIQUES CODIFIÉES DE L'ORIENT ANCIEN

Le « croissant fertile » est une expression de l'archéologue américain James Henry Breasted pour désigner la zone, en forme de croissant, allant des plaines alluviales de l'Égypte, continuant vers la rive Est de la Méditerranée, autour du nord du désert syrien, et à travers la péninsule Arabique et la Mésopotamie, jusqu'au golfe Persique. Irriguée par quatre fleuves, Jourdain, Euphrate, Tigre et Nil, la zone est caractérisée par une biodiversité considérable, contrastant avec l'aridité des déserts environnants. Céréales et légumineuses sauvages, de même que bovins, chèvres, moutons et porcs y abondent. C'est le premier lieu de transition, il y a environ 12 000 ans, de la cueillette sélective aux prémisses de l'agriculture, puis de la chasse à l'élevage, et celui de l'établissement des premiers campements connus. Après cette révolution néolithique, le croissant fertile vit la naissance de plusieurs grandes civilisations et religions, des premières villes et des premiers États, des plus anciens écrits.

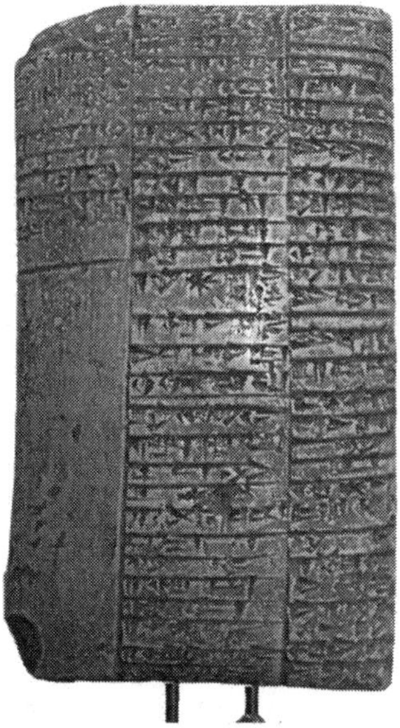

Figure 1 : Tablette de Nippur.

Parmi ces écrits se trouvent les premiers traités thérapeutiques. Cette transmission du remède sous forme écrite sera moins fragile, ne dépendant plus du seul intermédiaire d'un individu initié et expérimenté, et permettra de codifier l'expérience thérapeutique. Les sources concernant les médecines « archaïques » de la Mésopotamie et de l'Égypte anciennes sont assez nombreuses et permettent désormais de dépasser les témoignages erronés provenant d'Hérodote et de dégager certaines caractéristiques au-delà des différences.

La plus ancienne pharmacopée connue vient de Mésopotamie (figure 1). Il s'agit de la *Tablette de Nippur*, pharmacopée des Sumériens, qui date environ de 2100 av. J.-C. et qui est une plaquette d'argile de 16 cm × 9 cm découverte en 1948. Il s'agit d'un recueil de préparations (une douzaine) à partir d'éléments minéraux, végétaux et animaux. Le *Code d'Hammourabi* (vers 1750 av. J.-C.), stèle de basalte de 2 mètres de haut, contient, outre de précieuses données juridiques, des centaines de recettes de la médecine babylonienne. Mais c'est le *Traité des diagnostics et des pronostics médicaux*, œuvre compilatrice de textes plus anciens (vers 1100 av. J.-C.), parfois attribuée à un auteur (Esagil-kin-apli) et reconstituée à partir de tablettes retrouvées en différents lieux, qui est notre source principale pour la pharmacopée mésopotamienne. Ces quarante tablettes contiennent une liste de diagnostics et pronostics de 3 000 entrées présentant de nombreuses prescriptions, des descriptions de préparations et des incantations. Enfin, la bibliothèque d'Assourbanipal (668-626 av. J.-C.) a livré plus de 600 tablettes médicales actuellement conservées au British Museum.

Ces très nombreuses tablettes d'argile gravées en écriture cunéiforme ont permis de reconstituer certaines caractéristiques de la médecine de la Mésopotamie[14]. Celle-ci est inséparable de son contexte magico-religieux. Le panthéon comprend trois principaux dieux, plus quelques dieux et déesses exerçant plus spécifiquement un rôle sur la santé (dieux guérisseurs, des eaux, de la médecine) et des démons et démones responsables de maladies spécifiques (migraine, fièvres, affections pulmonaires et oropharyngées). La maladie est considérée comme une punition divine résultante du non-respect du code moral, par le patient lui-même ou un de ses ancêtres, ou éventuellement liée à un spectre ou un mort non apaisé. Cette imbrication de la maladie et du péché passera des Babyloniens aux peuples de la Bible, dans une équation plus simple, un seul péché originel, un seul Dieu, responsable de la maladie et de la guérison. Les signes de la maladie sont donc interprétés avant tout comme les signes du désordre moral ou social. Les textes tardifs parlent aussi de causes plus « naturelles » : morsures de bêtes, poussière, chaleur... Ces tablettes médicales sont des listes interminables de maladies, de parties du corps, d'instruments

14. Cf. Labat (1951), Herrero (1984). Sur les thérapeutiques de la Mésopotamie, cf. Thornwald (1962), Mazliak (2007).

chirurgicaux, de thérapeutiques. Il n'empêche qu'un grand nombre d'affections sont reliées à une séméiologie et diagnostiquées.

La médecine, dont l'exercice est très codifié (détails des honoraires et sanctions en cas de faute), est enseignée dans des écoles dépendant des temples, donc théocratique et sacerdotale, aux mains de prêtres de plusieurs types : l'*asû* (médecin traditionnel), le *barû* (devin), l'*asipu* (exorciste et purificateur). La répartition exacte des rôles est discutée par les spécialistes, mais de manière articulée, ces prêtres-médecins coopèrent, pratiquent pour le diagnostic et le pronostic la divination par les entrailles et le foie (hépatoscopie), l'astrologie et la numérologie qui se répandront par la suite dans tout le bassin méditerranéen, administrent au malade les remèdes naturels, formulent les prières et incantations destinées à réconcilier le malade avec le dieu irrité ou à chasser les démons-maladies. La chirurgie, moins noble, et relativement élaborée (peut-être sur les champs de bataille) peut aussi être pratiquée par des barbiers et des esclaves.

Les remèdes contiennent différents ingrédients (*sammu*) qui se répartissent en plusieurs types. La pharmacopée contient déjà 250 espèces de plantes, 120 minéraux, et des produits animaux (lait, organes). Les ingrédients sont parfois obscurs et certaines plantes médicinales semblent être obtenues par culture. Les doses sont précises, les formes médicamenteuses et voies d'administration sont variées. Pour la voie buccale, on mélange les drogues purifiées au miel, au lait ou à la bière douce. À côté de ces préparations traditionnelles, il existe une pharmacopée « excrémentielle », peu ragoûtante, constituée de substances amères et répugnantes destinée à incommoder les démons-maladies, mais qui possède aussi peut-être aussi un caractère punitif.

Les Mésopotamiens semblent être à l'origine des premières mesures d'hygiène publique destinées à enrayer les épidémies (lèpre), l'isolement des malades évitant que la malédiction ne se transmette aux proches. D'une façon générale, la médecine cunéiforme possède donc un caractère assez composite, à la fois empreinte d'empirisme technique et de pratiques magiques. Il est impossible par la comparaison des textes de dire si elle a considérablement évolué du troisième millénaire au milieu du VIIe siècle av. J.-C., mais elle semble vouloir se définir comme une pratique se dégageant peu à peu de la magie, pour constituer un savoir technique, encore apparemment non soutenu par une théorie médicale naturaliste. Elle est en tout cas fort éloignée de l'image qui fut longtemps la sienne, exclusivement magique et peuplée de divinités en colère.

Ces caractéristiques se retrouveront dans la médecine égyptienne, avec peut-être une influence un peu moins forte de la magie. La médecine égyptienne nous est connue à travers les inscriptions et l'art funéraires, les ostraca médicaux, et surtout par les différents papyrus médicaux[15]. Les remèdes de la pharmacopée égyptienne se répartissent principalement entre le *papyrus Ebers* (1550 av. J.-C.), acheté à Louxor en 1873, traduit par Georg Ebers et conservé à Leipzig et le *papyrus Brugsch* (1300 av. J.-C.), traduit par Heinrich Karl Brugsch et conservé à Berlin (papyrus médical de Berlin 3038). D'autres papyrus contiennent aussi des prescriptions, comme le *papyrus Hearst*, dont l'authenticité soulève quelques doutes, et le fameux *papyrus Smith* (à peu près contemporain du *papyrus Ebers*), découvert par Edwin Smith à Thèbes en 1862 et conservé à New York, essentiellement chirurgical.

La lecture de ces documents, peut-être compilations de sources plus anciennes, donne une bonne idée de l'éventail des pathologies rencontrées dans l'Égypte ancienne : pulmonaires, anales, parasitaires, ophtalmologiques. L'examen des momies fournit des indications paléopathologiques complémentaires irremplaçables dans les domaines cardiovasculaires, urinaires, rhumatologiques.

Le *papyrus Ebers*, incontestablement le plus riche du point de vue thérapeutique, fait 20 mètres de long sur 30 centimètres de large et contient plusieurs centaines de formules de préparations réparties en 875 paragraphes (voir figure 2 et encadré). Les maladies sont décrites comme résultant de plusieurs causes naturelles : excès d'alimentation ou de boisson, les vents, ou bons et mauvais souffles (*oukhedou*), à la

---

15. Cf. Bardinet (1995). Sur les thérapeutiques et de l'Égypte, voir aussi Thornwald (1962), Lecas (1983), Mazliak (2007).

fois puissances maléfiques et principes morbides issus des matières fécales, et diverses causes psychiques.

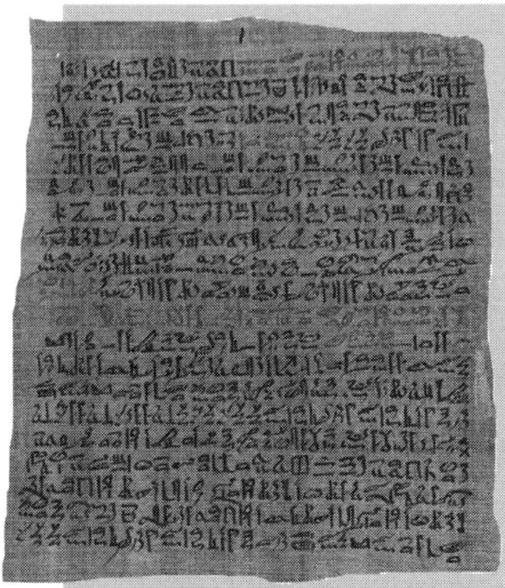

Figure 2 : Papyrus Ebers.

Remèdes égyptiens

Onguents protecteurs d'usage général :
Premier remède préparé par Rê pour lui-même : miel entre deux températures : 1 ; cire : 1 ; partie-*shepa* de la résine de térébenthine : 1 ; graines de la plante-*sar* : 1 ; plante-*djaret* : 1 ; valériane (?) : 1 ; partie-*mout* de souchet comestible : 1 ; graines de la plante-*djas* : 1 ; plante-*ibou* : 1 ; Bryone (?) : 1 ; *khentet* de résine de térébenthine : 1 ; minium : 1 ; graines de coriandre : 1 ; partie-*shepa* du genévrier : 1 ; partie-*shepa* du pin : 1 ; pâte, fraîche. Ce sera préparé en une masse homogène. Panser avec cela l'endroit atteint. C'est un moyen de chasser l'action d'un dieu, d'un mort, d'une morte, d'un oukhedou mâle, d'un oukhedou femelle en n'importe quel endroit du corps d'un homme jusqu'à ce qu'il aille parfaitement bien. (Eb 242 bis)
Remède pour chasser la sécrétion qui provoque la toux : miel ; peau de lait. Ce sera préparé en une masse homogène et mangé, avalé avec du *khemet-ny* de bière, quatre jours de suite. (Eb 310)
Remède pour chasser la substance qui dévaste les cheveux (= que s'étende la calvitie) : placenta de chatte ; œuf de l'oiseau-*gabgou* ; graisse/huile : onguent-*iber*. Ce sera bouilli, puis, une fois présuré, placé sur la tête de l'homme. (Eb 453)

In Bardinet (1995). Il subsiste de nombreux problèmes de traduction.

Le panthéon égyptien regorge de dieux bons ou mauvais, dont Thot, le dieu bienfaisant dont le médecin-magicien tire sa science, Osiris, Dieu des mondes souterrains, Isis et son fils Horus, les dieux guérisseurs, Seth, dieu frère et assassin d'Osiris, qui sème la mort et la maladie, Sekhmet, responsable des épidémies... À l'époque ptolémaïque (332 av. J.-C. à 30 av. J.-C.), on fera de la figure historique d'Imhotep un véritable dieu guérisseur, auquel on vouera un culte. Comme en Mésopotamie, le malade est la proie d'une divinité hostile ou d'un démon. Leur force négative provoque une rupture de cette harmonie entre l'homme et le cosmos qui fait que le corps humain sert de réceptacle aux forces qui ont créé l'univers. Le médecin à l'aide d'incantations s'efforcera de rétablir cet équilibre. Le papyrus Ebers renferme certaines de ces incantations. Il y a toutefois un trait caractéristique de la médecine égyptienne. La conception égyptienne mystique de la vie et de la mort a influé sur la thérapeutique, paradoxalement dans le sens d'un certain naturalisme. Les bonnes et mauvaises actions sont pesées sur une balance tenue par Thot, le mesureur divin, pesée à l'issue de laquelle l'accès à la vie éternelle est déterminé. La maladie n'est donc pas la conséquence de mauvaises actions puisque celles-ci ne seront jugées qu'au tribunal divin. Il existe de la magie incantatoire certes, des conjurations, charmes et amulettes, mais peu de perspective punitive (maladie-châtiment d'une faute morale) et peu de pharmacie excrémentielle. En dehors des prêtres, la fonction médicale de base est exercée par le *sounou*, fonctionnaire formé de père en fils à la médecine magique et qui complète sa formation dans des écoles (maisons de vie), au contact des papyrus. La médecine est extrêmement hiérarchisée, soumise à un contrôle administratif, répartie par spécialités selon les endroits du corps soignés, et selon les communautés des individus à soigner. Elle s'appuie sur l'ébauche de conceptions physiopathologiques. Le médecin prépare les remèdes chez lui, selon une procédure détaillée et quantitative. Son officine contient à cet effet toute une série d'instruments, mortiers, moulins, fioles, afin de préparer les remèdes à partir de substances issues des trois règnes (végétal, animal et minéral), dont certains sont mal identifiés, et qui seront administrés sous des formes variées. Il prépare aussi les parfums, notamment ceux destinés aux thérapies de l'âme. Jusqu'à l'invasion perse (– 525), la médecine égyptienne jouira d'une excellente réputation dans l'Antiquité.

Le croissant fertile produira une troisième civilisation : la civilisation hébraïque, dont la médecine sera influencée à la fois par celle de l'Égypte et de la Mésopotamie, en lien avec les périodes de captivité des Hébreux dans ces contrées. La médecine des Hébreux nous est connue par la Bible hébraïque rédigée entre le VIe siècle et le IIe siècle av. J.-C., ainsi que le Talmud[16]. Elle est préventive et théurgique. Comme l'âme, le corps appartient à Dieu, c'est pourquoi l'homme doit prendre soin de son corps et respecter des règles d'hygiène codifiées concernant l'alimentation, les soins corporels, les funérailles. Mais les maladies sont fondamentalement des châtiments divins, de même que les épidémies redoutées de lèpre et de peste. L'art de guérir appartient donc à Yahvé, mais la médecine des hommes, exercée par des prêtres lévites aux temps reculés, ne doit pas être dédaignée : les médecins (*rofe uman*) forment une classe respectée et salariée, affectée aux tribunaux, pour l'évaluation des préjudices prévue par la loi du talion. Il n'y a pas de médecins spécialistes comme chez les Égyptiens, mais en dehors des médecins, il y a les chirurgiens (*uman*), les apothicaires (*rokeakh*) et les sages-femmes (*meyaledot*). Même si les Hébreux n'ont pas dressé de listes comme les Égyptiens et les Mésopotamiens, l'Ancien Testament mentionne un certain nombre de plantes guérisseuses, soit poussant dans le pays de Canaan, soit importées par caravane par les apothicaires et parfumeurs, et dont certaines font partie de l'arsenal thérapeutique des Égyptiens et des Mésopotamiens. Leur administration s'accompagne de prières. Certaines drogues servent aussi d'offrandes à Dieu. La magie (pratiques divinatoires) ne perd pas non plus ses droits, d'où les condamnations insistantes de l'Ancien Testament. Même si l'équation est simplifiée par le monothéisme, le Dieu unique étant à la fois source de tous les maux et de la guérison, on y retrouve le caractère composite des médecines d'Égypte et de Mésopotamie.

Les médecines « archaïques » du croissant fertile demeurent ainsi fondamentalement magiques, mais acquièrent des caractéristiques,

---

16. On trouvera de nombreuses occurrences de la pharmacopée biblique et talmudique dans Halioua (2008).

outre la fixation par écrit des expériences acquises, qui les éloignent définitivement des médecines « primitives » ou chamaniques : de nouvelles méthodes chirurgicales, de nouveaux remèdes, une réglementation de la profession médicale, et surtout une nouvelle mentalité, comme le refus déontologique du recours systématique à la magie, si l'affection paraît mener à la mort (le « tu ne soigneras point » des papyrus), attestant de la reconnaissance de limites naturelles à l'exercice de l'Art de guérir. D'un point de vue épistémologique, la médecine égyptienne semble être la plus impressionnante. Elle forge une séméiologie fondée sur les observations cliniques, dont on tente la classification systématique. Les symptômes, regroupés en tableaux cliniques, tendent à devenir des entités pathologiques naturelles. La médecine égyptienne en particulier tente une nosologie : les maladies sont nommées et classées selon les organes atteints, ainsi que leurs traitements. Elle ose l'ébauche des relations causales spécifiques mettant en relation certains symptômes. Bref, on peut repérer dès la Haute Antiquité un engagement sur la voie de théories médicales rationnelles et de la naturalisation de la maladie, même si le raisonnement reste analogique et le vocabulaire physiologique imagé (« le cœur parle aux parties du corps »). Les Grecs ne se souviendront de cette voie rationnelle qu'avec les philosophes-médecins présocratiques.

IV. PHARMACOPÉE DES MONDES GRECS ET ROMAINS

1. La mythologie grecque et les remèdes homériques

D'animiste, la médecine grecque archaïque devient mythologique et divine, et toute empreinte de religiosité[17]. Dans la plupart des cultures, le monde originel est exempt des maladies et des maux qui affectent l'humanité. La maladie est donc une œuvre des dieux, soit capricieuse et arbitraire, soit qui résulte d'une faute ou d'une offense. Ne fait pas exception à cela la mythologie décrite par les poèmes d'Homère et d'Hésiode, peuplée de dieux faits à l'image

17. Byl (2011), Buydens (2002), Prêtre (2009).

de l'homme, qui ont joué un rôle dans la survenue des maladies et qui possèdent donc les secrets de la guérison. Ainsi Pandore, femme-piège créée par Zeus qui répandit le mal sur terre en ouvrant la jarre contenant les *kères*, minuscules sujets ailés maléfiques qui vont se propager dans l'eau, l'air et les aliments. Seul un *kèr* restera prisonnier, laissant à l'humanité l'espérance de la guérison. Ainsi également Chiron, le bon centaure, précepteur savant de nombreux héros grecs et auquel Apollon, dieu entre autres choses de la médecine, confiera son fils Asclépios (Esculape) qui se verra ainsi enseigner l'art de guérir. Ainsi les enfants d'Asclépios, en particulier ses deux filles, Panacée, déesse de la guérison par les plantes, et Hygie déesse de la prévention des maladies qui feront perdurer l'œuvre de leur père. Ainsi le héros Héraclès (Hercule), qui vint à bout de l'hydre de Lerne en asséchant les marais et en détournant le cours du fleuve, considéré pour cette raison comme un médecin hygiéniste… Les croyances et les pratiques de la médecine grecque archaïque résultent de ces mythes explicatifs. Apollon peut provoquer les maladies et connaît donc l'art de chasser les maux : au temple qui lui est dédié à Delphes, les prêtres-médecins organisent les consultations oraculaires et recueillent les révélations divines reçues par les pythies. À partir du VIe siècle av. J.-C., les dizaines de temples dédiés à son fils, le nouveau dieu guérisseur Asclépios, sont aussi gérés par les prêtres, les Asclépiades, descendants des enfants d'Asclépios[18].

Les remèdes prescrits lors des consultations dans les temples sont des purifications (*catharsis*) obtenues par différents moyens : bains, jeûne, abstinence (*agneia*). Il s'agit d'échapper à la fatalité (*ananké*) de la maladie et de limiter préventivement l'action des *kères*. La Grèce archaïque pratique aussi un autre rite de purification, celui du *pharmakos*, consistant à expulser de la ville, à flageller avec des plantes purgatives ou parfois même à sacrifier une personne qui concentre le mal en elle, selon le principe du bouc-émissaire. L'*Iliade* nous apprend par ailleurs que les hommes disposaient de connaissances

18. Dans la Grèce antique, les thérapies divines et magiques se mêlent aux remèdes humains. Cf. Prêtre (2009), Palmieri (2003).

anatomiques pour se soigner entre eux leurs blessures, et de médicaments (*pharmakon*), qui pouvaient apaiser les souffrances et entraîner leur guérison. Le *pharmakon*, à la fois poison et remède, est donc à l'instar du *pharmakos*, ce qui concentre le mal en lui et permet par là de l'expulser. L'ambivalence du médicament est présente dès les origines.

2. Vers le remède hippocratique

De la lignée des Asclépiades serait née la médecine d'observation, à la fois empirique et rationnelle[19]. La fonction du *iatros*, celui qui guérit, s'éloigne alors peu à peu de celle du prêtre, même si son cabinet reste souvent à proximité du temple d'Asclépios. Au cours des VIIe et VIe siècles, cette dissociation de la médecine et des pratiques magico-religieuses s'exprime chez les philosophes présocratiques, qui exercent souvent la médecine, et dont le discours savant prône une naturalisation de la maladie. La santé devient l'expression de la *diké*, l'ordre juste inhérent à la nature (*physis*), et la maladie considérée comme une perturbation de cet ordre. Désormais, c'est le fonctionnement normal et pathologique du corps humain qu'il faut expliquer selon des principes naturels ou physiologiques (au sens étymologique de discours sur la nature).

Pour les pythagoriciens, cet ordre est régi par la loi des nombres. L'analogie de l'Univers et de l'homme peut l'appliquer à la physiologie corporelle, ce qui donne aux médecins accès aux calculs et aux dosages, mais aussi à la musicothérapie. Un des héritiers de cette école, Philolaos, distingue dans le corps humain trois substances fondamentales : le sang, le phlegme et la bile, dont les variations quantitatives créent la maladie. Le plus brillant est sans doute Alcméon de Crotone, selon lequel l'ordre correspond à l'isonomie, c'est-à-dire à l'équilibre entre des couples de contraires, le froid et le chaud, l'humide et le sec.

---

19. Sur la médecine grecque, cf. Bourgey (1953), Pigeaud (2008), Grmek (1997), Debru (1996).

Une autre source savante est celle des philosophes-médecins « pluralistes ». Les philosophes ioniens considéraient un seul élément (*arkhè*) comme étant à l'origine de cet ordre naturel, le principe de toute chose (pour Thalès l'eau, pour Héraclite, le feu, pour Anaximène, l'air, pour Anaximandre, l'illimité). Les pluralistes préfèreront quant à eux diviser le réel en une pluralité d'éléments, ceci de différentes manières. Les atomes de Démocrite rappellent les minuscules *kères* et annoncent peut-être les corpuscules d'Asclépiade de Bithynie (ou de Pruse). Les homéomères d'Anaxagore, qui introduira aussi le *noûs*, l'agent intelligent qui organise la vie, mais surtout les quatre éléments d'Empédocle (eau, terre, air, feu) contribueront à nourrir la théorie des humeurs.

La fonction du médicament sera de restaurer cet équilibre et ces harmonies, en donnant au malade ce qui lui manque, ou éliminer ce qu'il a en excès. À la fin du ve siècle, les écoles médicales prospèrent sur ces fondements à Cnide, Crotone, Agrigente, mais surtout à Cos, où se développent les concepts de la médecine hippocratique. Celle-ci synthétise au niveau de l'organisme humain les principes énoncés par les philosophes-médecins de son époque, notamment Alcméon et Empédocle. L'emploi des remèdes en découle. S'imposent les règles hippocratiques de l'Art médical, celui de l'examen clinique, qui permet le diagnostic et le pronostic rationnels de chaque maladie.

Le corpus hippocratique est constitué à l'origine de soixante-douze traités, rédigés pour la plupart dans la seconde moitié du ve siècle et au début du ive siècle av. J.-C., évidemment pas par la seule figure tutélaire d'Hippocrate. Son gendre Polybe aurait ainsi rédigé le traité *De la nature de l'homme*, qui contient l'exposé le plus détaillé de la théorie des humeurs (voir encadré). La théorie humorale considère que la santé est le résultat de l'équilibre ou du mélange harmonieux (*krasis*) de quatre humeurs et dans l'égale influence sur l'organisme des qualités physiques qui sont associées deux à deux pour chacune d'elles. Les quatre humeurs sont associées aux quatre saisons et aux quatre âges de la vie : elles sont donc soumises aux variations de facteurs internes (âge de la vie) et de facteurs externes (alimentation et climat). L'ensemble constitue un équilibre dynamique dont la rupture provoque la maladie (dyscrasie). La théorie tend à expliquer la pathologie de manière holistique (atteinte de l'ensemble du corps plutôt que d'un organe particulier) et cherche à comprendre la spécificité des cas. La théorie humorale explique que la maladie aiguë ou chronique évolue au cours du temps (*metastasis*) en une phase d'incubation, une phase critique et une phase de résolution. Elle guide le médecin dans des prescriptions thérapeutiques spécifiques, adaptées à chaque malade et à la phase de la maladie.

Thérapeutique hippocratique théorie des humeurs et principe des contraires

Le corps de l'homme a en lui sang, pituite, bile jaune et noire ; c'est là ce qui en constitue la nature et ce qui y crée la maladie et la santé. Il y a essentiellement santé quand ces principes sont dans un juste rapport de crase, de force et de quantité, et que le mélange en est parfait ; il y a maladie quand un de ces principes est soit en défaut soit en excès ou, s'isolant dans le corps, n'est pas combiné avec tout le reste. Nécessairement, en effet, quand un de ces principes s'isole et cesse de se subordonner, non seulement le lieu qu'il a quitté s'affecte, mais celui où il s'épanche s'engorge et cause douleur et travail. Si quelque humeur flue hors du corps plus que ne le veut la surabondance, cette évacuation engendre la souffrance. Si, au contraire, c'est en dedans que se font l'évacuation, la métastase, la séparation d'avec les autres humeurs, on a fort à craindre, suivant ce qui a été dit, une double souffrance, savoir au lieu quitté et au lieu engorgé […] dans l'homme, s'il manquait une des humeurs congénitales, la vie ne pourrait continuer. Dans l'année règnent tantôt l'hiver, tantôt le printemps, tantôt l'été, tantôt l'automne ; semblablement dans l'homme prévalent tantôt la pituite, tantôt le sang, tantôt la bile, d'abord celle qu'on nomme jaune, puis celle qu'on nomme noire. Vous en avez la preuve la plus manifeste en donnant à la même personne le même évacuant quatre fois dans l'année : en hiver le vomissement est le plus pituiteux, au printemps le plus aqueux, en été le plus bilieux, en automne le plus noir […]. Le médecin, de son côté, doit traiter les maladies en se souvenant que chacune prévaut dans le corps suivant la saison qui lui est le plus conforme. Outre cette notion, il faut encore être instruit que les maladies dues à la plénitude se guérissent par l'évacuation ; dues à l'évacuation, par la plénitude ; dues à l'exercice, par le repos ; dues à l'oisiveté, par l'exercice. Pour résumer toute notion, le médecin doit combattre le caractère constitutionnel des maladies, des complexions, des âges, et relâcher ce qui est resserré, ainsi que resserrer ce qui est relâché ; de la sorte, la partie souffrante sera le plus en repos ; c'est en quoi me paraît surtout consister le traitement.

Hippocrate, *De la nature de l'homme*, in Gourevitch, 1994, p. 146 et 150.

Le médecin hippocratique croit au rétablissement spontané de l'équilibre des humeurs (*natura medicatrix*). Mais son attitude n'est pas « expectante ». Il s'agit d'aider le corps à se défense contre l'agression que constitue la maladie aiguë (fièvre) ou chronique, en remédiant au trouble de l'humeur par différents procédés, souvent associés, et dont l'emploi doit être raisonné et précautionneux[20]. Les procédés physiques (bains chauds et froids, compresses, embrocations*, révulsions*, saignées), la chirurgie (excisions, incisions), mais surtout le régime alimentaire (diète ou boisson tonique et nourriture reconstituante constituée d'aliments de propriétés contraires à celle de l'humeur en excès ou identiques à celle de l'humeur manquante), et l'usage de médicaments. Les médicaments sont utilisés soit pour soulager la douleur des malades, soit à évacuer les humeurs (laxatifs, diurétiques, sternutatoires, expectorants), ou bien sont choisis comme les aliments pour leurs propriétés contraires à celle de l'humeur en excès (en vertu du principe *contraria contrariis curantur*[21]) dans un but symptomatique, ou pour leurs propriétés identiques à celle de l'humeur manquante dans un but de restauration.

20. À Cnide, les pratiques thérapeutiques, transmises dans le corpus hippocratique, sont plus empiriques et pragmatiques. Le médecin doit choisir par tâtonnement parmi la prolifération des remèdes à sa disposition.

21. Hippocrate, *De la nature de l'homme*, 9.

Les remèdes préconisés sont simples. Plus de 250 drogues figurent dans le corpus hippocratique lorsqu'il paraîtra une centaine d'années après sa mort, puis imprimé à la Renaissance (Venise, 1526). Le vieux terme de *pharmakon* y désigne des produits bénéfiques et des produits funestes, ambiguïté retrouvée jusque chez Galien. Les plantes médicinales sont purgatives, diurétiques, vomitives, mais aussi antipyrétiques, sédatives, analgésiques. Les médecins hippocratiques pensent une analogie qualitative entre les humeurs et les *pharmaka*. La matière pathogène liée à la dyscrasie est éliminée non « par le fer et le feu » (chirurgie), mais par les *pharmaka*, qui exercent une action cinétique d'attraction sur elle parce que leurs qualités sont identiques[22].

3. Pharmacie à Athènes

Après la mort d'Hippocrate, la tradition hippocratique est reprise par ses héritiers : Thessalos, Dracon, Polybe (déjà cité), fondateurs du « dogmatisme », selon lequel le raisonnement en médecine doit supplanter l'observation. Comme Platon et Aristote, ces médecins (Praxagoras de Cos, Dioclès de Caryste, Théophraste) adoptent des variantes de la théorie du *pneuma* (ou des *pneumata*), souffle(s) chaud(s) plus ou moins immatériels qui permettent à (aux) l'âme(s) d'animer les parties du corps. Outre un intérêt marqué pour les questions physiologiques, ils composent des traités thérapeutiques.

Les occurrences médicales et pharmaceutiques sont nombreuses chez Platon[23]. L'œuvre immense d'Aristote comporte des traités de botanique médicale qui ne nous sont pas parvenus (*De plantis*). Les *Problèmes* développent ses idées sur les médications et remèdes[24]. Aristote analyse l'action des *pharmaka*, dans le cadre de la problématique du changement. Le *pharmakon* n'est pas assimilé ou digéré par l'organisme. C'est pourquoi il est capable de pousser ce qui lui fait obstacle, à savoir la matière pathogène, pour être évacué avec elle. Cette matière non digérée du *pharmakon* provoque donc un mouvement qui

---

22. Touwaide (1995).
23. Rinella (2012), Lombard (1999), Joubaud (1991).
24. Aristote, *Problèmes*, I. (40-57), Lombard (2004), Touwaide (1995).

nait d'une attraction, mais non entre qualités semblables comme chez les hippocratiques, mais plutôt mécanique entre matières et organes, vessie et ventre. La seconde composante du mouvement est la gravité, les substances chaudes et légères provoquant un mouvement vers le haut, et les froides et lourdes vers le bas. Aristote considère qu'il ne suffit pas que les *pharmaka* amènent une évacuation quantitative des matières pathogènes, il faut qu'ils produisent une dissolution qualitative de ces matières[25]. Ainsi l'action des *pharmaka* est comprise en terme de mouvement quantitatif et qualitatif.

Dioclès de Caryste (IVe siècle av. J.-C.) compose le *Rhizotomikon*, manuel de l'herboriste. Dans son traité *De l'hygiène*, il s'intéresse à la toxicologie des venins[26]. Une petite dose de venin peut avoir un grand effet et conduire à la mort. Le syllogisme du sens commun « grandes causes, grands effets - petites causes, petits effets » est ainsi démenti. La notion de *dynamis*, ou force propre, pouvoir, faculté du *pharmakon,* permet de comprendre cela. L'action physiologique du médicament n'est plus liée à une physique mécaniciste, mais dans une logique qualitative, suivant la propagation de la *dynamis* à travers le corps. Cette théorie de la *dynamis* sera reprise par Erasistrate, Dioscoride, Galien et transférée des venins aux *pharmaka.*

Le successeur d'Aristote au lycée d'Athènes, Théophraste, compose des *Recherches sur les plantes*[27] (*Historia plantarum*) et un traité sur les « causes des plantes ». Il emploie le terme de *dynamis*, sans apparemment connaître la théorie de la *dynamis* des *pharmaka.* Il y rejette les rituels magiques qui accompagnent souvent encore la récolte des plantes, et adopte la théorie des signatures, retrouvée dans diverses civilisations, selon laquelle les propriétés physiques (forme, couleur, odeur, goût) d'une plante ou d'une de ses parties évoquent un intérêt thérapeutique. Il est clair de plus que la *dynamis* des *pharmaka*, pour qu'elle exerce son action, exige que la matière médicale* soit préparée d'une certaine façon. À Athènes, à côté des médecins,

25. Aristote, *Problèmes,* I, 48.
26. Il ne reste que des fragments de ces ouvrages. cf. van der Eijk (2000-2001).
27. Cf. la belle réédition illustrée de 2010.

qui préparent aussi leurs remèdes, coexistent *rhizotomoi* (herboristes) et *pharmacopoloi* (qui confectionnent les préparations à partir des plantes et racines récoltées par les précédents). L'époque romaine verra une séparation progressive entre médecins et apothicaires[28].

4. L'apport alexandrin

Par la conquête de l'Orient, Alexandre le Grand va étendre son empire de la Macédoine à l'Indus et du Nil au Caucase, assurant les contacts, culturels et commerciaux (drogues et épices) de la civilisation grecque avec l'Égypte, la Perse et l'Inde. La découverte de biotopes autres que méditerranéens enrichira la palette des *pharmaka*. Après sa mort, la science hellénistique atteindra son apogée à Alexandrie, qui supplante aux IVᵉ et IIIᵉ siècles av. J.-C. les cités grecques comme centre intellectuel du monde méditerranéen. La Bibliothèque et la bienveillance de la dynastie des Ptolémées attirent les savants vers ce monde renaissant.

Les médecins Hérophile et Erasistrate, maîtres de la médecine hellénistique par leurs innovations anatomiques et physiologiques favorisées par la tolérance de la dissection humaine, rectifient la biologie d'Aristote, et s'occupent de thérapeutique, dans l'esprit d'Hippocrate[29]. Mais la raison doit plus encore guider l'expérience. La médecine est une science des causes cachées qui devraient être découvertes par l'expérimentation, la dissection des cadavres et même la vivisection.

Leurs vues ne sont pas incompatibles avec la théorie de la *dynamis*. Cette médecine logique allait faire naître une médecine complètement opposée, celle de l'école des empiristes, fondée à Alexandrie par les disciples d'Hérophile, Philinos de Cos et Sérapion d'Alexandrie, mais tout aussi ouverte aux innovations anatomiques. Cependant, elle réagit contre la médecine philosophique d'Hippocrate et refuse les concepts théoriques de la maladie : la détermination de la cause des maladies

---

28. Sur l'évolution de la profession d'apothicaire à l'époque, cf. Collard (2006), Benezet (1999).

29. Byl (2011).

doit reposer *exclusivement* sur l'observation et les données de l'autopsie, les observations cliniques ainsi que sur l'analogie[30]. La théorie du *pharmakon* est ainsi rejetée par refus de la spéculation. Ceci n'empêche pas l'utilisation du médicament par la méthode du « trépied » (transfert des remèdes d'un syndrome à un autre, semblable dans ses manifestations). Cette cause pouvant rester ignorée du médecin, les empiristes prônent, contrairement à Erasistrate, mais suivant en cela Hérophile, la polypharmacie* et les médicaments composés, associant plusieurs remèdes, chaque substance s'attaquant à un des maux dont souffre le malade. Contre les médicaments simples de la tradition hippocratique, les préparations complexes plus ou moins secrètes deviennent à la mode à Alexandrie et sont l'objet de recherches. C'est ainsi à Alexandrie que seront élaborés le *mitridaticum* et la thériaque*. Le premier est attribué à Mithridate Eupator, roi du Pont. Il s'agit d'un antidote universel fondé sur l'accoutumance à des doses croissantes de poison et l'association de tous les remèdes connus à tout type d'empoisonnement. La formule de la thériaque (de *ther*, bête venimeuse) fut établie par un médecin que Néron fit venir d'Alexandrie, Andromachos de Crète. Ici, il s'agit d'une panacée (remède universel) qui comporte 74 ingrédients mélangés dans un ordre strict. Les *pharmaka* ne sont plus juxtaposés, mais pourraient entrer en synergie, se renforcer mutuellement. Avec les siècles, la thériaque perdra peu à peu ses ingrédients, mais une formule figurera encore dans la pharmacopée française au XIXe siècle (1884).

Par ailleurs, c'est aussi à Alexandrie que s'élaborent l'alchimie et la médecine gnostique. L'alchimie vient de l'arabe *al-kīmyā*, qui dérive sans doute de *khem*, qui désigne l'Égypte, la « terre noire », ou bien du grec *khyméia* (fusion).

De la même manière qu'elle construisit des cosmogonies sur l'observation de faits naturels, l'Antiquité établit des doctrines spéculatives sur des expériences simples concernant la matière. La théorie des quatre éléments d'Empédocle figurera dans la littérature savante pendant des siècles. Mais l'observation montre aussi que ceux-ci seraient parfois

30. La troisième grande école est celle des méthodistes, voir plus loin.

susceptibles de se transformer les uns dans les autres. L'eau semble pouvoir se transformer en terre et air par exemple. Les savants grecs classiques (Platon et Aristote) expliquaient cette transmutation des éléments de différentes manières. Mais la littérature alchimique se développe à Alexandrie à partir d'un ensemble composite de spéculations hellénistiques, mésopotamiennes et égyptiennes. Les premiers écrits sont attribués à des personnages divins (Hermès Trismégiste) ou à des personnages illustres. L'alchimiste des origines, qui étudie les métaux, les terres, devient l'initié d'un art sacré (Art sacré d'Hermès). Les manuscrits grecs, dont on connaît certains auteurs historiques (Zosime de Panopolis), mêlent des considérations magiques et parfois mystiques (gnose), à la recherche de l'élixir de longue vie, des descriptions d'appareils et d'expériences, et des prescriptions de secret. Dès l'origine, l'alchimie possède les caractères d'une science occulte. Les sources grecques de la littérature alchimique couvrent l'Alexandrie du IIIe siècle av. J.-C. et celle de la période byzantine. À Byzance, les pratiques alchimiques seront développées par les adeptes de l'Hermès Trismégiste égyptien et l'alchimiste sera aussi théosophe. Mais quelle que soit sa religion (paganisme, christianisme, judaïsme), il doit garder le secret d'un art ésotérique, réservé aux seuls initiés, couronné par le « grand œuvre », la réalisation de trois opérations distinctes et simultanées : transmutation des métaux en or, découverte de la panacée, achèvement spirituel (illumination intérieure, connaissance du divin, identification avec l'âme du monde).

L'origine de l'alchimie est aussi à rechercher du côté des techniques d'extraction des métaux de leurs minerais et d'alliage, d'extraction des teintures des sources animales et végétales et de confection des colorants, procédés de transformation plus ou moins secrets qui possèdent leur valeur commerciale. La connaissance des métaux depuis l'Antiquité (or, argent, cuivre, étain, fer, plomb, mercure, antimoine) les a fait utiliser tels quels ou sous forme de dérivés en thérapeutique[31].

---

31. Sur les alchimistes grecs, cf. Marcellin Berthelot (1887-1888), ou les onze tomes parus jusqu'en 2010 aux Belles Lettres.

5. La thérapeutique gréco-latine à Rome : Dioscoride et Galien

À l'époque de la conquête romaine, les acquis de la médecine grecque sont déjà considérables. La pharmacopée grecque a bénéficié de l'apport des médecines du croissant fertile, et après Alexandre, des apports perses et indiens (voir chapitre suivant). Rome, dont la médecine fondée sur l'héritage étrusque à dominante magique et divinatoire est au départ fort modeste, ne s'y trompera pas. Entre le IIe siècle av. J.-C. et le IIe siècle apr. J.-C., de nombreux médecins grecs sont attirés à Rome par les autorités, où ils s'affrontent dans des sectes médicales rivales : atomistes (Asclépiade de Bithynie, né à Pruse), méthodistes (Thémison de Laodicée, Soranos d'Éphèse, Thessalos de Tralles), pneumatistes (Athénée d'Attalie), éclectiques (Archigène d'Apamée, Rufus d'Éphèse, Dioscoride).

Des explications de l'action des remèdes alternatives à celle de la *dynamis* des *pharmaka* sont avancées par certaines de ces écoles. Ainsi Asclépiade de Bithynie propose un matérialisme corpusculaire issu de Leucippe et Démocrite, selon lequel le changement physiologique induit par les *pharmaka* résulte d'échanges de particules. Le méthodisme préfère l'interpréter lui en terme de relâchement et de resserrement, auxquels le *pharmakon* s'oppose. Selon les pneumatistes, le *pneuma* (*spiritus*) est le grand principe de vie et de santé, et toute action est interprétée en ces termes[32].

La pharmacologie simple et composée et la toxicologie, importées d'Alexandrie, donnent lieu à des œuvres de synthèse, liées au pragmatisme romain. Au Ier siècle de notre ère, quelques figures thérapeutiques émergent de cet environnement grec. Scribonius Largus, lointain héritier des empiristes d'Alexandrie, chirurgien dans l'armée romaine, rédige un *De compositiones medicamentorum,* en 271 chapitres, décrivant les maladies et les remèdes à employer. Cornelius Celsus (Celse) donne son *De re medicina*, où il classe les médicaments selon leur vertu thérapeutique et donne les recettes de préparations. Conformément aux principes hippocratiques, la diététique reste le principal outil thérapeutique. Les remèdes peuvent être différenciés en ceux qui

32. Verbecke (1945).

ajoutent (aliments et boissons) et qui retranchent (saignée, purgation, vomissement), ceux qui attirent et qui repoussent, ceux qui réchauffent et qui refroidissent, ceux qui durcissent et qui ramollissent[33]. Caius Plinius Secundus (Pline l'Ancien) consacre aux médicaments plusieurs livres de son *Histoire naturelle*. Le bloc thérapeutique des livres XVIII à XXXII traite des médicaments d'origine végétale et animale. Le livre XXX s'intéresse plus spécifiquement à la pharmacopée magique et fait mention d'une quantité de remèdes et de recettes populaires étranges utilisées dans le monde romain (voir encadré).

Théorie des signatures chez Pline

Parmi toutes les plantes aucune n'est plus admirable que le lithospermon (*Lithospermum tenuiflorum*, L.), appelé aussi aegonychon ou diospyron, ou heracleos. Cette plante est haute de cinq pouces environ ; elle a les feuilles une fois plus grandes que celles de la rue ; les branches ligneuses, de la grosseur du jonc. Elle porte près des feuilles des espèces de petites barbes solitaires et, au haut de ces barbes, de petites pierres blanches et rondes comme des perles, de la grosseur d'un pois chiche, et dures comme des cailloux. Ces pierres, là où elles sont attachées aux pédicules, ont de petits trous, et à l'intérieur la graine. Le lithospermon croît, il est vrai, en Italie ; mais le plus estimé est celui de Crète. Je n'ai rien vu parmi les plantes qui m'ait causé plus d'étonnement : l'ornement est tel, qu'on croirait qu'un lapidaire a disposé des perles blanches symétriquement entre les feuilles, tant est recherché et difficile le travail qui a disposé ainsi une pierre naissant d'une plante. Des auteurs rapportent que le lithospermon est rampant à terre ; pour moi, je l'ai vu arraché, et non sur pied. Il est certain que ces petites pierres, prises à la dose d'une drachme dans du vin blanc, brisent les calculs, les chassent, et dissipent la difficulté d'uriner. Nulle autre plante, à sa seule vue, ne montre avec autant d'évidence à quel remède elle est propre. D'ailleurs l'aspect en est tel, que, même sans recourir à un herboriste de profession, on peut la reconnaître immédiatement.

Pline, *Histoire naturelle*, livre XXVII, 74, éd. Littré, tome II p. 240.

33. Celse (éd. 1876), Livre II, chapitre XXXIII.

Au second siècle, ce sont incontestablement les œuvres originales de Dioscoride et de Galien qui dominent la thérapeutique.

Le traité *De materia medica* de Dioscoride d'Anazarbe (dit Pédanius) complète l'œuvre de Théophraste en faisant le bilan de toutes les plantes médicinales connues à l'époque : plus de 500 plantes du bassin méditerranéen, avec la traduction de leurs noms dans divers pays : ainsi celle des symboliques égyptiens (noms qu'il appelle « prophétiques » par opposition aux noms « populaires »). Les plantes sont rangées par affinité thérapeutique et non par ordre alphabétique. L'œuvre contient aussi de nombreux remèdes animaux et minéraux. Chaque médicament naturel est décrit selon des critères morphologiques de façon à pouvoir le reconnaître sur le terrain, les effets généraux et spécifiques sur le système digestif ou urinaire, les affections de la peau, les effets sur la stérilité et la fertilité, sur la douleur, la toxicité, les indications selon les auteurs anciens et son propre avis. Dioscoride fonde son ouvrage sur la théorie de la *dynamis*. Les matières médicales sont regroupées selon leur *dynamis*, détaillées pour chaque *pharmakon* et peuvent être générales ou spécifiques. En plus de la *dynamis* propre du *pharmakon*, il y a une hiérarchie des *pharmaka* selon leur origine, c'est-à-dire selon l'ordre et l'histoire de la nature (*physis*). La pharmacopée commence par les parfums, chauds et aériens, nourriture des Dieux, et finit par les minéraux, suivant les étapes de la cosmogonie, qui commence par les Dieux et finit par la Terre où sont les minéraux et les métaux lourds et froids. La théorie des *pharmaka* devient globale, intégrée dans le cadre général de l'Univers[34].

Galien de Pergame (Claudius Galenus), auteur d'une œuvre considérable, se réclame de la médecine hippocratique dont il reprend les conceptions[35]. Il faut opposer les contraires aux contraires : l'adage *contraria contrariis curantur* sera le principe de l'allopathie. L'expression de la théorie des humeurs est plus systématique. Après Galien, les quatre humeurs (Hippocrate) sont associées aux quatre éléments

34. Riddle (1985).
35. Palmieri (2003).

(Empédocle), eux-mêmes issus de quatre qualités qui s'opposent deux à deux (Alcméon), à quatre organes dans lesquels elles s'accumulent, aux quatre saisons, aux âges de la vie et aussi à quatre tempéraments. C'est sous cette forme qu'elle sera véhiculée dans la littérature médiévale (figure 3). Galien mêle à son anthropologie d'autres apports (platoniciens, aristotéliciens, stoïciens), et ses conceptions propres. Il refuse de s'inféoder à une « secte » médicale et préfère l'éclectisme à la manière de la médecine alexandrine tardive[36]. Tout ceci donne une pensée complexe, dont on se limitera ici aux aspects thérapeutiques[37].

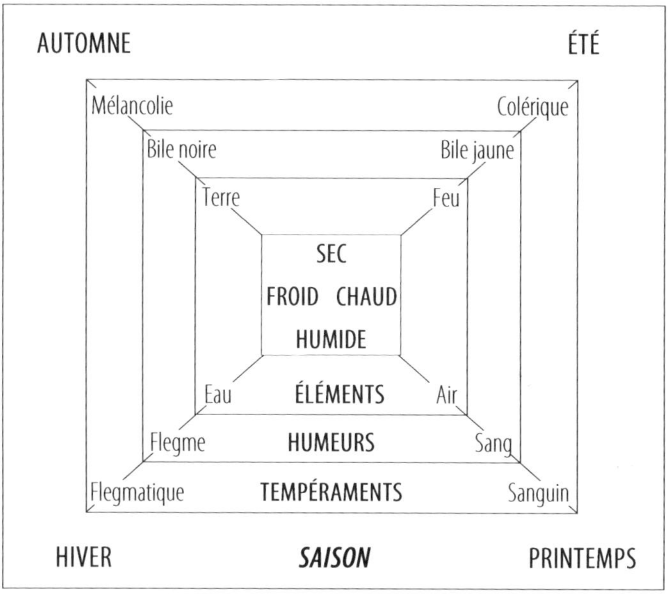

Figure 3 : Théorie des humeurs, telle qu'elle est véhiculée au Moyen Âge, résultat d'une complexification progressive depuis Hippocrate et Galien.

Galien réorganise la thérapeutique médicamenteuse. Il oppose les *pharmaka* simples (*pharmaka haplâ*) et les *pharmaka* composés (*pharmaka syntheta*). Les remèdes simples peuvent être étudiés

36. Cf. le traité *Des sectes* (éd. 1998).
37. Debru (1997).

de différents points de vue. On peut se baser sur les substances mêmes à partir desquelles les médicaments sont produits (*De simplicium medicamentorum temperamentis ac facultatibus*). La thérapeutique peut porter sur les médicaments composés, qui associent plusieurs substances médicamenteuses. Pour ces derniers, l'approche est soit typologique selon les genres, c'est-à-dire selon les formes pharmaceutiques (*De compositione medicamentorum per genera*), soit topographique selon les lieux, c'est-à-dire en fonction des pathologies inventoriées selon les parties du corps sur lesquelles elles portent (*De compositione medicamentorum secundum locos*). Les remèdes toxicologiques font l'objet d'un traité à part (*De antidotis*), ainsi que les thériaques (*De theriaca ad Pisonem, De theriaca ad Pamphilianum*). Il existe encore d'autres traités thérapeutiques. La *Méthode de traitement* (*De methodo medendi*) est un ensemble important concernant les principes généraux de la méthode thérapeutique, la thérapie des plaies, des fièvres, des tumeurs[38]. D'autres œuvres sont consacrées à la purgation (*De purgantium medicamentorum facultate, Quos quibus et quando purgare oporteat*) ou à des questions particulières (*De succedaneis, De virtute centaureae*)[39]. Galien serait plus médicocentrique que pharmacocentrique (Dioscoride), voulant inscrire d'emblée le remède dans une théorie médicale plus vaste[40], et harmoniser l'action médicamenteuse avec le fonctionnement normal et pathologique de l'organisme.

D'un point de vue théorique, Galien adopte la théorie aristotélicienne de la *dynamis*, un peu platonisée, qu'il intègre à la théorie des quatre humeurs : les *dynameis* sont identifiées aux quatre qualités fondamentales, celles des humeurs. Les remèdes peuvent être d'action élémentaire, apportant le froid, le chaud, le sec ou l'humide. Conformément au principe des contraires, il faut utiliser les drogues « froides » pour combattre les maladies « chaudes » caractérisées par un excès d'humeur chaude (sang et bile jaune), les drogues chaudes

38. Cf. Galien (éd. 2009). Il sera traduit sous des titres divers comme *De methodo medendi* et *De ingenio sanitatis*.

39. Sur le corpus des œuvres thérapeutiques de Galien, cf. Debru (1997).

40. Touwaide (1995).

pour combattre les maladies « froides » caractérisées par un excès d'humeur froide (phlegme ou bile noire). Le nombre de *dynameis* devenant limité, Galien sent la nécessité d'évaluer l'intensité des qualités : des degrés leur sont attribués, donnant autant de propriétés différentes des remèdes. Les qualités fondamentales des substances sont rattachées aux constituants de leur matière, qui possède une finesse et une texture (*leptomereia*) importantes à considérer en pharmacologie lorsqu'il s'agit de prévoir ces qualités fondamentales par les caractéristiques organoleptiques* ou d'expliquer leur cinétique dans l'organisme[41].

Galien compose un nouveau catalogue des simples qui recense 473 espèces actives. Les plantes sont classées selon leurs propriétés, comme chez Dioscoride, et non plus seulement sur de simples critères morphologiques. L'attention particulière aux préparations pharmaceutiques fera que la science de la préparation des médicaments est encore nommée aujourd'hui « pharmacie galénique* ». Galien discute les interactions médicamenteuses. Il faut avoir associé certaines plantes entre elles pour exalter les propriétés discrètes de certaines : il préconise donc l'utilisation de la thériaque. L'effet d'une drogue dépend de la quantité prescrite, et il faut savoir distinguer dose utile et dose toxique.

La médecine grecque et romaine aura une fortune extraordinaire. Caelius Aurelianus avec son *Traité des maladies aiguës et des maladies chroniques*, proche de Soranos, sera au ve siècle un des derniers compilateurs romains. Son œuvre représente, avec celles d'Hippocrate, Celse et Galien, une des quatre sommes de la littérature médicale antique[42]. De très nombreux traités seront traduits en syriaque, arabe, puis réédités à la Renaissance, joints aux textes byzantins, en un corpus « hippocratico-galénique » qui sera au fondement de l'enseignement médical pour des siècles.

---

41. Les remèdes peuvent par ailleurs être d'action spécifique ou toxique, regroupant des propriétés secondaires et tertiaires. Il y a des remèdes dont l'action est à la fois élémentaire et spécifique. Pour l'intérêt et l'explication de ces notions, voir le chapitre suivant.

42. Cf. Mudry (1999).

6. Byzance et le développement du galénisme

Dioclétien avait une première fois partagé l'Empire romain en deux parties (293), avec chacune une capitale : Rome, et Byzance qui deviendra Constantinople en 330. Ce partage devient définitif en 395, à la mort de Théodose. L'empire d'Occident prend officiellement fin après que son dernier empereur soit déposé en 476. Seul survivra l'empire d'Orient, qui durera mille ans, jusqu'à la prise de Constantinople par les Turcs Ottomans (1453).

Le christianisme qui s'impose dans l'Empire romain imprime une représentation nouvelle de la maladie. Le Christ des Évangiles effectue plusieurs gestes « thérapeutiques » miraculeux. La maladie n'est pas seulement le résultat d'une faute, de la punition divine, d'un pêché personnel ou collectif, elle devient ce par quoi le Christ intervient dans son œuvre de salvation. Les Pères de l'Église appellent parfois l'Eucharistie « *pharmakon* de l'immortalité », donnée par le pain et le vin qui sont la matière métamorphosée par la force du Verbe. Celui qui croit sera sauvé, ici et dans l'autre monde... Cette foi salvatrice est censée être prouvée par les guérisons miraculeuses des premiers saints, reproduisant l'acte du Christ.

Une lecture possible des Évangiles est que la souffrance corporelle est nécessaire au salut de l'homme et sera récompensée dans l'autre monde. Cette tradition ascétique influencera plus ou moins l'Église en Orient. La médecine selon une perspective gnostique deviendrait même inutile et les remèdes seraient juste bons pour les païens. Mais cette dernière interprétation sera jugée excessive par les Pères[43] : les chrétiens doivent surtout pratiquer l'action caritative vis-à-vis des malades, incluant l'acte médical. Côme et Damien, qui exercent ainsi la médecine sans rétribution sous Dioclétien,

43. Cf. Saint Basile (1969, p. 43-151). Basile de Césarée explique dans la question 55 (« Si le recours à la médecine est conforme à l'esprit de vie et de piété ») qu' « il ne faut ni rejeter complètement cet art ni mettre en lui toutes nos espérances ». La règle de saint Augustin reconnait pour les moines l'autorité du médecin et Cassiodore recommandera dans son guide de lecture destiné aux moines, les *Institutiones divinarum et humanorum* : « Apprenez les propriétés des simples et les remèdes, mais mettez tous vos espoirs en le Seigneur qui donne la vie. »

subissent le martyre et deviendront patrons des médecins et des apothicaires. Nombre d'évêques de la jeune Église, comme Nemesios d'Emèse, exercent la médecine. Les chrétiens, qui deviennent une menace, seront l'objet d'une répression jusqu'à l'édit de tolérance de l'empereur Constantin (313)[44]. Constantin attribue d'importantes dotations foncières à l'Église, incitant les riches particuliers à faire de même, et le concile de Nicée (325) est l'acte de naissance des premières institutions chrétiennes d'aide sociale. La fin du IVe siècle voit l'ouverture d'hôpitaux et d'asiles aux malades et aux pauvres à Césarée, Constantinople, Rome, la fixation de l'organisation civile de la médecine, des honoraires, la prescription d'une éthique médicale envers les pauvres.

Après Alexandrie et Rome, Constantinople devient le principal foyer de la culture médicale[45]. Outre ses apports spécifiques, la médecine byzantine s'élaborera à partir de l'héritage gréco-latin et s'enrichira ensuite d'éléments perses et arabes, qu'elle transmettra à l'Europe après la chute de Constantinople. Ses tendances sont celles de la médecine alexandrine tardive et celle de Galien, plutôt tournée vers l'éclectisme et l'empirisme, renonçant aux stériles querelles d'école pour les applications pratiques. Il en résulte une certaine désaffection pour la théorie des *pharmaka* : les traités de Dioscoride et de Galien sont repris, expurgés de leur contenu théorique, recomposés parfois selon l'ordre alphabétique, et souvent confondus en vue d'applications thérapeutiques pratiques.

Les gros volumes médicaux d'Oribase, d'Alexandre de Tralles, de Paul d'Égine, sont des recueils de compilations intelligentes tirant de chaque auteur ce qui semble le plus utile, auxquelles sont mêlées des observations cliniques et des expériences personnelles. Oribasius de Pergame, médecin païen, considéré comme l'ultime

44. Le christianisme comme religion officielle de l'empire inversera par la suite la logique de la persécution, les païens et les chrétiens hétérodoxes subissant à leur tour le sort des premiers chrétiens. Chassés, certains d'entre eux propageront la culture médicale grecque à l'Orient, comme on le verra plus loin.

45. Corlieu (1885), Strohmaier (1995), Debru (1997).

passeur de la tradition médicale antique, commente et développe fidèlement et scrupuleusement les propos de Dioscoride et de Galien, marquant ainsi le début de la diffusion du galénisme. Sa *Collection médicale* (*Sinagogai iatricai*), dont seuls 25 volumes sur soixante-dix nous sont parvenus, est une œuvre encyclopédique plus vaste que les traités hippocratiques et que l'œuvre de Galien elle-même… Il propose une classification des médicaments selon leurs effets thérapeutiques à la manière de Galien et de Dioscoride. On lui doit aussi un ouvrage en quatre volumes (*Euporista*), sorte de guide thérapeutique à destination du public. Le traité de médecine en seize livres d'Aetius d'Amide (*Tetrabiblos*) est une vaste compilation comme celle d'Oribase des auteurs grecs (Galien, Dioscoride, Nicandre de Colophon pour les poisons, Rufus d'Éphèse, Archigène, Oribase lui-même), où il décrit les stupéfiants, les médications externes, etc., avec des considérations magiques et religieuses à la manière alexandrine. Plus originales sont le *De re medica* d'Alexandre de Tralles, qui contient une riche pharmacopée incluant les remèdes observés lors de ses voyages et l'*Abrégé de médecine* (*Epitomae medicae)* de Paul d'Égine (625-690), qui traite en partie des médicaments simples et composés.

Ces œuvres byzantines furent très rapidement traduites en arabe, estimées à la Renaissance et intégrées dans des compilations médicales (voir chapitre III). L'âge d'or de la médecine byzantine prend fin avec Paul d'Égine. Parmi les auteurs byzantins plus tardifs, citons aussi Théophanès Nonnos (Xe siècle) et son *Abrégé de tout l'art de guérir*, sans notion théorique, Michel Psellos (XIe siècle) et son petit traité *Sur les propriétés des pierres*, et Nikolaos Myrepsos, bouilleur de myrrhe et pharmacien à Alexandrie. Sa gigantesque compilation sur les médicaments paraîtra à la fin du XIIIe siècle en Occident sous le nom d'*Antidotarium Nikolai*. L'antidotaire de Nicolas le Myrepse contient 2500 formules de médicaments composés et deviendra le guide obligatoire des apothicaires occidentaux jusqu'au XVIIe siècle.

V. CONCLUSION

Le médicament des origines se situe entre le sacré, l'empirique et le rationnel, pour paraphraser le titre d'un ouvrage fameux[46]. Dans l'Antiquité, il est difficile par ailleurs de faire l'histoire des théories thérapeutiques sans faire l'histoire de la médecine elle-même. Des distinctions se feront progressivement : entre le médecin et le malade, dont les rôles sont parfois en quelque sorte confondus dans les pratiques animistes, entre la magie et la médecine, effective à la période hippocratique, et distinction entre l'art de soigner (médecine) et celui de préparer les remèdes (pharmacie), division du travail qui sera en pratique plus tardive. Le remède au sortir de l'Antiquité est pourtant plus proche de la raison que des dieux. Les thérapeutiques médicamenteuses s'inscrivent dans une cohérence fondée sur un modèle, une représentation de la maladie, développant systématiquement le raisonnement thérapeutique qui est celui de Galien pour les drogues simples, fondé sur le principe des contraires. Le contenu des pharmacopées anciennes est aujourd'hui exploré, avec l'idée que l'histoire pourrait être source de connaissances thérapeutiques[47]. Quoi qu'il en soit, les grandes propriétés de l'activité du médicament apparaissent déjà plus qu'en filigrane dans la pharmacopée gréco-romaine : spécificité relative de l'action médicamenteuse, rapport entre la dose et l'effet obtenu et ambiguïté du *pharmakon*, à la fois poison et remède, interaction de l'activité avec celle de produits simultanément administrés, dans le sens éventuel d'un renforcement, antagonisme possible (poisons et antidotes).

---

46. Lloyd (1990).
47. Fabre (2003), Holland (1996).

II

La littérature savante du médicament : synthèses, transmissions, apports thérapeutiques médiévaux

L'accroissement de la circulation des hommes, des marchandises et des idées dans l'Antiquité et au Moyen Âge mit les thérapeutiques orientales à la portée des Occidentaux. À partir du VIIe siècle, les conquêtes de l'Islam leur enlèvent une partie de la Méditerranée, atteignent l'Égypte, la Mésopotamie, la Perse et finissent par s'étendre sur un territoire immense, de l'Andalousie à l'Indus. Le monde islamique assurera alors le lien à la fois avec le savoir antique et avec l'Orient. La pharmacopée méditerranéenne s'enrichit au passage d'apports perses et indiens. Cependant, le cadre théorique reste dans son ensemble galénique.

Alexandre le Grand, arrêté à l'Indus, a étendu, mais aussi délimité l'espace mental européen pour longtemps. Du fait de son éloignement géographique et d'un relatif isolement, les échanges ont été plus rares avec l'Asie lointaine. Différentes voies ont été cependant parcourues dans les deux sens depuis l'Antiquité au cours de voyages commerciaux et d'exploration : voie septentrionale passant par la Sibérie (lac Baïkal) et les steppes de Mongolie, voies terrestres passant par la Perse ou l'Inde vers l'Asie centrale (Turkestan), voies maritimes contournant l'Inde pour atteindre le rivage chinois. On trouve ainsi des traces archéologiques d'échanges entre l'Empire chinois et l'Empire romain, la route de la soie amena des chrétiens nestoriens jusqu'en Chine, la *Relation de la Chine et de l'Inde* consigne vers 851 le témoignage de voyageurs arabes, etc.[1] Même si la culture médicale chinoise proprement dite reste inaccessible aux Européens jusqu'au XVIIe siècle, l'existence de ces voies de communication et l'importance particulière de la Chine dans l'histoire intellectuelle du remède justifie donc qu'on s'aventure bien au-delà du monde d'Alexandre.

I. LA PHARMACOPÉE EN PAYS D'ISLAM

Après la conquête arabe, les écoles de médecine vont prospérer au Proche-Orient (Bagdad, Damas), en Égypte (Le Caire), en Afrique du Nord (Kairouan), en Perse (Gondishapur, Ispahan, Chiraz, Rayy), en Andalousie (Cordoue, Tolède, Séville, Saragosse). La médecine arabo-musulmane intègre de manière systématique le savoir médical des pays conquis et sait leur insuffler un génie propre. Avant d'envisager quelques-uns des apports thérapeutiques, il faut rappeler les sources de la médecine islamique[2].

1. Des sources arabiques, grecques, syriaques, persanes et sanskrites

Le premier médecin de l'Islam aurait été Mahomet lui-même, né sur la route de l'encens, de la tribu des Koraïchites, vendeurs de drogues et de parfums. Le Coran contient des principes d'hygiène alimentaire et corporelle. La médecine populaire des *hadiths* de la période islamique ancienne reprend certaines traditions médicales des Bédouins, qui nous sont connues par la poésie arabe préislamique. Les recueils canoniques ultérieurs possèdent tous un chapitre qui contient les recommandations et enseignements médicaux censés

---

1. Cf. Sauvaget (1948). Sur ce qui précède, voir Lefranc (1948) ou le numéro de juin 1984 du *Courrier de l'Unesco* sur les routes commerciales. Pour aller plus loin, cf. Lacour-Gayet (1950-1953).

2. Sur les médicaments arabes, cf. Meyerhof (1945), Levey (1962, 1973), Ullmann (1995), Mazliak (2004, 2007), Savage-Smith (1997), Jacquart (1990) ainsi que le catalogue de l'exposition « La médecine au temps des califes » à l'Institut du monde arabe (1996). Pour les références aux sources arabes qui suivent et leur traduction latine et autre, cf. Grmek (1995), p. 311-338. Rashed (1997), p. 230-232 et p. 271-296.

remonter au Prophète, par exemple le chapitre LXXVI du recueil de *hadiths* d'al-Bukhārī (IXe siècle). Ces idées ont été reprises sous le nom de « médecine du Prophète », s'opposant pour l'orthodoxie musulmane à la médecine païenne. Certains *hadiths* se rapprochent de l'idée chrétienne de la souffrance rédemptrice[3]. Cependant, la maladie n'est pas le résultat d'une faute et Dieu crée la maladie et le remède correspondant, selon plusieurs *hadiths* attribués à Mahomet. Par conséquent, même si la guérison dépend en définitive de la volonté divine (sourate 26, verset 80), les musulmans tiendront la médecine et la pharmacie en particulière estime, ce qui est bien exprimé par exemple dans le *Manuel de l'officine* (*Minhādj al-dukkān*) de Cohen El Attar (XIIIe siècle).

À la mort de Mahomet (632), l'essentiel de la péninsule arabique est déjà converti à l'Islam. Commence alors une première phase d'expansion : Syrie et Palestine prises aux Byzantins, Égypte, Mésopotamie et Perse prises à l'empire sassanide qui s'effondre. Les conquêtes reprennent sous les Omeyyades, qui installent leur cour à Damas (660), jusqu'à l'Indus, l'Afrique du Nord, la péninsule ibérique. Les Arabes conquièrent des territoires déjà partiellement hellénisés. Avant l'arrivée des Arabes, un mouvement de traduction des œuvres médicales grecques et byzantines en syriaque avait été initié par les communautés chrétiennes établies en Syrie et au Liban (chrétiens jacobites monophysites chassés de Constantinople) et les communautés juives. Dans l'Empire perse sassanide, à Gondishapur, fondée dès le IIIe siècle, avaient été accueillis des savants grecs (chrétiens nestoriens chassés d'Édesse et de Constantinople, néoplatoniciens chassés d'Athènes après la fermeture de l'Académie) qui avaient apporté les ouvrages écrits en grec et en syriaque d'Hippocrate, Dioscoride, Galien, Oribase. Chrétiens et juifs traduiront aussi plus tard en latin les œuvres en arabe : la médecine arabe finira ainsi comme elle a commencé, par des traductions.

La médecine de l'Islam est donc principalement d'inspiration grecque. D'autres sources vont la vivifier : les Arabes assimileront

3. Ṣaḥīḥ d'al-Bukhārī, chap. LXXV.

et diffuseront le patrimoine médical de la Syrie, de la Mésopotamie, de l'Égypte (Alexandrie), alors provinces de la Perse sassanide, grande rivale de l'Empire byzantin avant la conquête arabe. En Iran, la médecine était avant tout du domaine religieux. La religion dominante est alors le mazdéisme (d'Ahura Mazda) réformé par le prophète Zoroastre (Zarathoustra)[4]. L'*Avesta*, le livre sacré iranien (VIe siècle), qui aurait été écrit par Ahura Mazda lui-même, puis confié à Zoroastre, fondateur de la religion iranienne, contient une médecine par les plantes et une chirurgie. Les maladies et les maux sont dénombrés dans ces textes persans. D'Ahura Mazda émane un esprit d'harmonie (*arta*) qui risque d'être affecté par un esprit corrupteur (*druj*). La maladie est donc l'effet de la *druj*, combattue par des dieux bons, souvent la punition d'un péché. Heureusement, Ahura Mazda a conçu une plante pour endormir chaque maladie. Il est donc possible au médecin de participer au combat de l'*arta* contre la *druj* grâce à une thérapie tripartite, thérapie par la parole, par le fer (chirurgie) et par les plantes, complétant les incantations du prêtre-guérisseur. La formation est très contrôlée et les hiérarchies des prêtres et des médecins dépendent d'un seul dignitaire.

Le manichéisme mazdéen s'était très bien accommodé des couples de contraires (chaud, froid, humide, sec) de la médecine grecque, et la thérapeutique prescrivant de combattre le froid par les médicaments chauds, ou la sécheresse des maladies par les médications humides. Avant la conquête arabe, Gondishapur était déjà devenu un centre médical de tout premier plan, mêlant traditions grecque, juive, chrétienne, syrienne, perse et indienne, comme on le verra, où puiseront les grandes familles de médecins arabes qui seront avides de tout ce qui est écrit en langue persane. En premier lieu les traductions en vieux persan (pehlvi) des œuvres grecques classiques apportées par les chrétiens, qui furent parmi les premières à apporter la théorie grecque des humeurs en terre d'Islam. Certains manuscrits

---

4. Mais on y trouve aussi le manichéisme à partir du IIIe siècle, qui se répandra un peu en Afrique du Nord, en Égypte et en Asie centrale, des chrétiens nestoriens, des juifs, des bouddhistes.

persans d'inspiration magique ont manifestement été écrits hors de Perse, comme cet ouvrage d'origine grecque écrit par Xénocrate d'Aphrodise, traitant des *athurusfus* ou remèdes répugnants contre lesquels s'élevait Galien. D'autres manuscrits ont été écrits en Perse même, mais révèlent leurs influences grecques : ainsi une liste persane de *succedanea* (*abdāl al-adwiyā*)[5]. Certains manuscrits persans enfin sont d'inspiration grecque tout en contenant des remèdes venus de l'Inde et inconnus des Grecs : ainsi un livre persan attribué à al-Qulhumān où le degré d'efficacité des drogues est indiqué, ce qui est typique de l'influence de Galien, ou encore un ouvrage cité par Rhazès sous le nom de *La médecine ancienne* (*al-ṭibb al-qadīm*).

La Perse était un passage obligé des contacts de la civilisation de la Grèce et de l'Inde. Alexandre avait dû détruire l'Empire perse pour arriver jusqu'à l'Indus. À cause de sa position géographique, les contacts de la Perse avec l'Inde sont plus anciens. Darius (522-486 av. J.-C.), dont le médecin personnel était grec, avait déjà pu conquérir la vallée de l'Indus. Les médecins persans importent des remèdes de Mésopotamie, Égypte, Grèce, mais aussi d'Inde.

En Inde, l'*āyurveda*, ou médecine ayurvédique, la science de la longévité, révélée aux hommes par le dieu Brahma, est transmise par des collections de textes, les *saṃhitās* (collections). Ces textes auraient été rédigés plusieurs siècles avant notre ère sur un fond de tradition orale probablement très ancienne, et remaniés pour constituer les corpus de Suśruta, de Caraka et de Bhela[6]. La *Bhela-Saṃhitā* nous étant parvenue sous forme d'un manuscrit très incomplet, la *Suśruta-Saṃhitā* et la *Caraka-Saṃhitā* sont les ouvrages les plus importants. L'ensemble des trois traités constitue la grande triade de la médecine ayurvédique classique, qui sera complétée par d'autres textes plus tardifs. Un autre traité sera ainsi rédigé au VIe ou VIIe siècle après

5. Les succédanés sont des drogues que l'apothicaire est autorisé à utiliser comme substitut à des drogues impossibles à se procurer (pratique du *quid pro quo*) : on trouve de telles listes depuis l'Antiquité, notamment chez Galien.

6. Sur le paragraphe qui suit et les thérapeutiques de l'Inde, cf. Thornwald (1962), Van Alphen (1998), Huard (1978), Mazars (1995), Mazliak (2007).

J.-C. par Vāgbhaṭa, condensant la *Caraka-Saṃhitā* et la *Suśruta-Saṃhitā*. Tous ces textes revendiquent leur attachement aux *Vedas*, textes sacrés de l'hindouisme, et plus spécialement l'*Atharvaveda*, dans lequel de nombreux hymnes sont utilisés dans un but curatif. Cependant, l'inspiration de la médecine indienne reste naturaliste, ce qui la rapproche de la médecine hippocratique.

La médecine ayurvédique s'appuie sur des éléments cosmologiques. Le macrocosme est constitué de cinq éléments matériels (terre, eau, feu, air ou vent, espace vide) auxquels correspondent respectivement cinq éléments matériels du microcosme (parties solides, parties liquides, chaleur animale, souffle animateur, vide des organes creux). Ces éléments se combinent pour former les tissus primaires (*dhātus*) : chyle, sang, chair, graisse, os, moelle, sperme. Il faut distinguer les deux principes vitaux inertes (terre et vide) des trois principes vitaux actifs (feu, eau, vent). Ces derniers sont compris comme des forces fonctionnelles et dynamiques responsables des différentes fonctions et manifestations vitales. La principale de ces forces est le vent, dont dérivent le feu et l'eau : c'est le souffle vital (*prāṇa*), moteur essentiel du corps, qui est aussi le moteur essentiel de l'Univers. Le feu et l'eau sont susceptibles de transformer les substances organiques : le feu dans la digestion qui donne la bile, l'eau dans les sécrétions corporelles qui donne le phlegme. Ces trois forces vitales (feu, eau, air) sont responsables de l'équilibre physiologique des trois humeurs (*doṣa*) : bile, phlegme, vent, dont l'altération conduit aux maladies. Ainsi un feu faible qui n'est pas attisé suffisamment par le souffle vital provoque une indigestion (perturbation de la bile), œdème et incontinence résultent d'un dysfonctionnement de l'eau (perturbation du phlegme), etc. À ces éléments physiques s'ajoute un élément psychique s'accordant avec la croyance en la transmigration des âmes et la réincarnation (*saṃsāra*) et qui fait aussi de l'acte médical un acte psychologique. L'art du diagnostic ressemble également à celui de la médecine hippocratique.

Les *saṃhitās* contiennent une partie thérapeutique et une pharmacopée qui décrivent de nombreux remèdes simples et composés. La thérapeutique comprend des formules surchargées de substances médicamenteuses, combinant polypharmacie et phytopharmacie[7], des lavements, bains, massages, une chirurgie assez élaborée. Les drogues sont d'origine végétale, animale et minérale. Au Moyen Âge et à la période moderne, il existe aussi des dictionnaires de matière médicale (par exemple le *Dhanvantari-nighaṇṭu*). L'effet pharmacologique des plantes est expliqué par la théorie médicale. L'établissement de correspondances entre les éléments du fonctionnement vital et les propriétés sensibles des simples : consistance, odeur, couleur, saveur, qualité thermique (plantes ressenties comme « froides » ou « chaudes ») permettent l'interprétation des effets thérapeutiques. La classification des simples dans les *saṃhitās* se fait selon ces conceptions, selon les pathologies, et selon les effets sur l'organisme. Leur cueillette est réglée selon les saisons. La pharmacopée comprend aussi des éléments animaux et minéraux. Les formes médicamenteuses et modes d'administration varient en fonction de la nature et de la localisation du mal.

La médecine perse sera aussi curieuse de cette médecine indienne que de la médecine grecque. Les grands textes médicaux indiens sont traduits en persan dès les premiers siècles de notre ère : on connaissait donc cette médecine ayurvédique en Perse avant l'arrivée des Arabes, qui iront à leur tour jusqu'aux abords de l'Inde et de l'Asie centrale. Les médecins arabes pourront étudier les *saṃhitās* dès le IXe siècle. Les manuscrits en langue persane d'origine indienne seront retraduits en arabe et deviendront la référence de médecins comme Rhazès et Avicenne. Tel est le *Paradis de la sagesse* d'al-Ṭabarī (*Kitāb Firdaws al-Ḥikma*), qui contient un exposé arabe du système indien à partir des *saṃhitās,* ou encore *Le livre des poisons* de Šānāq al-Hindī (*Kitāb al-Sumūm*). Des médecins indiens seront admis à la cour de Bagdad.

Mais si l'on peut parler d'une floraison arabo-persane d'ouvrages thérapeutiques, il est cependant difficile de parler de véritable synthèse des théories médicales arabes, perses et indiennes. Les auteurs arabes, dont les références théoriques restent hippocratiques et galéniques, ne s'identifient pas nécessairement aux enseignements orientaux,

7. Cf. Papin (2011), tome III.

même si les drogues orientales sont utilisées. Une médecine savante *yūnānī*, synthèse des apports grecs, arabo-perses et indiens, contre laquelle d'ailleurs réagiront les musulmans partisans de la médecine du Prophète, existe cependant aujourd'hui encore dans le nord de l'Inde, à côté de la médecine ayurvédique. La médecine indienne proprement dite se diffusera surtout au Tibet, en Chine, en Asie centrale, en Indochine et en Indonésie.

2. Une floraison pharmaceutique

La thérapeutique des Arabes est représentée par une surabondance de livres concernant la diététique et l'hygiène, la pharmacologie, et beaucoup moins la chirurgie. La littérature pharmaceutique étalée sur six à sept siècles représente un très gros corpus inspiré des sources variées citées plus haut, mais où Galien et Dioscoride gardent la première place. On a répertorié plus de cent auteurs d'œuvres de *materia medica*. Il y a certes beaucoup de compilations et copies : les grands savants arabes publient souvent un livre sur les drogues en plus de leurs autres ouvrages. Il nous faut donner une idée de la richesse de cette floraison pharmacologique dans les différents lieux de savoirs médicaux des terres d'Islam, essentiellement à Bagdad, en Perse, en Andalousie et en Afrique du Nord.

L'activité traductrice massive des Arabes ne commence que sous les Abbassides qui installent leur capitale à Bagdad et marqueront l'apogée de l'Islam classique, entre les VIIIe et XIe siècles. Les sources syriaques, grecques, persanes et sanskrites décrites plus haut sont désormais disponibles en arabe, qui deviennent la *lingua franca* au Proche-Orient, au Moyen-Orient et en Méditerranée. L'apparition du papier venu de Chine, remplaçant papyrus et parchemin, et qui se répand à partir du Xe siècle réduit considérablement le prix des livres et facilitera la diffusion de la langue arabe. Par la suite se créeront des manufactures de papier en terre d'Islam. Sous les Abbassides, le développement des villes et de leurs besoins rend le commerce arabe florissant. Les échanges portent sur une quantité considérable de marchandises, des plus communes aux plus exotiques, venues de l'Inde et de la Chine : plantes alimentaires, plantes médicinales, épices. Le commerce juif y tient longtemps une part importante, avant d'être supplanté par celui des cités italiennes et des marchands arméniens.

Bagdad voit naître une profession pharmaceutique (*ṣaydanālī,* ou apothicaire) soumise à des règles strictes, en particulier conformes aux « grabadins ». C'est à Gondishapur, au IXe siècle, que le nestorien Sābūr Ibn Sahl écrit le premier codex régissant légalement les préparations pharmaceutiques : le *Livre des remèdes* ou *Grabadin* (le terme *aḳrābāḍḥīn,* issu du persan, signifie médicament composé), qui servira de guide dans les hôpitaux et les drogueries de Bagdad et de la Perse pour trois siècles. Un *Grabadin* attribué à Yūḥannā Ibn Māsawayh (Jean Mésué), l'*Antidotaire de Mésué,* fera autorité en Occident. En réalité ce pseudo-Mesué date du XIIe siècle. L'Andalousie arabe produira aussi son « grabadin » : le *Livre de l'officine* (*Kitab al-dukkān*) d'Ibn 'Abd Rabbihi.

Nombre d'œuvres pharmacologiques des médecins de Bagdad seront imprimées en latin à la Renaissance. Yūḥannā Ibn Māsawayh verra ainsi éditer de nombreux fragments de ses livres médicaux (*Aphorismi*). Ḥunayn Ibn Isḥāq (Johannitius), dit le « maître des traducteurs », principal traducteur de fait des ouvrages grecs, possède outre cette activité une production propre. Son *Livre des questions sur la médecine* (*Kitāb al-masā'il fi al-ṭibb),* manuel d'initiation présenté sous forme discursive et incluant la pharmacie, ne se contente pas de retranscrire Galien comme semble l'indiquer son titre (*Isagoge in artem parvam Galeni*). De même, Yūḥannā Ibn Sarābiyūn (Sérapion) dans son *Livre des médicaments simples* (*Kitāb al-adwiyā al-mufradā*) décrit la préparation des médicaments chimiques par sublimation et distillation (*Liber de medicamentis simplicibus*).

Les Arabes excellent dans le domaine technique de la préparation des médicaments. Leur thérapeutique contient des innovations de l'*al-kīmyā* qui prolonge la tradition alexandrine : nouvelles techniques (distillation), nouvelles formes pharmaceutiques grâce à la découverte du sucre de canne, de l'alcool et du vinaigre, innovations terminologiques (nom des drogues, des maladies, etc.), expliquant que de nombreux mots soient d'origine arabe (alambic, alcool, sirop...).

Bagdad est la patrie de trois grandes figures liées à l'alchimie : Ibn Ḥayyān (722-815), al-Kindī (801-866) et al-Rāzī (835-932).

Jābir Ibn Ḥayyān (Geber), né en Perse, s'établit comme alchimiste à Bagdad. Il est considéré comme le premier théoricien arabe de l'alchimie, poursuivant la tradition hermétique. Ses ouvrages seront très prisés dans le Moyen Âge latin : Geber recherche l'élixir de longue vie et la Pierre philosophale. D'un point de vue technique, il développe la chimie et fait progresser la distillation.

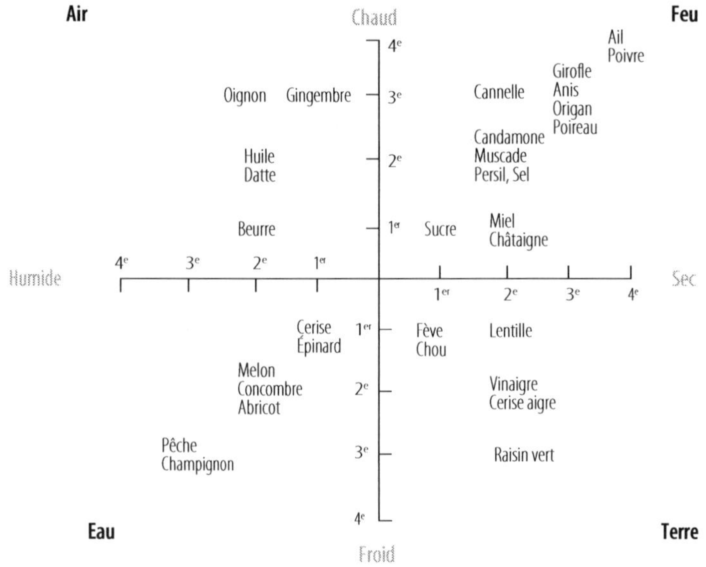

Figure 4 : Degrés de quelques aliments et médicaments simples, d'après les *Tacuini sanitatis*, ouvrages médiévaux de diététique composés et illustrés à partir du *Taqwim al-Sihha* d'Ibn Buṭlān (Bagdad, XIe siècle).

Surnommé « le grand philosophe des Arabes », al-Kindī est chimiste et médecin. Son *Livre de la chimie des parfums et des distillations* indique la préparation de l'alcool par distillation du vin. Il développe des considérations théoriques quantitatives sur la posologie des médicaments et propose l'augmentation géométrique de l'efficacité des médicaments en fonction de la dose. Il développe par ailleurs la notion de « degré » d'intensité héritée de Galien. Selon Galien, un médicament possède un degré d'intensité variant d'un à quatre pour une qualité donnée. Ainsi pour la chaleur, le miel possède un degré un (eau tiède), l'ail un degré quatre (eau bouillante), la graine de citron est froide et sèche au troisième degré, etc. (figure 4). Mais Galien ne dit rien sur les degrés des médicaments composés. Al-Kindī, dans son ouvrage *Sur la connaissance des vertus des médicaments composés*, élabore une théorie utile à la fabrication des médicaments composés à partir des médicaments simples, fondée sur la notion de degré et utilisant la théorie mathématique des progressions. Selon lui, à une progression arithmétique du degré qui caractérise une qualité, correspond une progression géométrique de la qualité opposée. La possibilité de donner les proportions entre les qualités contraires et qualités dominantes en fonction des degrés est alors construite. Se fondant sur ce type de table, il est possible selon al-Kindī de fabriquer les médicaments composés d'un degré donné à partir de médicaments simples de degrés connus (voir tableau ci-après). Les tables des degrés seront reprises dans les écrits arabes : Ibn al-Jazzār (Kairouan, xe siècle) lui aussi emploie une échelle d'un à quatre pour évaluer l'intensité des propriétés des médicaments simples. Le livre d'Ibn al-Jazzār sera traduit par Constantin l'Africain (xie siècle) et celui d'al-Kindī par Gérard de Crémone (xiie siècle), tous deux sous le même titre (*De gradibus*). Arnaud de Villeneuve exploitera ces travaux dans ses *Aphorismes sur les degrés* (xiiie siècle). Cette pharmacologie quantitative aura cours jusqu'au xviiie siècle. Son intérêt était de pouvoir adapter le traitement à la complexion du malade, et au degré de la maladie elle-même (les affections étant plus ou moins chaudes et humides, froides et sèches), de pouvoir substituer les drogues équivalentes les unes aux autres, et d'avoir, une fois le diagnostic posé, la thérapeutique automatiquement correspondante. Toute la question se résumait alors à l'évaluation des degrés des simples[8].

8. Voir plus loin al-Majūsī.

Degrés des médicaments composés selon al-Kindī

Degré du médicament composé	Qualité dominante	Qualité contraire
degré zéro	1	1
1er degré	2	1
2e degré	4	1
3e degré	8	1
4e degré	16	1

À partir de cette table, et des degrés connus des médicaments simples, on obtient par un calcul assez complexe les proportions quantitatives des éléments pour composer un remède de degré déterminé.

Al-Rāzī (Rhazès), lui aussi chimiste et alchimiste, décrit la fabrication du verre, des encres, teintures, préparations pharmaceutiques, avec les instruments et procédés utilisés. C'est pour cette œuvre technique qu'il est le plus connu en Occident (*Livre des secrets, Livre des preuves, Livre des secrets des secrets*). Il est pourtant considéré comme un des fondateurs de la médecine arabe, ayant fait revivre la tradition hippocratique, mais restant critique envers Galien, selon la tradition de Galien lui-même qui critique ses prédécesseurs. Son *Liber continens* ou *Livre essentiel* (*Kitāb al-ḥāwī*) est une monumentale encyclopédie médicale, qui contient tous les textes médicaux relatifs à la thérapeutique qu'il a pu trouver, y compris les remèdes chimiques. Le dernier volume est consacré à la pharmacie avec les noms persans et sanskrits des drogues. Rhazès donne son avis personnel et son expérience de la matière traitée. Il prône l'essai des traitements sur les malades et l'expérimentation des nouveaux remèdes sur les animaux.

Au xe siècle, la pharmacologie arabe se répand largement sur le sol persan. Alī al-Abbās al-Majūsī (Haly Abbas), né en Perse et mort entre 982 et 985, exerça à Bagdad. Son ouvrage (*Kitāb al-Malakī*) sera connu en Occident sous le titre de *Liber regius* et aussi renommé que le *Canon* d'Avicenne. Il représente le galénisme arabe dans sa forme la plus pure, visant à une connaissance raisonnée des drogues, selon l'expert connu en ce domaine Manfred Ullmann[9]. Galien distinguait

9. Ulmann (1995), p. 52.

les pouvoirs primaires, c'est-à-dire les qualités fondamentales (*dynameis*) pouvant être déduites des perceptions sensorielles, les pouvoirs secondaires, qui proviennent des qualités fondamentales (les drogues adoucissent, ouvrent, détendent, etc.), et enfin les pouvoirs tertiaires jouant un rôle subalterne, effets qui surviennent quand on applique une drogue, provoquant certaines réactions corporelles (les drogues aident à évacuer l'urine, à cracher le flegme, etc.). Les deux derniers pouvoirs sont décisifs, car ils représentent les effets sur une personne et fournissent les indications nécessaires. En un sens, Galien avait perçu les limites de la théorie des quatre qualités fondamentales, en introduisant la notion d'activité ou de propriété *spécifique*, désignant ainsi les propriétés secondaires et tertiaires pour rendre compte des faits d'observation empiriques sur des effets de plantes qui ne pouvaient être expliquées par les qualités fondamentales.

Al-Majūsī reprend ces principes, comme le feront d'autres auteurs arabes comme Avicenne et Averroès. La question est de savoir déterminer ces pouvoirs primaires, secondaires et tertiaires pour les drogues inconnues, sans mettre en défaut le système de Galien. Ces pouvoirs peuvent être déduits par l'observation et par le raisonnement. Plusieurs critères permettent aux drogues inconnues d'être testées pour déterminer leur pouvoir primaire. Les essais peuvent être réalisés chez un malade et un homme sain et chez l'animal, selon des conditions à observer inspirées de Galien[10]. Le raisonnement fondé sur un minimum d'observations (caractères organoleptiques comme le goût, l'odeur, la couleur) et d'essais (chauffage et refroidissement), à défaut d'expérimentation, permet de déduire les qualités d'un élément inconnu, par comparaison avec un élément connu. Le pouvoir secondaire peut être déterminé à partir de la mesure des qualités de chaque drogue (degrés). Selon al-Majūsī, le pouvoir tertiaire est exercé de même à travers les pouvoirs secondaires grâce aux tempéraments. Ces diverses méthodes permettent en principe de dresser des tableaux prévisionnels de l'action des drogues simples (propriétés primaires, secondaires et tertiaires) avec leur degré.

10. Voir note 15.

Ullmann considère qu'il s'agit d'un savoir livresque et doute qu'il y ait eu véritablement expérimentation. De fait, al-Majūsī, comme Galien, donne peu de précision sur les degrés (remèdes indiens et orientaux).

Les propriétés spécifiques sont largement développées chez le fameux philosophe-médecin Ibn Sīnā (Avicenne), comme elles le seront dans les pharmacopées occidentales[11]. Avicenne est né près de Boukhara, à l'ouest de Samarkand, dans l'actuel Ouzbékistan. Il passera les dernières années de sa vie tumultueuse à Ispahan et mourra à Hamadān, dans l'actuel Iran. Avicenne est prolifique, mais son œuvre la plus connue est le *Canon de la médecine* (*Al-Qānūn fi al-ṭibb* ou *Kitāb al-Qānūn*), encyclopédie en cinq livres écrite en persan, traduite rapidement en arabe, et en latin par Gérard de Crémone (*Canon medicinae*). Le *Poème de la médecine* (*Al-urjūza fi al-ṭibb*) résume en vers les préceptes du *Canon*. Le *Canon* d'Avicenne sera un fondement de l'enseignement médical en Occident du XIIe au XVIIe siècle. Sa composition est la suivante :

- Livre I : généralités sur l'anatomie du corps humain, la santé, la maladie ainsi que sur les traitements généraux, le style de vie à adopter, le régime alimentaire.
- Livre II : médicaments simples (798 monographies : 643 d'origine végétale, 81 d'origine animale, 74 d'origine minérale)[12].
- Livre III : pathologies, qui sont regroupées par organes et/ou systèmes.
- Livre IV : traité sur les fièvres, suivi du traité sur les symptômes, diagnostics et pronostics, la petite chirurgie, les tumeurs, blessures, fractures, morsures, poisons.

---

11. Cf. Benezet (1999).

12. Son contemporain al-Bīrūnī (973-1051), érudit encyclopédiste écrit un livre de matière médicale (*Kitāb al-Ṣaydana fi al-ṭibb*) qui contient plus de 850 plantes, encore plus qu'Avicenne, dont certains proviennent de l'Inde et de l'Asie centrale. Il y traite d'une foule de particularités concernant les noms des drogues et des pharmacopées indiennes, grecques et arabes.

– Livre V : médicaments composés (760) : pommades, onguents, suppositoires, cataplasmes, sirops…, parmi lesquels les formules de thériaques telles que la « thériaque d'Andromaque[13] ».

Les « lois de la médecine » reposent strictement sur les doctrines hippocratiques et galéniques des quatre humeurs et des quatre qualités et le principe des contraires. Son importance et son succès résident en la volonté de faire de la médecine une science rationnelle, en combinant déductions logiques à la manière d'Aristote et volonté d'examen systématique des données empiriques. Avicenne excelle dans l'évaluation logique d'un état et la comparaison des symptômes. Dans le domaine pharmacologique, les effets des médicaments sont déduits de la théorie des humeurs et de la connaissance des qualités fondamentales des constituants. Les drogues simples sont classées en tableaux synoptiques, selon leur qualité et leur degré. Mais Avicenne ajoute que l'usage montre que les médicaments peuvent avoir des effets spécifiques : effets mécaniques (purgatifs), calmants, anti-infectieux, etc. Il y a des drogues simples qui refroidissent et sont astringentes à l'usage, des drogues simples qui réchauffent et ne purgent pas à l'usage, etc. S'interrogeant à la suite d'autres auteurs sur la nécessité d'utiliser des médicaments composés, Avicenne mentionne la nécessité que le médicament soit protégé des coctions successives par une enveloppe pour qu'il puisse atteindre des parties reculées du corps[14]. Dans le Livre II du Canon, Avicenne développe pour les médicaments des critères (voir encadré) qui le font passer, avec Rhazès, pour un des pères de l'expérimentation pharmacologique[15].

---

13. Ou thériaque « al-Farouq ». Rappelons qu'Andromachos, médecin de Néron, était l'inventeur d'une panacée thérapeutique qui sera prônée par Galien.

14. Ce que l'on nommera bien plus tard la « biodisponibilité ».

15. Avicenne (éd. 2012), Livre II. Les auteurs arabes prônent l'expérience en s'inspirant des recommandations de Galien (*De la méthode thérapeutique*). Sur l'expérimentation dans l'Antiquité, cf. Debru (1994, 1996), Grmek (1997).

Les critères de l'expérimentation pharmacologique selon Avicenne

1. Le médicament doit être exempt de toute pollution étrangère accidentelle.
2. Il doit être utilisé sur une maladie unique et non une association de plusieurs maladies.
3. Le médicament doit être testé avec deux types contraires de maladies, parce qu'un médicament guérit parfois une maladie par ses qualités intrinsèques et parfois par pur hasard.
4. La qualité du médicament doit correspondre à la force de la maladie. Par exemple, certains médicaments agissent sur la chaleur alors que certaines maladies sont caractérisées par la froideur, de sorte que ces médicaments n'ont pas d'effet sur elles.
5. Le temps d'action doit être observé, afin de ne pas confondre l'action propre du médicament et un effet accidentel.
6. L'effet attendu du médicament doit se produire constamment ou dans de nombreux cas, car dans le cas contraire, il faut considérer qu'il s'agit d'un effet accidentel.
7. L'expérimentation doit être réalisée sur l'homme, si un médicament est expérimenté sur un lion ou un cheval on ne peut tirer de cet essai aucune conclusion que ce soit quant à son effet sur l'homme.

La médecine arabe atteint un premier apogée avec les médecins de Bagdad et de Perse. Mais l'immense empire arabe se fragmentera en entités de plus de plus indépendantes. Lorsque les Omeyyades, chassés par les Abbassides au milieu du VIIIe siècle, se replient en Andalousie, à l'autre extrémité de l'empire, le Califat de Cordoue devient à son tour un centre médical considérable. Les œuvres des grands médecins andalous seront transmises comme celles des médecins de Bagdad et de Perse en Occident. À Cordoue, Abū al-Qāsim al-Zahrāwī (Abulcasis), rédige une encyclopédie en 30 volumes (*Kitāb al-taṣrīf*), traduite en latin (*Liber servitoris*), célèbre pour sa partie chirurgicale, mais qui contient aussi des parties pharmaceutiques élaborées. À Séville, Ibn Zuhr (Avenzoar), et à Cordoue son élève Ibn Rushd

(Averroès), incarnent la rationalité thérapeutique. Avenzoar, arabe d'origine juive, est critique envers Avicenne, mais prône comme lui la médecine expérimentale. Averroès, le « commentateur » d'Aristote est plus théoricien que praticien. Ses *Généralités sur la médecine* (*Kitāb al-kulliyāt fi al-ṭibb*) seront connues sous le nom de *Colliget*. Il écrit par ailleurs de nombreux traités, notamment des commentaires de Galien et d'Avicenne. Le *Colliget* suit en thérapeutique, comme le canon d'Avicenne le raisonnement dialectique de Galien, qui s'appuie sur les propriétés antagonistes des drogues et des humeurs avec les maladies, mais aussi se sert de la logique d'Aristote.

L'Afrique du Nord est aussi une terre de pharmacopées. Ibn al-Bayṭār, botaniste, pharmacien, médecin est un grand voyageur : né à Malaga, il exerce comme herboriste en Égypte, et meurt à Damas. Son *Recueil des remèdes simples* (*Kitāb al-Jāmi' li-mufradāt al-adwiya*) qui sera la référence thérapeutique du Moyen Âge et semble refléter toute la science de l'époque est la plus vaste encyclopédie pharmacologique qui nous soit parvenue (plus de 1 400 plantes, soit plus que Dioscoride et Avicenne). Ibn al-Jazzār, dont on a parlé plus haut à propos des degrés des médicaments, sera le plus illustre savant de l'école médicale de Kairouan, où il développe la science pharmaceutique. Les revers militaires de l'Islam en Andalousie vont entrainer le repli vers l'Afrique de certains savants. Ibn Maymūn (Maïmonide) est élève d'Averroès, juif de Cordoue, qui dut quitter cette ville pour Le Caire, où il rédige un manuel des poisons et un glossaire de synonymes désignant les drogues. Al-Kūhīn al-'Aṭṭār (Cohen El Attar), médecin-apothicaire juif (*'Aṭṭār* veut dire parfumeur ou droguiste, pratiquement synonyme de *ṣaydanālī*), vécut en Égypte au XIIIe siècle. Il rédige en 1259 le *Manuel de l'officine* (*Minhādj al-dukkān*) contenant de nombreuses préparations et considérations sur les devoirs des apothicaires.

II. L'ÉVEIL THÉRAPEUTIQUE DE L'OCCIDENT MÉDIÉVAL

1. L'héritage païen ou la médecine des druides

Lorsque César conquiert la Gaule, Rome se confronte directement à un « monde celtique », dont les contours dépassent de loin la seule Gaule. Les druides, prêtres d'une religion polythéiste enrichie de certains éléments complexes comme la métempsychose, pratiquent la divination et le sacrifice (humain au départ, puis animal). Bien que vecteur de croyances empreintes d'animisme (talismans, amulettes), le druide[16] a peu à voir avec le chamane. Il est présenté par les auteurs grecs et gallo-romains comme un savant accompli, qui s'intéresse à tout ce qui concerne la nature, ce qui le rapproche à la fois des philosophes grecs et des mages mésopotamiens et perses. Il exerce plusieurs fonctions : justicier, éducateur, et selon la plupart des auteurs, médecin, assisté par l'ovate, qui fait office de pharmacien ou d'adjoint notamment lors de la cueillette rituelle de plantes sacrées comme le gui. L'écriture existe, mais son usage étant volontairement prohibé (enseignement élitiste exclusivement oral), on ne dispose pas d'écrits médicaux savants. Selon l'écrivain latin Ausone, qui se prétend issu d'une lignée de druides, la fonction de la médecine des druides est triple, elle conserve, préserve et guérit. Marcellus Empiricus, Gaulois latinisé, écrira le *De medicamentis*, rassemblant les plantes médicinales du temps des Celtes, qui utilisent aussi l'ambre et les métaux. L'ophtalmologie paraît y avoir été spécialement pratiquée comme en témoigne la découverte de petits vases à collyre.

Avec l'intensification des relations commerciales avec Rome, puis l'acculturation liée à la conquête romaine, les pratiques druidiques

---

16. Le mot apparaît dans pour la première fois dans les textes grecs du IIIe siècle av. J.-C. D'après les linguistes, il est formé sur la racine celtique superlative « dru », signifiant aussi « chêne », et « uid », racine indo-européenne qui a donné le grec *idein* et le latin *videre*. « Druide » signifierait donc « très savant » ou « très voyant », dont le savoir est aussi solide qu'un chêne. Cf. Markale (1985), p. 25, et aussi Brelet (2002), p. 297.

disparaissent et seront interdites par l'empereur Claude, au milieu du Ier siècle. La thérapeutique gauloise empruntera alors à la médecine gréco-romaine. À partir du IIe siècle, il ne reste plus rien de ce substrat « celtique », sauf peut-être dans les couches populaires où l'on continue à parler la langue gauloise et à utiliser les vieux remèdes.

2. La médecine monastique

Après la chute de l'Empire romain d'Occident (476), le christianisme reste la seule force morale et s'impose aux barbares. La conversion officielle de Clovis (496) rend les pouvoirs temporels et spirituels totalement solidaires. Au VIe siècle, les conciles se succèdent, ordonnant aux évêques d'aménager près des lieux saints des « Maisons Dieu » pour l'accueil des voyageurs (*hospitalia*) avec une partie réservée aux malades (*nosocomia*). En 570 apparaissent les premiers établissements spécialisés destinés aux lépreux (ladreries). Des centres de soins pour les pèlerins, les pauvres et les malades s'ouvrent au sein des monastères qui commencent à couvrir l'Europe, au sein d'un espace initialement réservé aux moines malades (*clostrum infirmorum*). Au sein des hospices monastiques, les moines médecins pratiquent une médecine faite de leur connaissance de fragments latins d'Hippocrate, de Dioscoride et de Galien, de leur expérience empirique, de l'adaptation des pratiques de la médecine populaire locale. La prière aide les malades à guérir, mais la magie des charlatans et les pratiques héritées de l'époque celtique sont bien sûr proscrites (déjà par saint Augustin). Médecine surtout charitable donc, puisque peu d'entre eux avaient suivi une véritable formation médicale, mais non thaumaturgique : les miracles restaient le fait des milliers de saints protecteurs et guérisseurs spécialisés dont le caractère merveilleux contribue à implanter le christianisme. Au sein des officines conventuelles apparaît souvent la figure du Christ apothicaire.

Dans les monastères, les moines s'occupent de l'*armarium pigmentorium* (magasin renfermant les « pigments », terme désignant toutes les drogues) et de l'*hortulus* ou *herbularius* (jardin botanique) où ils cultivent les « simples », conformément aux volontés de Charlemagne[17] (figure 5). Dans la bibliothèque (*scriptarium*), ils recopient les traités médicaux, traduisent du grec et le plus souvent du latin, et conservent des ouvrages qu'ils rédigent eux-mêmes : des collections de recettes ou antidotaires (*antidotaria*), qui sont des formulaires qui décrivent non les contrepoisons, mais plus largement des remèdes, des herbiers illustrés (*herbaria*) et arbolaires (*arbolaria*), traités de botanique médicale qui sont des listes

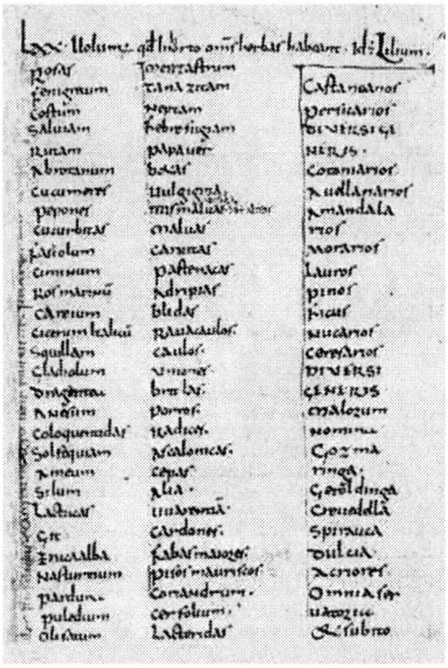

Figure 5 : Le Capitulaire de Charlemagne.

Nous voulons que l'on cultive dans le jardin toutes les plantes, à savoir : lis, roses, fenugrec, balsamite, sauge, rue, citronnelle, concombres, citrouilles, gourdes (ou artichauts d'Espagne), doliques (ou mongettes), cumin, romarin, carvi, pois chiche, scille (oignon marin), glaïeul (ou iris), estragon, anis, coloquinte, chicorée amère (ou souci), ammi, séséli (ou chervis), laitue, nigelle, roquette, cresson [de terre], bardane, menthe pouliot, maceron, persil, céleri (ou ache), livèche, sabine, aneth, fenouil, chicorée, dictame, moutarde, sarriette, menthe blanche (ou nasitord), menthe, menthe sauvage, tanaisie, calament (ou cataire ou herbe à chats), grande camomille (ou centaurée), pavot, bette, cabaret, guimauve, mauve, carotte, panais, arroche, blette, chou-rave, chou, oignons, ciboulette, poireau, navet (ou raifort ou radis), échalote, cive, ail, garance, cardon, fève, pois, coriandre, cerfeuil, épure, sclarée. Et que le jardinier sur son toit de la joubarbe.

(Karoli Magni, *Capitulare de villis*, 794, Livre LXX.)

---

17. Charlemagne promulguera le capitulaire *De Villis* qui établissait la liste des simples à cultiver dans l'*herbularius*. Les autres jardins des moines sont l'*hortus* ou potager, le *viridarium* ou verger.

de plantes médicinales, de légumes et de fleurs accompagnées de leurs indications thérapeutiques. Ainsi l'*Hortulus* de Walahfrid Strabus (Wilfrid Strabon), rédigé en vers [18]. Certains intellectuels responsables de communautés s'intéressent à la médecine en dehors de leurs travaux philosophiques et sacrés. Les *Institutions des sciences divines et profanes* (*Institutiones divinarum et humanorum*) de Cassiodore (544) recommandaient un programme encyclopédique dans lequel à chaque étape, les moines étaient incités à se référer à des ouvrages plus spécialisés pour compléter leurs études : Galien, Dioscoride. Le monastère qu'il fonde à Vivario en Calabre (Vivarium) est pourvu d'une riche bibliothèque, où l'on copie des manuscrits.

Les *Étymologies* d'Isidore de Séville constituent l'encyclopédie médiévale la plus complète du temps, en vingt livres. Le livre IV est consacré à la médecine, constitué notamment à partir de Caelius Aurelianus. Bède le Vénérable réserve à la pharmacopée une part importante de ses *Éléments philosophiques*. Cette tradition des encyclopédies médiévales laissant une place au remède se poursuivra par exemple au XIIIe siècle avec celle du franciscain Barthélémy l'Anglais (*Le livre des propriétés des choses*). L'enseignement de la médecine se répand sur le modèle du vivarium. La règle de saint Benoît, fondateur du monastère de Monte Cassino, comprend les soins courants aux malades (chapitre XXXVI), mais elle ne permettait pas aux moines de se consacrer à l'étude. En pratique et avec le temps, la règle sera assouplie, et le monastère attirera les savants et les moines voulant étudier la médecine. Constantin l'Africain, un des grands passeurs de la tradition arabe à l'Occident, y terminera sa vie.

Un tournant de l'histoire des pharmacopées s'effectuera avec l'introduction des pharmacopées arabes. À Salerne, en 750, les Bénédictins construisent un hôpital et un groupe de médecins d'origine géographique controversée crée une école de médecine,

18. Sur l'histoire des plantes médicinales, cf. Griggs (1981), Delaveau (1982). La phytothérapie est parfois fallacieusement assimilée à une « médecine douce ». C'est oublier la diversité des plantes toxiques [cf. Bezanger-Beauquesne (1986), Rubin (1988)] auxquelles on s'intéresse beaucoup à l'époque médiévale (Collard, 2009).

laïque, mais qui reste bien sûr sous contrôle de l'évêché. D'autres écoles monastiques eurent une existence éphémère, et seule Salerne acquerra un rayonnement exceptionnel. Son enseignement, fondé sur l'héritage gréco-latin, puis sur l'arabisme sera rendu obligatoire pour les médecins au XIIe siècle. C'est à Salerne qu'apparaissent certaines innovations : héritiers de la tradition arabe, les médecins salernitains, outre le fameux *Régime de santé de Salerne* (*Regimen sanitatis Salernitanum*, 1066), recueil de règles d'hygiène, publient des ouvrages thérapeutiques de référence comme l'*Antidotarium* de Nicolaus Praepositus (Nicolas de Salerne), le *Liber de simplici medicina* ou *Grand Herbier* de Matthaeus Platearius[19].

3. La renaissance scolastique médicale

La période scolastique en Occident se caractérise par différents éléments de l'histoire générale qui vont modifier l'histoire de la médecine et de la thérapeutique.

Les Croisades amenèrent le contact direct avec l'Orient. Des Arabes proviendront des techniques nouvelles (alambic, distillation), des produits nouveaux (arbres originaires de Perse, sucre de canne cristallisé) et un savoir nouveau : on assiste à l'afflux des sources médicales arabes et à leur propagation en Occident par les grands traducteurs, comme Constantin l'Africain, Gérard de Crémone, Arnaud de Villeneuve et les médecins juifs du midi de la France. Constantin l'Africain lui-même sera l'auteur de plusieurs ouvrages dont le *De virtutibus simplicium herbarum*.

En ville, les moines étaient appelés à l'extérieur de leur monastère par les riches patients et avaient tendance à se faire payer leurs honoraires. Le second élément déterminant est donc l'interdiction faite aux moines par différents conciles aux XIIe et XIIIe siècles de la rétribution de l'exercice de la médecine hors des monastères, puis de l'exercice tout court de la médecine et de la chirurgie. Ceci aura pour conséquence l'ouverture d'une voie vers la médecine laïque.

---

19. Sur la pharmacopée au Moyen Âge, cf. Dilleman (1968), Barbeau (1988), Ausécache (2006, 2007).

L'Église se tournera vers le clergé pour la gestion des hôpitaux, et la prise en charge des pauvres et des malades (ordres hospitaliers et congrégations religieuses), ordres dont certains avaient eu pour mission d'accompagner les Croisés. L'évêque n'est désormais plus le seul à pouvoir délivrer le permis d'enseigner. Au cours du XIIIe siècle, les premières Facultés de médecine naissent à Salerne, élevée au rang d'Université, à Bologne, Montpellier, Padoue, Paris, Salamanque, Oxford, Cambridge, Toulouse. Ces Universités sont en partie fondées par des savants exilés des terres d'Islam (Bagdad en 1258 est ruinée par les Mongols), et l'on y enseigne l'arabisme médical. Au XIVe siècle, existent ainsi à l'Hôtel-Dieu de Paris des médecins laïques. Les « maîtres hospitaliers » exerceront dans les Hôpitaux en compagnie d'infirmières laïques et religieuses.

Enfin, le troisième élément déterminant est la réorganisation du commerce au profit des ports européens, concurrençant Constantinople. Officiellement vassaux de Byzance au départ, les Vénitiens profitent de l'opportunité des Croisades et prennent aux Byzantins les avantages du commerce des épices en Méditerranée. La situation stratégique de Venise au carrefour du monde latin, byzantin, germanique et musulman en fera longtemps une place prépondérante (Marco Polo est vénitien), mais elle sera suivie par Naples, Florence, Gêne, Pise, Marseille, Montpellier.

Le sens du mot « épice » substances d'origine végétale servant à l'assaisonnement des mets est aujourd'hui assez restrictif. Le terme provient du latin *species* qui recoupait en réalité des marchandises d'origine variée (mais principalement végétale), d'usage et de provenance variables et plus ou moins exotiques. La liste des épices est plus ou moins vaste selon les époques : plantes médicinales, condiments, aromates, parfums, teintures, poudres « magiques », parfois sel et sucre (sucre de canne de Bagdad)... Le commerce fort ancien des épices[20] génère malgré les risques un profit considérable. Certaines épices culinaires ont pris une importance historique. Les plus chères

20. Sur l'histoire mouvementée des épices, parfums et plantes alimentaires à travers le monde, cf. Huyghe (2002), Laws (2010), Feydeau (2011).

et les plus « nobles », parce qu'exclusivité de l'Inde et de l'Insulinde au départ, sont poivre, cannelle, muscade, girofle, gingembre et safran (le gingembre est aussi récolté en Chine). Suivent des épices secondaires (balsamier, encens, myrrhe, aloès, musc, camphre, santal, coriandre, cardamome, cumin), qui restent néanmoins exotiques, et enfin les « épices du pauvre », condiments non exotiques (thym, marjolaine, sarriette, laurier, anis, coriandre...). Au XIIIe siècle, l'épicier est celui qui fait commerce des épices (avant de devenir le vendeur de produits alimentaires). En Europe occidentale se créent les premières boutiques (épiceries) où les « épiciers » vendent remèdes et/ou épices et prennent le nom de *speciarii*, et *apothecarii* ou *aromatorii*.

À Salerne, sous l'impulsion de l'empereur savant et féru de culture arabe Frédéric II de Hohenstaufen, les professions se codifient à l'image de ce qui se faisait à Bagdad : les *confectionarii* (capables de fabriquer les remèdes) se distinguent des *stationarii* (revendeurs de drogues). Les médecins, chargés de la surveillance, ne peuvent tenir boutique. Mais en France, les attributions respectives des apothicaires et épiciers (et même des médecins) restent assez mal définies. Les règlements délimitant les professions se succèdent jusqu'au XVe siècle (Édit de Charles VIII de 1484) où on assiste à la séparation en épiciers simples et épiciers-apothicaires, avec interdiction formelle de « l'apothicairerie » à l'épicier simple. Par ailleurs, il est décidé que le métier d'apothicaire serait « juré », c'est-à-dire soumis au régime des corporations. Les règlementations parallèles des professions des barbiers, médecins, et apothicaires les regroupent aussi en « corporations » influentes, qui de par leur aspect religieux et politique sont animées par la « confrérie » (sous patronage d'un saint). Le régime exige la rédaction de statuts et règlements valables pour une ville donnée et approuvés par ordonnance royale. Commence alors une période de lutte entre épiciers et apothicaires, réunis en une seule communauté des épiciers-apothicaires (jusque dans les années 1770), mais qui gardent deux maîtrises différentes. Mais les rivalités concernent surtout les apothicaires et les médecins. Théoriquement, les apothicaires préparent les remèdes que les médecins prescrivent, mais dans la réalité les rôles s'échangent, et les problèmes de délimitation et de prestige sont fréquents. La profession d'apothicaire se définit néanmoins et ses pratiques évoluent[21]. La période médiévale est ainsi celle des codifications avec le début des pharmacopées officielles. Dès 1321, les apothicaires de Paris devaient posséder l'*Antidotaire* de Nicolas le Myrepse. Des formulaires sont élaborés dans les villes. On arrête une liste de drogues nécessaire dans chaque boutique d'apothicaire. À cause de difficultés d'approvisionnement, la pratique des *quid pro quo*, médicaments donnés à la place d'un autre, est fréquente et finit par s'officialiser : une liste des substitutions autorisées sera arrêtée par la Faculté de médecine[22].

Plusieurs données sont source de nouveautés thérapeutiques et intéressent l'histoire du médicament. Comme on l'a vu, la période voit l'afflux de nouvelles drogues et épices d'origine étrangère venues de Perse, d'Inde, de Chine, dont certaines se révèlent posséder des propriétés intéressantes. De nouvelles substances chimiques apparaissent[23]. Ainsi, l'alcool apparaît vers 1100 à Salerne, obtenu par distillation du vin (*aqua ardens, aqua vitae*). Sous l'impulsion d'alchimistes comme Albert le Grand et Raymond Lulle, l'art de distiller va se perfectionner au cours des siècles. L'eau-de-vie, au départ très impure, est abondamment utilisée elle-même comme

21. Sur l'histoire de la profession d'apothicaire en France, cf. André-Pontier (1900), Percheron (1955), Fabre (1971), Dillemann (1992), Collard (2006), Boussel (1978). Sur la pratique hospitalière cf. Chast (1995), Dinet-Lecomte (2005).

22. La boutique de l'apothicaire doit comprendre théoriquement une liste précise de drogues, d'ouvrages et de catalogues de compositions. Les remèdes et pratiques anciennes sont spécialement décrits dans Reutter de Rosemont (1932-1933), Dousset (1985), Teyssou (2007) et dans des ouvrages bien illustrés : Peters (1889), Mez-Mangold (1971), Girre (1981), Brohard (2012), Bilimoff (2011). La référence technique pour l'histoire de la pharmacie reste Kremer (1976).

23. À la fin du Moyen Âge parmi les substances minérales, on sait empiriquement manipuler les métaux (or, argent, cuivre, étain, fer, plomb, mercure), les acides minéraux (acide sulfurique (vitriol), acide chlorhydrique (esprit de sel), acide nitrique (eau forte)), les bases minérales (soude (alcali marin), potasse (alcali végétal), ammoniac (alcali volatil)) et divers sels (carbonate de sodium, sulfure d'antimoine)).

remède, ou comme solvant dans les préparations des remèdes et parfums. Au XVIe siècle, elle sera répandue dans tous les pays d'Europe. La lutte contre les épidémies s'organise. On utilise alors les substances médicamenteuses comme dans ces fameux masques contenant herbes aromatiques et parfums. Pour l'ergotisme (feu de Saint Antoine, lié à l'intoxication par l'ergot de seigle), la lèpre, la peste, les mesures, surtout prophylactiques, ont une efficacité toute relative. D'un point de vue théorique, les traités médiévaux occidentaux discutent des degrés, des médicaments composés, de la thériaque, des règles thérapeutiques, de la posologie, dans l'esprit du galénisme arabe[24]. Il faudra attendre la Renaissance pour que l'éveil thérapeutique de l'Occident se traduise par des innovations majeures.

III. VOYAGE VERS L'ORIENT LOINTAIN : LA PHARMACOPÉE CHINOISE

Au Moyen Âge, le *Livre des merveilles* de Marco Polo (1298) apparut comme tout à fait neuf, avec plus de fantastique que la *Relation*, mais avec aussi peu d'informations sur les croyances et les conceptions extrême-orientales. L'Occident ne découvre donc la médecine chinoise qu'aux XVIe et XVIIe siècles grâce aux missionnaires jésuites. Le travail des sinologues à partir du XIXe et du XXe siècle a permis de révéler les fondements théoriques de la médecine traditionnelle chinoise (MTC) et de l'emploi de ses médicaments.

1. Prélude : commencements de la médecine chinoise

À l'origine influencée par l'animisme, la médecine chinoise est d'abord d'inspiration magique et chamanique. Peu à peu, les fonctions de guérisseur spirituel (*wu*) et de praticien (*yin*) se séparent.

24. Même si l'humorisme prévaut, on retrouve à la fin du Moyen Âge (comme à Rome) des éléments pneumatistes et méthodistes (Benezet (1999), p. 447). Par ailleurs, « la médecine savante du XVe siècle s'oriente de plus en plus nettement vers le rejet de l'argument d'autorité ». Conrad (1999), p. 215.

Le premier médecin historique aurait été Bian Que (ou Qin Yueren), personnage semi-légendaire qui aurait vécu vers le milieu du premier millénaire avant l'ère chrétienne. Il s'agit peut-être d'un nom générique pour désigner plusieurs personnages différents. À la même époque apparaissent Kongfuzi (Confucius) et Laozi (Lao Tseu), contemporains de Bouddha. Commence alors une période troublée, mais intellectuellement riche de l'histoire de la civilisation chinoise, la période des Royaumes combattants, qui voit le taoïsme de Laozi et de Zhuangzi faire école. À cette époque vivaient également les *fangshi*, magiciens spécialistes des techniques occultes, pratiquant les exercices gymniques et respiratoires d'origine très ancienne, qui seront repris par les moines taoïstes. Le philosophe Zou Yan (vers 305-240 av. J.-C.), rattaché au Yin-Yang, introduit la théorie des Cinq éléments qui, associant par exemple un organe à un point cardinal, une saison, un goût, etc. (voir plus loin) va imprégner tous les systèmes de connaissance, dont la médecine et l'alchimie, l'astronomie, l'astrologie, les changements climatiques, la divination. La philosophie taoïste originelle de Laozi et de Zhuangzi des Royaumes combattants s'est donc progressivement mêlée aux idées cosmogoniques des écoles ultérieures du Yin-Yang et des Cinq éléments pour donner un mouvement taoïste syncrétique qui mettait en avant la pensée de Laozi et l'idéal de Huangdi, le « souverain jaune » légendaire promu par le confucianisme d'État sous les Han (206 av. J.-C. à 220 apr. J.-C.). Cette culture *Huanglao* (formé du début du nom des deux personnages centraux et déifiés Huangdi et Laozi) constitua un terreau qui fut propice au développement d'une pensée de la nature, et de celui des sciences, en particulier la médecine, la pharmacie et l'alchimie.

2. Les sources de la pharmacopée chinoise

La plus ancienne source médicale[25] qui nous soit parvenue est celle qui fut découverte dans les années 1970 à Mawangdui (province

25. Sur les thérapeutiques en Chine et leur histoire, cf. Huard (1969, 1978), Hoizey (1988), Gourion et Roy (1988), Triadou (1996), Van Alphen (1998), Thornwald (1962),

du Hunan) : l'une des tombes contient un traité de médecine (sept manuscrits sur rouleaux de soie), datant de la dynastie des Han. D'autres manuscrits ont été découverts au cours du XXe siècle, mais ceux-ci restent rares. Dès le VIIIe siècle, l'utilisation de l'imprimerie en Chine (xylographie) permet d'éviter le recours à la copie manuelle. Les textes fondateurs des plus importants de la médecine chinoise ne nous sont pas parvenus sous forme originelle, mais sous forme de mélanges de sources primaires et secondaires, de compilations de textes originaux et de commentaires de différentes époques, où les textes ont été regroupés, réorganisés. On trouve des sommes médicales regroupant les écrits d'un même auteur, des collections d'œuvres médicales diverses publiées ensemble, des compilations de textes classés par sujets, auxquelles il faut ajouter des sources non savantes comme les biographes de médecins célèbres. On a recensé plus de 10000 ouvrages médicaux sur une période de plus de 2000 ans. Cet ensemble hétérogène révèle une étonnante homogénéité théorique. Il n'y a pas de rupture épistémologique dans cette médecine, comme dans la médecine européenne. C'est un système qui connut des évolutions, mais qui donne l'image d'un savoir cumulatif, où la connaissance de l'histoire, loin de constituer des connaissances obsolètes, permet au praticien d'adapter, de comparer ses traitements à ceux de cette tradition.

La source savante fondamentale est le *Huangdi neijing* (*Classique interne de l'Empereur jaune*) attribué à l'Empereur légendaire Huangdi, mais composé par plusieurs auteurs selon les parties et les estimations entre le Ve siècle av. J.-C. et le VIIe siècle apr. J.-C. L'ouvrage contient deux grandes divisions : le *Suwen* (*Questions primordiales*), qui contient des questions théoriques[26], et le *Lingshu* (*Pivot spirituel ou des prodiges*), plus axé sur la pratique. D'autres ouvrages médicaux ont été qualifiés de *jing*, comme le *Nanjing* (*Classique des difficultés*), constitué des commentaires de passages difficiles du *Neijing*, le *Maijing* (*Classique du pouls*), le *Jiayijing* (*Classique de l'acupuncture*).

Mazliak (2007), Marié (2008), Unschuld (2010).

26. Husson (1987).

Parmi ces *jing*, on compte un grand ouvrage thérapeutique, le *Shennong Bencaojing* (*Classique de la pharmacopée*). Cet herbier classique attribué à l'Empereur légendaire Shennong est la plus ancienne matière médicale conservée jusqu'à nos jours (Ier siècle av. J.-C.). Il contient 365 drogues réparties en trois catégories : inoffensives, qui aident l'organisme à lutter contre la maladie, la fièvre et la mort, utiles pour combattre la maladie sous contrôle, et efficaces, mais toxiques.

Quelques exemples d'utilisation des médicaments sont donnés dans le *Suwen* et dans les manuscrits médicaux de Mawangdui. Ce dernier contient certains traités comme le *Shanghanlun* (*Traité sur les maladies induites par le froid*) qui traite des maladies fébriles et infectieuses, fournit un cadre conceptuel thérapeutique important et comprend de nombreuses formules thérapeutiques.

À partir du *Shennong Bencaojing* va se développer pendant des siècles jusqu'à nos jours la littérature considérable des herbiers chinois, les *Bencao*[27]. La *Nouvelle matière médicale révisée* (*Xinxiu Bencao* ou *Tang Bencao*) de Su Jing fut la première pharmacopée officielle chinoise (659). La pharmacopée de Tang Shenwei (*Zhenglei Bencao ou Da-Guan Bencao*) (1108) sera suivie de la plus complète, le *Bencao gangmu* (1590), de Li Shizen, compendium général de matière médicale classique contenant environ 1900 ingrédients, et 10000 formules. Il apporte des clarifications sur les critères de dénomination et de classification des plantes : aspect, propriétés (saveur ou odeur, couleur), particularité saisonnière, partie utilisée, lieu d'origine. Les noms chinois des plantes ne suivent pas de règles particulières. La plante est considérée dans son ensemble et les noms des plantes suggèrent leurs qualités ou leur lieu d'origine. Parfois, la plante est baptisée à la mémoire d'un herboriste, ou son nom se fait selon la transcription phonétique de l'étranger (Inde).

3. Principes physiologiques et physiopathologiques

On ne donnera ici que quelques éléments nécessaires à la compréhension de la thérapeutique chinoise, que l'on peut comprendre

---

27. Unschuld (1986).

à partir de trois éléments théoriques : la théorie du Ying-Yang, la théorie des Cinq éléments ou Cinq agents, et la notion de *Qi*.

Quelques éléments de la cosmologie taoïste sont nécessaires à envisager (voir encadré ci-après). À l'origine du monde (le grand extrême), émergent du chaos deux principes *yin* et *yang*, distincts et complémentaires. De leur antagonisme et de la potentialisation qui en résulte naissent les mouvements, les générations, et le réel dans son ensemble. Dans cette conception dualiste, mais dynamique (différente de celle des Perses), le temps joue un rôle central. Les rythmes naturels au niveau du microcosme ou du macrocosme sont exprimés par cette opposition et complémentarité des mouvements *yin* et *yang*. Leur succession fait que le *yin* engendre le *yang* et réciproquement, au cours de l'année, de la journée, dans l'espace (directions de l'espace). Le monde est une sorte d'ondulation permanente entre le *yin* et le *yang*. Il est impossible de donner une liste exhaustive des objets d'applications de la théorie du Yin-Yang puisque cette dialectique est universelle.

Quelques fondements de la médecine chinoise (simplifiés à partir du chapitre V du *Huangdi neijing suwen*)

1. Opposition et complémentarité des mouvements yin et yang (exemples)

	Yin	Yang
Macrocosme	Monte et nourrit la végétation	Descend et chauffe la terre
	Nord et Ouest (septentrion et ponant)	Est et Sud (levant et midi)
	Droit	Gauche
	Bas du corps	Haut du corps
Microcosme	Face ventrale	Face dorsale
	Femme	Homme
	Sang	Énergie vitale (Qi)

2. Tableau de correspondance entre les Cinq agents (exemples)

Agents	Bois = 3	Feu = 2	Terre = 5	Métal = 4	Eau = 1
Directions	Est	Sud	Centre	Ouest	Nord
Saisons	Printemps	Été	Été prolongé	Automne	Hiver
Qi climatiques	Vent	Chaleur	Humidité	Sécheresse	Froid
Couleurs	Vert	Rouge	Jaune	Blanc	Noir
Saveurs	Acide	Amer	Doux	Âcre	Salé
Organes pleins (zang)	Foie	Cœur	Rate	Poumon	Rein
Organes creux (fu)	Vésicule biliaire	Petit intestin	Estomac	Gros intestin	Vessie
Éléments de la forme corporelle	Tendons, Muscles	Vaisseaux	Chairs	Peau, Poils	Os
Organes des sens	Œil	Langue	Bouche	Nez	Oreille
Ouvertures	Œil	Oreille	Bouche	Nez	Urètre et anus
Sécrétions	Larmes	Sueur	Salive (bouche et lèvre)	Sécrétions nasales, crachats	Salive (base de la langue), urines
Réactions psychiques émotionnelles	Colère	Joie	Obsessions	Tristesse	Peur
Correspondances psychologiques	Âme	Esprit (conscience)	Idées (capacité d'idéation)	Esprit animal	Volonté
Ontogénèse	Naissance	Croissance	Maturité	Déclin	Stagnation et mort

3. Cycles d'engendrement (de production) et de domination (d'inhibition ou de contrôle)

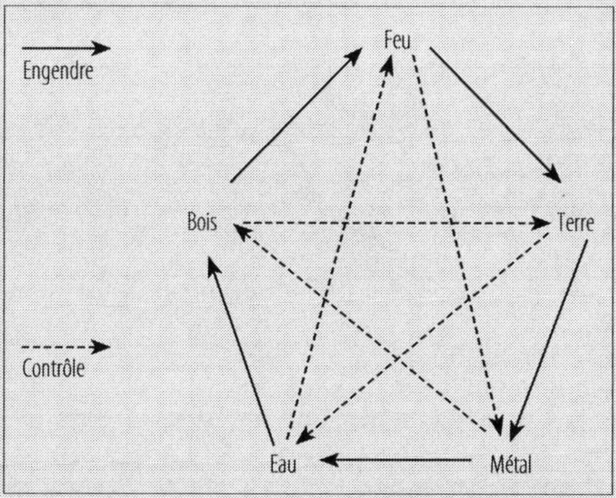

Les correspondances macromicrocosmiques s'expriment dans les illustrations des ouvrages taoïstes et aussi de manière numérologique (elles se manifestent à travers les nombres : cinq éléments, cinq viscères, etc.). Ceci nous amène à la théorie des Cinq éléments dont est composé l'univers : le métal, le bois, l'eau, le feu et la terre. Il ne s'agit pas d'éléments matériels statiques, plutôt d'agents ou de mouvements (par exemple, le bois symbolise le mouvement de montée, d'ouverture et d'expansion d'un bourgeon sur la branche). La mise en correspondance avec le cycle des saisons est possible par ajout d'une cinquième saison. Les éléments sont aussi les phases ou les modalités du monde phénoménal qui se succèdent dans le temps. Ils sont en rapport entre eux par des cycles d'engendrement (de production) ou de domination (d'inhibition) : la causalité est donc pensée comme une succession. Normalement, ces cycles instaurent une régulation et il n'y a pas de manifestation excessive d'un agent qui altèrerait le processus naturel.

La dernière notion est celle de *qi*. Les forces opposées du *yin* et du *yang* régissent les mouvements permanents du *qi* (souffle, énergie), énergie qualifiée selon l'endroit où elle se trouve : dans le macrocosme se trouve le *qi* de l'environnement (*qi* climatique), le *qi* des aliments (*qi* saveur), dans le microcosme, les *qi* originel, fondamental, nourricier, défensif. Le *qi* parcourt le corps (poitrine → main → tête → pied → poitrine) par le réseau des vaisseaux méridiens (*jingmai*). Douze méridiens principaux sont reliés aux organes pleins (*zang*) et les entrailles ou organes creux (*fu*) et constituent la principale voie de communication pour le *qi*. Ils comportent des branches profondes et superficielles sur lesquelles se trouvent les points d'acupuncture.

La physiologie chinoise est assez complexe. Les fonctions générales du *qi* sont l'impulsion, le réchauffement, la protection, le contrôle, la transformation (métabolisme). Cependant les *qi* de l'organisme (*qi* originel, fondamental, nourricier, défensif) diffèrent par leur origine, leur mode de production et leurs propriétés. Le *qi* fondamental de l'organisme résulte de la synthèse des *qi* extérieurs (*qi* de l'air ou climatique, *qi* des aliments) et du *qi* originel, inné et qui circule par les méridiens dans tout l'organisme. Les *qi* nourriciers et défensifs circulent aussi par les méridiens, mais ils résultent de l'essence subtile des aliments, et leurs mouvements peuvent être liés à ceux du sang. Comme le *qi*, le sang (*xue*) circule dans des vaisseaux (*mai*) entre organes et entrailles. La partie la plus raffinée et la plus riche du *qi* nourricier entre dans les vaisseaux, s'associe au sang et circule dans les vaisseaux sanguins pour nourrir l'ensemble de l'organisme. Le *qi* défensif, mobile et plus grossier, circule dans les vaisseaux, mais aussi en dehors, où il protège le corps, contrôle sa surface, réchauffe l'ensemble de l'organisme. Les organes sont définis avant tout par leur fonction physiologique, en rapport avec le *qi* : ainsi le cœur gouverne le sang et les vaisseaux, l'estomac et petit intestin assurent l'assimilation des parties subtiles des aliments (*qi* saveurs), rein et vessie gèrent les liquides organiques (*jinye*) c'est-à-dire de tous les liquides sauf le sang (*xue*), le poumon assure la répartition du *qi* dans le corps, etc. Les organes et les entrailles peuvent aussi être répartis en fonction de l'anatomie en trois foyers ou « cuiseurs » à travers lesquels sont véhiculés les aliments et entre lesquels circulent les fluides et le *qi*. En fait, les foyers regroupent un certain nombre de fonctions physiologiques : le foyer supérieur, qui recèle cœur et poumons assure la réception des aliments, la diffusion des fluides et de l'essence subtile des aliments, la propulsion et la régulation du *qi* et du sang. Le foyer médian (rate et estomac) assure la digestion, la transformation et le transport de l'essence subtile des aliments, la transformation des aliments en sang, la production de *qi* en relation avec cette transformation. Le foyer inférieur (reins, vessie, intestin grêle, gros intestins, foie) assure l'excrétion et l'évacuation des parties grossières des aliments. Il y a peu de place pour la description des éléments de la forme corporelle finale (cinq éléments néanmoins, muscles, chairs, etc.), puisque seule importe la dynamique corporelle, en terme de phénomène énergétique. Les entités de la vie psychique (conscience, volonté, faculté de former des idées…) et les émotions sont aussi associées aux différents organes.

Il résulte de tout cela une théorie pathogénique. Dans le corps, les deux « forces » *yin* et *yang* sont égales, mais en équilibre dynamique. La libre circulation des principes est réglée par les humeurs, sang et autres liquides organiques (*jin ye*), et le *qi*. S'il y a une perturbation de cette libre circulation, un déséquilibre yin-yang apparaît. Le déséquilibre yin-yang peut être lié à des causes exogènes (*qi* climatiques), des causes endogènes (émotions) ou d'autres causes (blessures, morsures...). Le *qi* climatique devient pathogène s'il est en désaccord avec le rythme des saisons. Il devient *qi* agresseur (*xieqi*), pénètre dans le corps par les voies respiratoires ou digestives, la peau et perturbe le mouvement naturel du *qi* dans le corps. Puisque les *qi* climatique et des émotions sont liés aux organes pleins, ceux-ci sont affectés. La pénétration possible du *qi* pathogène dans les profondeurs du corps par les vaisseaux méridiens est signe de gravité. La maladie est un combat que se livre le *qi* pathogène (*xieqi*) et le *qi* correct (*zhengqi*). Elle correspond alors soit à une stagnation, soit une plénitude (abondance de *xieqi*) ou un vide d'énergie (insuffisance de *zhengqi*) plus ou moins localisés. Les *qi* sont aussi désignés par la nature des troubles engendrés : *qi* chaud, froid... Le raisonnement pathogénique se fait donc en fonction de la transmission (provenance externe et interne et transmission de l'anomalie), des caractéristiques thermiques ou mouvements du *qi* (nature de l'anomalie froid/chaud ou vide/plénitude c'est-à-dire vide de *qi* correct ou surabondance de *qi* pathogène), la localisation de l'anomalie (localisation de la pathologie en surface ou en profondeur, en fonction des couples intérieur/extérieur ou envers/endroit (*biao/li*)). Le diagnostic de la maladie vise donc à déterminer la nature de l'anomalie en fonction de quatre couples fondamentaux (vide/plénitude, intérieur/extérieur, froid/chaud, yin/yang) qui résument les précédents, et peut incriminer plus précisément un méridien ou un organe.

4. Principes et méthodes thérapeutiques

La thérapeutique découle de la physiopathologie : il s'agit de renforcer l'énergie correcte (*zhengqi*), d'éliminer l'énergie perverse (*xieqi*), de tonifier le vide et de disperser la plénitude (*yin-yang*) par différents moyens. Le meilleur traitement est la prévention de la maladie. L'acupuncture et la moxibustion (stimulation par la chaleur des points d'acupuncture), la diététique, les massages, l'exercice physique et même la pharmacopée peuvent être utilisés à cet effet. Cependant si la maladie survient, il convient de recourir à l'arsenal médicamenteux en respectant deux grands principes.

Le traitement véritable ou régulier consiste à combattre les symptômes par les principes qui leur sont opposés, donner des remèdes de nature chaude ou tiède dans les syndromes froids. Dans certains cas graves particuliers, le traitement contraire, ou paradoxal, consiste à traiter les maladies dont les symptômes sont contraires aux mécanismes pathologiques qui les sous-tendent, par exemple un remède de nature froide pour traiter des maladies de la chaleur qui se manifestent à l'extérieur par des signes de froid, mais qui sont en réalité des maladies chaudes (cas particulier des syndromes « vraie chaleur-faux froid » lors des états de choc).

Le deuxième principe à respecter est la distinction du traitement du tronc (thérapeutique étiologique) et de la ramure (thérapeutique symptomatique). Les deux thérapeutiques, bien qu'opposées, peuvent être combinées et être utilisées en alternance. Il s'agit aussi de différencier l'essentiel de l'accessoire pour que le traitement soit le plus étiologique possible et adapté selon les circonstances : caractère aigu ou non des symptômes, gravité, bénignité de la maladie, caractère ancien ou récent du trouble.

Il faut distinguer ces grands principes des méthodes de traitement ou d'action thérapeutiques. Les huit méthodes thérapeutiques utilisent les quatre couples conceptuels ayant présidé au diagnostic : sudorification (maladies localisées à la partie superficielle du corps), vomification (maladies localisées au réchauffeur supérieur et partie haute du corps), purgation (maladies localisées à la partie interne du corps), harmonisation (maladies situées à la partie mi-interne et mi-externe), calorification (maladies occasionnées par le froid pervers), réfrigération (maladies dues à la chaleur perverse), tonification (maladies dues au vide), dispersion (maladies dues à la plénitude).

5. Propriétés pharmacologiques des plantes

Le choix d'une ou plusieurs plantes médicinales en thérapeutique se fera de manière très stricte selon ces méthodes générales, et les pharmacopées chinoises donnent les formules destinées à obtenir ces actions thérapeutiques. Il doit tenir compte du diagnostic et de propriétés liées à la plante et qui définissent son action pharmacologique[28]. Les trois propriétés importantes sont la nature et saveur de la plante, les mouvements énergétiques qu'elle induit, et les organes et méridiens qu'elle atteint (voir encadré ci-après).

Nature de la plante

La nature (*qi*) est la qualité d'une plante qui lui est donnée par le Ciel. On distingue quatre natures : froid et frais (*yin*), et chaud et tiède (*yang*). Il faut prescrire des remèdes froids dans un syndrome chaud, chaud dans un syndrome froid.

Saveur de la plante

La saveur (*wei*) est la qualité d'une plante qui lui est donnée par la Terre. Les « Cinq saveurs » sont en fait sept : piquant-âcre, doux-sucré, fade-insipide, âpre (*yang*) et acide-aigre, amer, salé (*yin*). La prescription d'une saveur est une notion particulièrement complexe en médecine chinoise. Au-delà de la qualité perçue par le sens gustatif, les saveurs peuvent être *yin* ou *yang*, peuvent avoir aussi des propriétés spécifiques (astringentes, relâchantes, etc.) et correspondent avec les cinq mouvements (bois, feu, etc.). De plus les saveurs sont en correspondance avec les viscères, à la fois sur le plan de la forme (*xing*) et du souffle (*qi*) de ces viscères. Selon la cosmologie taoïste en effet, la saveur résulte et fait partie du processus structurant d'engendrement à l'origine des viscères. La saveur est à l'origine de la prise de la forme (*xing*) du viscère. En association avec les cinq mouvements, elles obéissent aux lois d'engendrement et d'inhibition. Une saveur nourrit l'organe qui lui correspond sur le plan de la forme et celui qui le suit dans le cycle d'engendrement, et les saveurs s'équilibrent selon la loi d'inhibition. Les saveurs sont en correspondance avec les organes aussi parce qu'elles régulent différemment les souffles (*qi*) des viscères, ce qui explique leur action sur les différents organes.

28. Guillaume (2009).

Chaque saveur a une affinité élective pour un organe destinataire qu'elle nourrit sur le plan de sa forme. De son côté, indépendamment des cycles d'engendrement et d'inhibition, chaque organe possède un « désir » pour un dynamisme particulier : il y a lieu de prescrire de la saveur qui favorise ce dynamisme pour le tonifier, la saveur qui manifeste le dynamisme inverse pour le disperser. Chaque organe possède aussi une « souffrance élective », la saveur correctrice possède dans ce cas une action harmonisatrice. Ceci aboutit au total à des règles d'emploi des saveurs pour la tonification et la dispersion des souffles des cinq viscères et leur harmonisation.

Mouvements énergétiques induits par la plante et éliminations

Ainsi il faut tenir compte de la nature et de la saveur dans le choix d'une plante en thérapeutique. Mais les choses sont plus compliquées en pratique. Les saveurs possèdent des contre-indications. Deux drogues de même nature et de saveurs différentes ou deux drogues de même saveur et de nature différente peuvent avoir des effets différents. Des plantes peuvent avoir plusieurs saveurs... Mais surtout des plantes de même nature et de même saveur peuvent avoir des effets différents. Ceci s'explique par l'intervention d'un autre paramètre : les mouvements énergétiques qu'elles induisent. Les symptômes des maladies ont tendance à se manifester vers le haut, vers le bas, vers l'extérieur et vers l'intérieur. On utilise des saveurs favorisant ces mouvements pour l'élimination des énergies perverses : mouvements *yang* de montée et d'extériorisation (dissipation, sudorification, diurèse dans le cas particulier de l'insipide) et mouvements *yin* de descente et d'intériorisation (vomification, évacuation et purgation). Les éliminations de type *yang* sont liquidiennes, alors que les éliminations *yin* sont matérielles ou solides.

Méridiens destinataires de la plante

Les mouvements énergétiques induits par les plantes sont liés en partie à leur nature et à leur saveur. Mais les saveurs lorsqu'elles pénètrent dans l'estomac agissent spécifiquement sur le triple réchauffeur et les structures qui en dépendent. Elles induisent donc des éliminations et les dispersions des énergies étrangères. Certaines plantes peuvent induire différents mouvements (double appartenance des remèdes). Une autre notion est encore utile : celle de méridien destinataire. Elle correspond à l'action constatée des remèdes sur certaines parties de l'organisme (point d'impact). Les plantes chinoises sont aussi classées selon leur point d'impact, reposant sur la théorie physiologique des organes et des entrailles, et sur celle des méridiens. Il faut tenir compte des relations qui lient les viscères ou méridiens entre eux.

La prescription des saveurs

1. Équilibre des Cinq saveurs en relation avec les Cinq agents et leurs cycles d'inhibition et d'engendrement

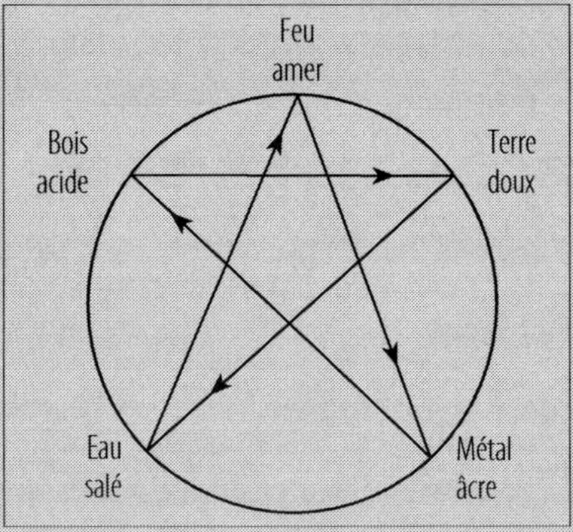

2. Régulation des souffles des Cinq viscères par les saveurs

Saveur	Organe électif	Désir pour un dynamisme particulier	Saveur pour la tonification	Saveur pour la dispersion	Saveur pour l'harmonisation
Acide	Foie	désire disperser	Âcre (dissipant)	Acide (astringent)	Doux
Amer	Cœur	désire la souplesse	Salé (ramollit)	Doux (relâche)	Acide
Doux	Rate	désire ses aises	Doux (relâche)	Amer (durcit)	Amer
Âcre	Poumon	désire rétracter	Acide (resserre)	Âcre (dissipe)	Amer
Salé	Rein	désire la dureté	Amer (durcit)	Salé (ramollit)	Âcre

3. Action des saveurs sur l'élimination

Saveur	Type d'élimination	Action d'élimination
Acide	Yin	évacuation
Amer	Yin	vomification
Doux	Yang	dissipation
Âcre	Yang	sudorification
Salé	Yin	évacuation et purgation

4. Exemples commentés tirés du Suwen

« Le foie désire l'acide », « l'acide va dans le foie » : [les organes possèdent une saveur élective qui les nourrit].

« L'abus d'acidité fait déborder le foie et tarit la rate » : [il faut savoir doser correctement les saveurs, car elles peuvent blesser les organes].

« Le foie désire disperser, on lui donne du piquant (âcre) qui est dispersant. Pour le foie, le piquant est tonique et l'acide est évacuant » : [les saveurs doivent être choisies en fonction du dynamisme propre de l'organe, pour la tonification ou la dispersion de son énergie].

« Quand le foie est pressé, en hâte on le relâche par une alimentation douce » : [les organes possèdent une saveur harmonisante qui les régule].

« Parmi les saveurs, l'âcre et le doux sont dispersants et yang, l'acide et l'amer sont stimulants des écoulements et yin » : [chaque saveur agit sur une élimination en fonction d'une classification Yin-Yang].

6. Codification et mode de prescription des remèdes traditionnels

Comme on le voit, le système qui préside au choix d'une plante thérapeutique est cohérent, mais très complexe. Ce système permet de définir le choix d'un remède en fonction de la symptomatologie et permet d'expliquer l'action polyvalente des plantes. En pratique, il faut constamment être attentif à ne pas prescrire les plantes dont les effets peuvent s'inhiber, en tenant compte à la fois des trois critères décrits ci-dessus : la nature et la saveur de la plante, les mouvements énergétiques induits et les méridiens destinataires. Cette difficulté peut être surmontée en partie par une codification extrême de la prescription, reposant sur le respect d'une expérience traditionnelle dont on comprend la nécessité.

Les prescriptions doivent en effet satisfaire à des règles strictes. Le principe général est de prescrire des remèdes simples pour les maladies simples et les remèdes composés pour les maladies complexes. Le remède peut être unique (ordonnances simples) ou utiliser des combinaisons de remèdes (en moyenne cinq à dix) qui peuvent être entre eux dans des rapports de synergie, potentialisation, mais aussi d'inhibition, neutralisation, antagonisme : la littérature des *Bencao* propose certaines associations classiques autant que l'exclusion de certaines d'entre elles. Sont ainsi répertoriées les « 19 craintes réciproques », les « 18 incompatibilités mutuelles », les aliments interdits en cours de traitement les contre-indications en période de grossesse ou non, les drogues toxiques et non toxiques…

Quel que soit le nombre de plantes, le principe suivant doit être respecté dans une ordonnance. Elle doit contenir un « remède souverain » : remède principal qui traite la maladie, un « remède ministre » : remède qui potentialise l'action de la plante principale, un « remède conseiller » : remède qui permet de réduire les effets secondaires et de diminuer la toxicité de la drogue principale, et un « remède ambassadeur » : remède qui joue le rôle de second auxiliaire et canalise l'effet dans le méridien cible. En réalité, les ordonnances contenaient d'abord un seul remède, puis se sont complexifiées au cours du temps. Diverses codifications et modes de classifications successifs ont été proposés. Une codification a été proposée par Zhang Zhongjing (*Shanghanlun*), qui distingue sept ordonnances classiques (*Jing Fang*) : ordonnance majeure (dérèglements profonds), mineure (affections superficielles), lente (attaque au tronc, à l'origine), rapide (attaque aux branches, aux manifestations), impaire (étiologie univoque), paire (deux étiologies intriquées), complexe (plusieurs mécanismes impliqués, ou échecs des thérapies précédentes). Il existe d'autres modes de classification des ordonnances comme les « 8 fronts », d'après Zhang Jingyue ou les 22 catégories actuelles, d'après Wang Ang. Il existe aussi de nombreuses autres ordonnances traditionnelles.

La posologie doit répondre à des règles dont certaines sont déjà données dans le *Suwen*. Elle dépend de plusieurs facteurs : en premier lieu les caractéristiques des remèdes (posologie faible pour les drogues de saveurs fortes, posologie forte pour les drogues neutres et fades). Dans l'ordonnance, la posologie la plus élevée doit être celle du remède souverain. Plus les drogues sont nombreuses, plus la posologie devra être faible. La règle la plus importante est l'adaptation aux circonstances pathologiques : en urgence, on peut utiliser une posologie élevée, en prenant garde de ne pas léser le souffle authentique, alors que la maladie chronique est justifiable d'une posologie faible. Il faut tenir compte de la constitution individuelle des patients (si altération de l'état général, posologie faible, éventuellement augmentation progressive de la dose ensuite) et de son âge (réduction des doses aux deux extrémités de la vie).

Enfin, la récolte même des matières premières fait l'objet d'une attention et de règles particulières. À caractéristiques équivalentes, les qualités thérapeutiques d'une plante médicinale dépendent de sa forme (*xing*), c'est-à-dire sa couleur, sa consistance, son degré d'hydratation, et surtout de sa quintessence ou principe vital (*jing*). Celle-ci dépend de l'espace et du temps c'est-à-dire de son lieu de production (proche ou non de son lieu de consommation) et de sa période de récolte (celle de la plante fraiche doit tenir compte du cycle saisonnier). C'est pourquoi des règles strictes encadrent la récolte, la sélection des remèdes et la conservation des plantes médicinales, ainsi que leur préparation dont les modalités reposent sur des procédés rapportés au fil des siècles au moyen du feu, de l'eau, et de l'utilisation éventuelle d'adjuvants. Les modes d'administration des préparations ressemblent à ceux de la médecine occidentale : bouillons, poudres, comprimés, pommades et colles, liqueurs, tablettes, grains.

IV. CONCLUSION

La littérature pharmacologique ancienne est immense et ses conceptions ne sont pas figées, même si elles relèvent à chaque fois d'un cadre de pensée défini. Ainsi au sein de la médecine traditionnelle chinoise, remarquable comme on l'a dit par la continuité de ses conceptions, existent des débats d'écoles concernant le mécanisme des maladies et le mode d'action des médicaments[29]. Ces débats existent aussi à divers degrés dans les autres cultures, dans le souci constant d'intégrer du médicament dans le cadre d'une théorie médicale cohérente. Également constants au cours de l'histoire furent les échanges commerciaux et autres entre les aires culturelles différentes, à des degrés d'intensité différents. Enfin les médicaments chinois, tout comme ceux des autres pharmacopées orientales, arabes et médiévales, sont devenus un terrain de recherche privilégié pour une ethnopharmacologie* qui s'est fixée pour tâche depuis les années 1980 « l'étude scientifique interdisciplinaire de l'ensemble des matières d'origine végétale, animale et minérale, et des savoirs et des pratiques s'y rattachant, que les cultures vernaculaires mettent en œuvre pour modifier les états des organismes vivants, à des fins thérapeutiques, curatives, préventives ou diagnostiques[30] ». La fécondité et la « mondialisation » précoce des produits et des savoirs thérapeutiques sont donc avérées sur différents plans, et la science du médicament doit désormais compter pour sa progression avec la profondeur historique et la diversité géographique de la culture du médicament.

29. Cf. le débat des « quatre écoles » à partir de la période Jin-Yuan (1115-1368), suivie d'une période syncrétique sous les Ming (1368-1644), vers la version contemporaine. Cf. Triadou (1996), p. 159-162.

30. Cité dans Fleurentin (1991), p. 28.

III

L'invention de la pharmacie moderne (XVIe-XVIIIe siècles)

L'esprit scientifique de la Renaissance est lié à une situation anthropologique nouvelle. Le nouveau savoir (*scienza nuova*), qui se veut désormais centré sur l'homme, concerne au premier chef le corps humain. La pratique de la dissection humaine, un moment rétablie sous Frédéric II de Hohenstaufen, se généralise, rendant possible une exploration rationnelle : il en résulte une période extrêmement novatrice de l'histoire de l'anatomie et de la chirurgie, au point que l'on peut parler, d'une ère « vésalienne ». En ce qui concerne le médicament cependant, la rupture n'est pas brutale : la thérapeutique des Temps modernes, initialement liée à l'humanisme, est marquée progressivement par le recul du galénisme, l'affirmation de l'expérimentalisme et les progrès considérables de la chimie et de la botanique.

I. LA RENAISSANCE THÉRAPEUTIQUE

1. Humanisme médical et efflorescence thérapeutique

Après la chute de Constantinople (1453), les savants byzantins trouvent refuge au sud de l'Italie, apportant de nombreux manuscrits grecs et latins. Le *Quattrocento* sera marqué par un culte de l'Antiquité et de toutes ses productions (littéraires, artistiques, philosophiques, scientifiques, médicales). Les guerres d'Italie font connaitre aux Français et aux Européens l'héritage gréco-romain. Après l'impression de la Bible de Gutenberg (1455), la diffusion des connaissances devient rapide. La passion de la traduction des œuvres anciennes s'allie à une floraison d'ouvrages thérapeutiques imprimés à la Renaissance, de différents types[1].

– On imprime les ouvrages anciens de Dioscoride, Galien, Celse, des auteurs byzantins et arabes (Rhazès, Avicenne...) ainsi que les œuvres médiévales plus récentes comme l'*Antidotaire* de Mésué. Elles sont accompagnées de nouveaux commentaires. Ainsi une première édition de l'œuvre de Dioscoride est présentée en latin par Pierre de Padoue (1478). Une autre édition paraît à Venise en 1544, accompagnée des commentaires de Pietro Matthioli, plus longs que le texte lui-même, de planches et en annexe d'une description de l'équipement nécessaire à la distillation. Ces œuvres commentées par les modernes servent de base à l'enseignement médical, se substituant aux œuvres médiévales. Elles sont parfois intégrées dans des compilations[2].

– Des répertoires alphabétiques de noms de plantes et de drogues comme le *Synonyma medicinae, sive, Clavis sanationis*, de Simon de Gênes, le plus ancien répertoire imprimé (1473), complétant les antidotaires.

– Des herbiers médicinaux selon la tradition ancienne de l'*herbarium*. L'orientation des herbiers était thérapeutique depuis Théophraste. La botanique est chez les Anciens tributaire de la médecine (Pline l'Ancien, Dioscoride) ou de l'agronomie (Caton, Columelle, Varron), de même chez les encyclopédistes médiévaux, arabes, byzantins et occidentaux (comme Barthélémy l'Anglais et son *De proprietatibus rerum*). La tradition médiévale des *herbaria* se poursuit à la Renaissance, et l'on commencera à imprimer les herbiers : ainsi l'herbier de Macer Floridus (*De viribus herbarum*) sera édité en 1477. Mais la tradition

1. Sur l'histoire de la littérature et du livre pharmaceutique, cf. Guitard (1926-1935-1937), Dumaître et Hanh (1978), Créhange (1984). Cf. aussi le guide de Boyet & Rives (2008) édité par la Bibliothèque nationale de France, ainsi que le site de la BIUM, richissime de sources pharmaceutiques et médicales.

2. Par exemple celle éditée par Henri Estienne à Genève en 1567, et qui veut résumer à elle seule en trois volumes toute la médecine grecque et romaine : *Medicae artis principes post Hippocratem et Galenum, Graeci latinitate donati, Aretaeus, Ruffus Ephesius, Oribasius, Paulus Aegineta, Aetius, Alexander Trallianus, Actuarius, Nic Myrepsus. Latini Corn. Celsus, Scrib. Largus, Marcell. Empiricus. Aliique praeterea, quorum vnius nomen ignorature.*

sera aussi rectifiée : les manuscrits médiévaux ne reproduisaient pas fidèlement la réalité (les œuvres de Galien ne sont pas illustrées, celles de Dioscoride le sont). À la fin du xve siècle seront imprimés de nombreux herbiers régionaux où pour la première fois les plantes sont dessinées d'après nature, parmi lesquels le premier livre d'histoire naturelle imprimé du xve siècle de Johann Wonnecke von Caub (Johannes de Cuba), édité en allemand sous le titre *Gart der Gesundheit* par Peter Schöffer en 1485, traduit en latin sous le titre *Hortus sanitatis* en 1491 par Jacob von Meydenbach, et en français en 1500. D'autres « livres d'herbes » allemands (*Kräuterbuch*) seront écrits en langue vulgaire comme l'herbarius de Mayence (Mainz) de 1484. L'*Herbarius* ou *Grand Herbier in Francoys* édité en français (1458), sera traduit en anglais sous le titre *Grete Herball* et édité à Londres en 1526.

– Des traités de botanique nouvelle. Une littérature botanique imprimée naît, parfois écrite en langue vernaculaire, où les classifications des plantes ne sont plus alphabétiques ou thérapeutiques. La botanique prend son indépendance et n'est cultivée que pour elle-même. Il s'en suit une amélioration de la connaissance des plantes, des illustrations et des descriptions, et une précision accrue du vocabulaire technique. La contribution allemande est spécialement importante avec les *Kräuterbuch* d'Otto Brunfels (1530), Hieronymus Bock (1539), Leonhart Fuchs (1542). La découverte du Nouveau Monde contribue à l'essor de la botanique. Une littérature d'origine ibérique fait connaître en Europe les plantes exotiques (voir plus loin). Les plantes nouvelles sont introduites en Europe et des jardins botaniques sont créés pour les recevoir (Padoue, Pise, Florence, Bologne, Paris, Montpellier). On s'intéresse à leurs propriétés thérapeutiques. Des chaires de botanique sont créées dans les écoles de Médecine, à l'imitation de Padoue (1553). En fin de siècle, la botanique a pleinement pris son essor avec les œuvres botaniques de Jacques Daléchamps (1587), Charles de L'Escluse, Andréa Cesalpino (Césalpin), de Jean et Gaspard Bauhin, développées par Joachim Jung et John Ray au xviie siècle.

– Des manuels de pharmacie, résumant ce qu'un apothicaire doit savoir. L'*Enrichid, ou manipul des miropoles* de l'apothicaire parisien

Michel Dusseau (1561) est le plus ancien traité de pharmacie rédigé en français.
– Des pharmacopées. Au départ, les pharmacopées sont des œuvres individuelles, ouvrages encyclopédiques visant à compléter les formulaires médiévaux et les herbiers. Puis certaines deviennent officielles dans les villes : à Florence, le *Nuovo receptario* (1498), à Barcelone, le *Concordia pharmacopolarum barchinonentium* (1535), à Nuremberg, le *Pharmacorum conficiendorum ratio, vulgo vocant Dispensatorium* (1546). Cette pharmacopée de Nuremberg servira de modèle à celles d'autres villes. Dans certaines commenceront à apparaître des remèdes chimiques (la représentation d'Hippocrate se lie à Hermès Trismégiste dans l'édition de 1640 de celle d'Augsbourg) et des plantes exotiques. La première édition parisienne n'aura lieu qu'en 1638.
– Des traités thérapeutiques originaux, tels que ceux de Johann Agricola Ammonius (1539) ou de Jacques Dubois (1544). Ce ne sont plus de simples commentaires des auteurs anciens. Dans les traités thérapeutiques, on reste cependant bien proche du galénisme. Tel est le cas de la publication posthume des œuvres de Jean Fernel, *Universa medicina* (1567).
– Divers écrits atypiques concernant les médicaments. Il s'agit de la littérature des remèdes originaux liée à la découverte du Nouveau Monde, d'influence tardive, et de la littérature alchimique paracelsienne (pharmacie spagyrique). Parfois, ces ouvrages sont destinés au grand public, comme celui d'Antoine Constantin (1597) qui promeut l'idée d'une pharmacopée autochtone, en réaction contre les plantes étrangères (*Brief traicté de la pharmacie provinciale et familiere : Suivant laquelle la Medecine peut estre faicte des remedes qui se treuvent en chasque province sans qu'on soit contraint les aller mandier ailleurs*).

2. Le Nouveau Monde et le renouveau de l'histoire naturelle

De nouvelles sources du médicament sont liées à l'ouverture des routes maritimes par les coureurs d'épices, grands découvreurs et flibustiers. Les Arabes, bien qu'affaiblis politiquement (chute de Bagdad en 1258, reconquête de l'Andalousie en 1492), tiennent encore les routes terrestres et maritimes des épices du Moyen-Orient et de l'Inde. Les Portugais recherchent une autre « route des Indes » sous l'impulsion d'Henri le Navigateur tout comme les Espagnols sous l'impulsion de Ferdinand V et Isabelle la Catholique. C'est le début des grandes explorations : franchissement de l'équateur (1471), contournement de l'Afrique (1488), atteinte des côtes américaines (Bahamas) par Christophe Colomb (1492), atteinte des côtes de l'Inde (1498), du Brésil (1500), bouclage d'un tour du monde attestant de la rotondité de la Terre (1522), atteinte du Canada (1534). Après le partage du monde entre Portugais et Espagnols, les Portugais prennent l'avantage de la course aux épices, mais ce sont les Espagnols qui entrent en contact avec les civilisations qui seront dites « précolombiennes », marquant le début des guerres de colonisation.

En Amérique du Nord, l'arrivée du *Mayflower* (1620) marquera le vrai début de l'immigration européenne, au détriment de tribus indiennes d'origine asiatique, qui pratiquent une médecine de type chamanique. En Amérique Centrale en revanche la situation est différente : les conquistadors espagnols vont rencontrer plusieurs cultures urbanisées, les villes comportant par exemple des bâtiments réservés à l'hygiène collective et individuelle et peut-être même des hôpitaux. L'Empire des Aztèques (xᵉ-xvɪᵉ siècles) s'achève après l'arrivée de Cortès au Mexique et l'assassinat de Moctezuma II en 1519. Les Mayas (ɪɪɪᵉ-xᵉ siècles) ne constituent déjà plus un Empire à l'arrivée des Espagnols, mais un ensemble de cités en guerre : la conquête du Yucatan se fera vers 1540-1542. En Amérique du Sud, l'empire des Incas (xvᵉ-xvɪᵉ siècles) s'effondre après l'arrivée de Pizarro au Pérou et l'exécution d'Atahualpa en 1533.

On dispose malheureusement de très peu de documents écrits antérieurement à l'arrivée des Espagnols (codex préhispaniques), qui détruisirent systématiquement les écrits précolombiens au cours d'autodafés[3]. Les codex méso-américains sont des livres peints, forme

3. Sur les médecines et thérapeutiques précolombiennes, cf. Thornwald (1962), Coury (1982).

originale de manuscrits. Il s'agit d'annales et d'ouvrages rituels qui ne traitent pas de médecine. Ainsi aucun livre aztèque (*amoxtli*) n'a survécu à la conquête du Mexique, même si certains des codex produits au centre du Mexique au cours de la période coloniale sont des copies de codex anciens dont les originaux ont été perdus. La connaissance actuelle de l'écriture nahuatl repose d'ailleurs en grande partie sur les retranscriptions phonétiques du nahuatl en écriture latine et les explications en espagnol écrites peu après la conquête de l'Empire aztèque sur les codex préhispaniques et coloniaux. De même, il ne reste aujourd'hui que de quelques manuscrits sur papier en langue maya, les autres disparaissant dans le Yucatan au cours d'un autodafé (1562). Les textes gravés sur pierre et sur bois, qui ont permis le déchiffrement des glyphes mayas dans les années 1970, ne sont pas médicaux. Pour les Incas, on dispose de très peu d'échantillons d'écriture (*quilcas*).

La reconstitution des médecines précolombiennes a cependant été possible à partir de différentes sources : codex dits « coloniaux », réalisés par les indigènes après la conquête espagnole et qui possèdent de ce fait une combinaison de traits artistiques indigènes et européens, écrits des colonisateurs espagnols eux-mêmes, et à défaut de sources écrites, à partir de vestiges humains (momies), de restes d'instruments médicaux, de poteries anthropomorphes. Dans le domaine thérapeutique, on possède deux codex coloniaux. Le *Codex Badianus* (1552) a été écrit par deux Aztèques (l'un écrivant en nahuatl, l'autre traduisant en latin). C'est le plus ancien écrit sur les plantes médicinales (250 plantes), importé en Espagne, redécouvert dans les années 1930 au Vatican. Pour les Mayas, on dispose du *Livre de Chilam Balam* (400 drogues), ensemble de manuscrits mayas rédigés dans les deux siècles qui ont suivi la conquête espagnole. Les ouvrages européens donnent aussi des éléments de matière médicale amérindienne. Ces ouvrages vont participer à un renouveau de l'histoire naturelle aux XVIe et XVIIe siècles[4]. Ainsi de ceux de Garcia de Orta, *Los coloqios dos simples e drogas e sonsas medicinas da India* (1563)

4. Chenu (1986), Bénassy (1993).

et de Nicolas Bautista Monardès, *Dos libros uno que trata de todas las cosas que traen de nuestras Indias occidentales* (1565-1571) seront résumés en latin au XVIIe siècle par Charles de L'Escluse, le créateur des jardins impériaux de Vienne (*Exoticorum libri X*, 1609). L'*Historia del Nuevo Mondo* (1653) de Bernabé Cobo traite de la géographie et des plantes et animaux. Le *Codex de Florence* de Bernardino Ribeira de Sahagún, rédigé entre 1540 et 1585, longtemps confisqué par les autorités espagnoles, et véritable travail ethnographique, est une description détaillée de la civilisation Aztèque et contient 123 plantes médicinales. Le *Rerum medicarum novae hispaniae thesaurus* (1615) de Francisco Hernandez, dont une version complétée paraîtra en 1651, décrit les pratiques médicales et contient 1 200 drogues mexicaines (aztèques).

Comme celle de la Haute Antiquité, la médecine précolombienne est inséparable du contexte religieux. Les sociétés précolombiennes sont dominées par les entités divines responsables des maladies et cataclysmes, dont certaines ont la capacité de provoquer les maladies, d'autres de soigner. Les dieux médicaux sont nombreux, fêtés à des moments précis du calendrier par des offrandes, chants, danses, sacrifices humains. La maladie est liée à un châtiment divin, conséquence d'une faute ou d'un péché, ou à la possession par une entité divine étrangère néfaste. Le diagnostic consiste à connaître par interrogatoire et pratiques divinatoires le motif du châtiment. Les Espagnols ont insisté sur cet aspect surnaturel, qui en réalité n'existe pas seul : les maladies peuvent avoir aussi des causes naturelles (excès, accidents, déficiences, climat). Les connaissances anatomo-physiologiques, liées en particulier aux rites funéraires d'embaumement et aux sacrifices humains sont rudimentaires, mais existent bel et bien : l'ostéologie est bien développée, la physiologie cardiocentriste distingue veines et artères, le rôle de l'estomac et de l'intestin dans la digestion est reconnu.

La thérapeutique allie pratiques magico-religieuses et notions empiriques, acquis pharmacologiques séculaires. Les médecins entrent en communication avec les puissances surnaturelles et pratiquent l'exorcisme. Celui-ci commence par une mise en condition par des opérations préliminaires (jeûne, hallucinogènes, danses épuisantes), provoquant éventuellement un état de transe. Différents procédés magiques sont alors employés : conjurations, incantations, prières, rites d'expulsion simulée ou réelle au moyen de vomissements provoqués, de saignées, de sacrifices. Le médecin-sorcier souffle sur les parties atteintes, ou les suce, puis vomit en crachant petites pierres, épines, vers, ou petits animaux[5]. Mais les substances médicamenteuses sont aussi utilisées de manière plus pragmatique. Les Aztèques donnent des infusions de plantes narcotiques aux futurs sacrifiés. La chirurgie traumatique des blessures de guerre, notamment crânienne, comporte une anesthésie générale rudimentaire. La matière médicale végétale, animale et minérale est d'ailleurs d'une richesse considérable, comprenant fébrifuges, révulsifs, antihémorragiques, purgatifs, diurétiques, antidiarrhéiques, drogues psychoactives (stimulants, narcotiques, hallucinogènes), avec des modes de préparations et d'administrations similaires à ceux d'Europe[6].

La remarque concernant l'apport chinois s'applique ici. Les apports sont essentiellement de matière médicale : de très nombreuses plantes exotiques sont d'origine américaine (bois de gaïac, salsepareille, sassafras, baume du Pérou, ipécacuanha, quinquina) et l'Amérique représente encore aujourd'hui une des terres de prédilection de l'ethnopharmacologie.

3. L'alchimie et ses remèdes

Vers le milieu du XIIe siècle, les écrits alchimiques grecs, arabes et juifs pénètrent en Occident, par l'Espagne et du fait des croisades. Apparaît dès lors toute une série d'ouvrages attribués à Hermès, comme la fameuse *Table d'émeraude* (*Tabula Smaragdina*). L'alchimie devient surtout à la mode au XIIIe siècle, respectée sinon pratiquée

5. Cf. chapitre I.

6. Les spécialités médicales existent, dont celle d'herboriste (*papiani-panamacani*). La formation des médecins destinés à servir la classe dirigeante se fait dans les annexes des temples, de père en fils (Aztèques), ou par d'autres prêtres de la classe sacerdotale (Mayas). Certains médecins sont formés de père en fils pour le peuple (Incas).

par les savants scolastiques : Albert le Grand, Thomas d'Aquin, Roger Bacon, Arnauld de Villeneuve, Raymond Lulle. La philosophie hermétique est alors surtout considérée comme une science de la nature, compatible avec les enseignements de l'Église. Cependant, au XIVe et au XVe siècle, l'illuminisme, la théosophie ainsi que le symbolisme mystique (mystique des nombres, lettres, signes du zodiaque, animaux, plantes) imprègnent de plus en plus les œuvres alchimiques. L'alchimie devient une doctrine occulte et suspecte, car éloignée des pratiques courantes de dévotion. Au XVIe siècle, l'alchimie se mêle à d'autres courants comme le kabbalisme, le néoplatonisme, le pythagorisme, et marque son apogée en devenant partie intégrante de la culture de la Renaissance.

Des médecins-alchimistes comme Paracelse s'expriment alors au grand jour[7]. L'œuvre de Theophrastus Bombastus von Hohenheim, dit Paracelse, constitue une vaste synthèse de la philosophie hermétique. On y trouve les thèmes habituels de la littérature alchimique : la similitude entre macrocosme et microcosme, l'univers marqué par le ternaire à savoir les trois principes alchimiques (soufre, sel, mercure) qui correspondent aux trois principes formant l'être humain (corps, esprit, âme) qui s'ajoutent aux quatre éléments, l'importance du laboratoire de l'alchimiste où se réalise en petit ce que le Dieu créateur réalise en grand, la définition du Grand Œuvre, l'importance de l'astrologie. Mais elle contient aussi des caractères plus originaux. Chez Paracelse, l'alchimie est nettement orientée vers la médecine et associée à la magie naturelle. Paracelse croit en l'astrologie : il doit y avoir concordance des astres et des drogues. D'une façon générale, trouver le bon remède suppose la connaissance des correspondances entre homme, organes maladies, astres, plantes et minéraux. Le médecin doit identifier les entités (*entia*), causes lointaines et premières de la maladie (*ens veneni, ens naturale, ens spirituale, ens dei*). Les causes immédiates de la maladie sont les substances minérales qui composent le corps : mercure, sel, soufre,

7. Sur l'alchimie, cf. Gorceix (1968), Hutin (1971), Rivière (1988), Joly (1992), Laszlo (1996), Bonardel, (2009), Bonardel (2011), Montésinos (2010).

la maladie résultant d'un déséquilibre entre ces trois éléments. La thérapeutique doit être spécifique, à base de remèdes chimiques concordants à la maladie, contenant les principes qui doivent rétablir l'équilibre. Les processus du corps humain étant chimiques, ils peuvent être remis en ordre par un réajustement à l'aide de ces produits spécifiques : sublimé, acétate de plomb, nitrate d'argent, sulfate de potasse... Paracelse déconseille la polypharmacie et les mélanges complexes : chaque médicament doit être employé seul. Il affirme par ailleurs que la sélectivité dépend de la dose. Toute chose est poison, et plus exactement, c'est uniquement la dose qui fait d'une chose un poison.

Paracelse se présente lui-même comme un réformateur qui rejette violemment Hippocrate, Galien et Avicenne. On serait tenté de voir en Paracelse un prémoderne, précurseur de la chimie thérapeutique ou de la pharmacologie. D'autant qu'il explique qu'à partir des produits naturels, il faut savoir extraire les « quintessences ». La plante ou le minéral tel quel est inefficace : il faut savoir en extraire les principes actifs par distillation ou extraction alcoolique pour obtenir teintures, essences, extraits, beaucoup plus efficaces. Il préfère d'ailleurs aux « simples » les traitements à base de métaux purifiés par le feu, et les remèdes chimiques spécifiques préparés au laboratoire. La pharmacie « spagyrique » utilise ces remèdes chimiques obtenus par « séparation et assemblage », conformément à l'étymologie, c'est-à-dire des substances chimiques obtenues à partir de mélanges complexes. Mais Paracelse reste dans l'esprit magique de l'alchimie, lorsqu'il indique d'autres composants thérapeutiques de la matière, les préparations secrètes que sont les quatre Arcanes (Première matière, Pierre philosophale, Mercure de vie, Teinture) ainsi que les Magistères ou qu'il développe la théorie magique des signatures[8].

L'alchimie elle-même a cependant été réévaluée par les historiens, alors qu'on avait pendant longtemps considéré seulement

8. Théorie qui remonte à Pline et Dioscoride comme on l'a vu. Giambattista Della Porta dans sa *Phytognomonica* (1583) en fera la base de son système.

son irrationalité[9]. Dans l'ensemble, elle aura eu une influence considérable sur l'histoire de la matière, par son accent mis sur l'expérimentation, par l'invention de dispositifs (bain-marie), de corps chimiques nouveaux (antimoine, acide sulfurique, phosphore, eau régale, mercure et dérivés). Avec Paracelse, elle se voit définir un programme thérapeutique : la recherche de remèdes spécifiques pour chaque maladie (ainsi le mercure pour la syphilis). La découverte de la substance qui convient à chaque maladie, l'obtention et l'usage des substances utiles à la préparation de ces remèdes (sucres, alcool), réclament désormais de réelles connaissances chimiques, à la différence de la confection des traditionnels mélanges de plantes. Il faudra attendre les disciples de la révolution lavoisienne, pour que ces connaissances soient effectives et que le rêve de chimie thérapeutique de Paracelse commence à devenir réalité.

II. LA RAISON ET LES REMÈDES : L'ÉVEIL CRITIQUE ET LE DÉCLIN DU GALÉNISME

Au XVIe siècle, si les remèdes chimiques de Paracelse eurent leurs partisans (Leonhard Thurneysser, Petrus Severinus, Joseph Duchesne, Andreas Libavius), ils ont également eu leurs farouches adversaires (Bernard Dessenius, Thomas Éraste). La Faculté de médecine de Paris est le bastion du galénisme orthodoxe et du rationalisme. La pharmacie spagyrique y est considérée comme astrologique, et ses remèdes, dont l'action s'explique mal par les principes galéniques, y sont considérés comme dangereux. Les plantes étrangères venues du Nouveau Monde sont quant à elle encore peu connues, et parfois considérées avec méfiance. Le fossé se creuse déjà entre la doctrine de Galien qui reste figée, et une pratique médicale en contact avec les patients, sommée d'intégrer les remèdes nouveaux. D'incessantes polémiques jalonnent le siècle, concernant tout spécialement l'emploi des remèdes chimiques (mercure, antimoine). Elles signent des tensions multiples, entre la Faculté de Paris et celle de Montpellier,

9. Joly (1992).

entre médecins de Cour et médecins de la Faculté. Les querelles sont parfois tranchées par les Autorités[10]. Les tensions existent aussi entre certains médecins, qui subissent l'influence du courant humaniste, raisonnent sur le plan de la finalité et qui parfois se demandent s'il ne faudrait pas revenir à Hippocrate « par-dessus » Galien, et les apothicaires, qui conçoivent le savoir comme cumulatif et qui s'intéressent davantage à la technicité et aux procédures de confection du médicament.

Au xviie siècle, à l'époque de Molière et de Descartes, la thérapeutique galénique reste reine en théorie, même si l'on pratique un certain éclectisme dans les faits. On administre ainsi purges, saignées, lavements (clystères), cataplasmes. Les correspondances littéraires du xviie siècle donnent une idée des préparations à la mode : baume tranquille, laudanum, eau de la reine de Hongrie, eau d'Arquebuse, consoude, eaux de cerises, de lin, de mauve, poudre de sympathie, eau d'Émeraude, eau de Millefleur, remèdes minéraux (pierres précieuses), remèdes animaux (momies, cantharides, fourmi, vipère), baume du commandeur, eaux minérales... Les ordres religieux capucins et oratoriens préparent et commercialisent les premières spécialités pharmaceutiques. On consomme les vertus thérapeutiques des denrées à la mode ramenées par la flibuste des quatre coins du Nouveau Monde : cacao, vanille, thé, café, chocolat, tabac, et aussi ipécacuanha, quinquina... L'alchimie reste aussi à la mode, représentée par les Frères de la Rose-Croix et par un médecin, Jean-Baptiste Van Helmont, qui présente une vaste synthèse chimiatrique, alchimie rénovée expurgée des thèses paracelsiennes comme on le verra plus loin. Si l'alchimie entre effectivement en déclin en tant que pratique au milieu du xviie siècle, l'époque voit par ailleurs fleurir toute une littérature sulfureuse qui en vulgarise les principes. De son côté, la chimie de laboratoire progresse, avec la préparation de substances nouvelles. Johann Rudolf Glauber, apothicaire allemand, synthétise l'acide chlorhydrique, différencie soude et potasse, fabrique du

10. L'épisode tragi-comique de la querelle de l'antimoine dans Lafont (2010) p. 99-105. Cf. aussi Urdang (1940).

sulfate de sodium (sel de Glauber). Robert Boyle engage la chimie dans l'étude des gaz et des combustions et dans la voie de la mesure expérimentale, qui l'éloignera définitivement des théories alchimiques anciennes et qu'il tentera d'appliquer à la thérapeutique[11] (voir plus loin).

Les nombreuses pharmacopées individuelles du XVIIe siècle témoignent de cet empilement des remèdes et expriment les ambiguïtés thérapeutiques de l'époque, entre galénisme et chimisme[12]. Celle de Jean de Renou (*Institutionum pharmaceuticarum libri quinque*, 1608) classe les médicaments en trois catégories, dont la première dépend des quatre qualités, la seconde selon les propriétés spécifiques qui découlent de la première, et la troisième dépend d'une faculté dite occulte. Daniel Sennert (*Institutionem medicinae*, 1644 ; *Practicinae medicinae,* 1652-1664) tente une conciliation du galénisme et du chimisme de Paracelse, mais reste en fait galéniste, avec par exemple l'utilisation de la théorie des degrés. Moyse Charas (*Pharmacopée royale galénique et chimique*, 1676) réunit les préparations « galéniques » des anciens, et les préparations animales et chimiques (mercure, antimoine, et métaux, etc.) des modernes. L'*Histoire générale des drogues traitant des plantes, des animaux et des minéraux* (1694) de Pierre Pomet, tout comme la *Pharmacopée universelle* (1697) et le *Traité universel des drogues simples mises en ordre alphabétique* (1698) de Nicolas Lemery resteront des ouvrages de référence pour les apothicaires pendant un siècle.

Lemery semble préférer les remèdes simples à la polypharmacie et intègre la préparation des remèdes chimiques[13]. Outre le maintien de curieux remèdes (voir encadré), on retrouve dans sa description des remèdes altérants, purgatifs et fortifiants, appliqués extérieurement ou administrés intérieurement, les bases du galénisme, et la profusion

11. Sur la chimie jusqu'à Lavoisier, cf. Lafont (1994), Lécaille (2004).

12. Voir les références des nombreuses pharmacopées du XVIIe et du XVIIIe siècle dans Lafont (2003, 2010), Grmek et Fantini (1997), p. 299-338.

13. Il publia un *Cours de Chymie* (1675) et sera un des enseignants des apothicaires au Jardin des Plantes (voir plus loin).

de son vocabulaire, par exemple l'utilisation des « esprits animaux », ne doit pas tromper à cet égard. Les remèdes altérants, possèdent les facultés thérapeutiques liées aux quatre qualités (remèdes échauffants, humectant, rafraichissant, dessicatifs), mais aussi susceptibles de provoquer tout mouvement ou changement physiologique : « en amollissant ou condensant, en raréfiant ou en assouplissant, en resserrant ou en lâchant, en digérant ou en résolvant, en corrodant ou en incrassant, en détergeant ou en arrêtant.[14] » Les remèdes purgatifs permettent de purger les humeurs viciées, et comprennent les cathartiques (purgatifs proprement dits), émétiques (vomitifs), diaphorétiques (sudorifiques) et apéritifs (diurétiques). Les cathartiques sont distingués à leur tour selon l'humeur qui devait être purgée : phlegmagogues, cholagogues, mélanogogues, hydragogues, ou panchymagogues qui agissent sur l'ensemble des humeurs. Les remèdes fortifiants combattent le déséquilibre humoral ou des esprits, en stimulant le mouvement ralenti ou en ralentissant celui qui s'accélère, ou encore en chassant les impuretés. D'autres remèdes sont présentés comme agissant préférentiellement sur certains lieux anatomiques, ainsi les cordiaux ou cardiaques et les céphaliques altérant la circulation des humeurs et des esprits animaux au niveau du cœur et du cerveau. Mais on a aussi les ophtalmiques, dentrisiques, pectoraux ou béchiques, stomachiques, hépatiques, spléniques, hystériques, carminatifs[15]. Même les plus grands théoriciens de la maladie de l'époque, comme Thomas Sydenham, esprit moderne, grand nosologiste s'il en fut, inventeur du laudanum (potion analgésique à base d'opium), qui promouvra l'emploi du quinquina, n'échappent pas aux traditions de l'époque. Sydenham, en bon empiriste néohippocratique, croit en la *natura medicatrix.* Il préconise les thérapeutiques évacuatrices (chasser les humeurs corrompues par les saignées et purgatifs) d'autant que les remèdes spécifiques comme le quinquina sont rares (il ne croit pas en la spécificité du mercure dans la syphilis). Il reste partisan des remèdes composés, et de la polypharmacie qu'il justifie, les mélanges des drogues augmentant leur vertu.

14. Cf. sa *Pharmacopée universelle*, 1763, p. 2.
15. *Ibid.*, p. 2 à 6.

Huile de petits chiens (*OLEUM CATELLORUM*)

Des petits chiens nouveau-nés, au nombre de 2,
Des vers de terre, 1 livre,
De l'huile commune, 4 livres.
Faites-les cuire dans un vaisseau de terre vernissé bien bouché au bain-marie.
Coulez ensuite et exprimez la décoction et dans l'huile épurée. Mêlez-y
De la térébenthine bien claire, 3 onces,
De l'esprit-de-vin, 1 once.
Vous en ferez une huile que vous garderez pour l'usage.
On aura deux petits chiens nouveau-nés. On les coupera par morceaux, on les mettra dans un pot de terre vernissé avec une livre de vers de terre vivants bien lavés et dégorgés de leur terre. On versera dessus l'huile, on couvrira le pot exactement, on le placera au bain-marie, on mettra du feu dessous pour le faire bouillir pendant douze heures, ou jusqu'à ce que les chiens et les vers soient bien cuits. On coulera de l'huile avec forte expression, on la laissera dépurer, on la séparera de ses fèces, la versant par inclination dans un autre vaisseau. On y démêlera la térébenthine et l'esprit-de-vin et l'on gardera le mélange : c'est l'huile de petits chiens.
Elle est fort bonne pour fortifier les nerfs, pour la sciatique, pour la paralysie, pour dissoudre et résoudre les catarrhes qui viennent de pituite froide et visqueuse. On en frotte les épaules, l'épine du dos et les autres parties malades. Comme les chiens nouveau-nés sont plus gros les uns que les autres, il faut en employer ici plus ou moins, selon leur grosseur. S'ils sont assez gros, il suffira d'en mettre deux. Mais s'ils sont petits, on en mettra quatre ou cinq. On emploie ordinairement dans cette opération de l'eau ou du vin, pour faire cuire les ingrédients. Mais en faisant consommer ces liqueurs, on laisse dissiper des sels volatils qui sont nécessaires dans l'huile, outre que la coction se fait aussi bien sans humidité étrangère, en la manière qui a été dite.

Nicolas Lemery, *Pharmacopée universelle* (1697), tome II, p. 1012-1013.

Se développe parallèlement aux pharmacopées individuelles la littérature des pharmacopées officielles, notamment celles de Londres (1618), Amsterdam (1636), Paris (1638). Le *Codex medicamentarius seu Pharmacopoea Parisiensis,* réédité en 1645, 1732 et 1758, tente ainsi une limitation et une mise en ordre des drogues[16]. Les galénistes orthodoxes seront peu à peu forcés malgré eux de reconnaître les nouveautés telles que les nouveaux remèdes végétaux issus du Nouveau Monde et les remèdes chimiques issus des laboratoires. Une médecine des minéraux s'installe de fait à côté du galénisme, perçu comme une médecine des plantes, et s'y juxtapose. Les classifications galéniques des médicaments sont conservées, mais on y ajoute de multiples appellations de groupes et de sous-groupes thérapeutiques pour tenter de les rendre plus opératoires, on en a vu un exemple avec celle de Lemery.

En réalité, les classifications, en se complexifiant, le sont de moins en moins. De plus, les médecins de la Faculté ne possèdent pas d'alternative crédible face aux grands défis sanitaires de l'époque : apparition de nouvelles maladies (syphilis, variole) et question persistante des épidémies contre lesquelles la thérapeutique galénique reste inopérante[17]. C'est pourquoi dès le XVIIe siècle, on assiste aussi à un éveil critique, aiguillonné par trois facteurs : l'inefficacité certaine des remèdes, la complexité des classifications, mais aussi les progrès considérables de la physiologie et de la chimie. Il en résultera, parallèlement au galénisme qui persiste, une floraison de systèmes thérapeutiques qui se veulent plus proches des idées physiologiques et physiopathologiques nouvelles, et consécutivement de nouvelles réflexions sur le remède.

---

16. Le codex parisien cédera sa place en 1818 à un codex français valable au niveau national, écrit en latin, puis en 1837 en français. La dernière édition de la pharmacopée française (11e) date de 2012 et est un référentiel scientifique qui suit le plan de la pharmacopée européenne pour chaque substance.

17. Cf. Delaporte (1995).

III. LES SYSTÈMES PHYSIOLOGIQUES ET LE MÉDICAMENT

1. Remèdes des chimiatres et iatrochimistes

Ces nouvelles réflexions sur le remède sont d'abord le fait des chimiatres ou iatrochimistes œuvrant dans la lignée de Paracelse en voulant expliquer les phénomènes vitaux par les principes de la chimie, mais s'éloignant de ses thèses et y substituant leurs propres spéculations, notamment l'hypothèse des ferments. Selon Jean-Baptiste Van Helmont, l'archée ou âme sensitive stomacale qui régit les organes et les fonctions, est susceptible de dysfonctionnement, générant des « idées morbides » qui se matérialisent en maladies dans le reste du corps. L'archée contrôle par ailleurs les ferments qui dirigent les processus normaux de l'assimilation et peuvent être responsables de perturbations (fermentations anormales). Il faut donc renoncer à traiter les déséquilibres humoraux par les remèdes galéniques (en se fondant sur leurs qualités et leur degré) et traiter directement l'archée, la stimulant ou la calmant par des remèdes chimiques appropriés, en respectant la prescription hippocratique de la thérapeutique par les contraires. Les « venins » d'origine animale, alimentaire, les drogues végétales, et même les « odeurs » peuvent interférer avec l'archée et les ferments et engendrer des idées morbides : là aussi, les remèdes préconisés ont des propriétés chimiques telles qu'ils peuvent apporter des « idées » contraires aux idées morbides et les annihiler. Bien que Van Helmont, découvreur de l'acide carbonique, introducteur du terme de « gaz », rejette la théorie des signatures et abandonne les éléments traditionnels de l'alchimie, sa chimiatrie est tout imprégnée d'animisme, comme l'alchimie de Paracelse, quoique moins influencée que cette dernière par l'astrologie. Très proche de Van Helmont et de Paracelse et de leur représentation de l'organisme comme un laboratoire chimique, est François de Le Boë ou « Sylvius », selon lequel un déséquilibre chimique des humeurs peut entrainer une maladie. Les maladies liées à « l'âcreté acide » et « l'âcreté alcaline » des humeurs doivent être traitées par des remèdes alcalins ou acides. Thomas Willis doit aussi être classé parmi les partisans de l'iatrochimie : la thérapeutique a une action purificatrice et doit remédier aux fermentations anormales provoquées par les miasmes et les humeurs viciées, et expulser les substances qui les dénaturent. La méthode de test de l'acidité ou alcalinité des substances par le sirop de violette sera introduite par Robert Boyle en 1664. Les expérimentations *in vitro* de l'action des drogues sur les humeurs, pour visualiser le combat entre les acides et les alcalis seront fréquentes au tournant du siècle[18] (voir encadré). Jean-Adrien Helvétius poursuit la tradition de l'explication physiologique et chimique de l'action des médicaments dans son *Traité des maladies les plus fréquentes et des remèdes propres à les guérir* (1724).

[...] comme le quinquina est le fébrifuge dont je me sers principalement, il faut à présent parler de ce remède, et des expériences que j'en ai faites, afin de le disculper de tous les maux dont on l'accuse, et de défabuler le public, s'il est possible, de cette erreur grossière, qui est encore reçue de quelques Médecins, que le quinquina fixe les humeurs qui causent les fièvres.

M. de Monginot m'en a ouvert le chemin dans son *Traité de la guérison des fièvres par le quinquina* : car cet auteur m'ayant fait voir que ce remède guérissait les fièvres en mortifiant les acides, j'en ai tiré cette conclusion, que les acides dominants dans le sang ou dans le chyle devaient être nécessairement la cause des fièvres ; et pour être pleinement convaincu que le quinquina mortifie et détruit les acides, bien loin de les fixer, j'en ai fait de nouvelles expériences sur du sang, et sur des liqueurs analogues au chyle : pour cela, j'ai pris deux fioles de verre que j'ai échauffées médiocrement ; j'ai reçu dans chacune de ces fioles environ 4 ou 5 onces de sang de cochon sortant des veines ; dans l'une j'avais mis 2 cuillerées de vinaigre, et dans l'autre j'avais mis environ autant de vin de quinquina tel qu'on le donne aux fébricitants ; j'ai plongé à l'instant ces deux fioles dans un peu chaude, afin d'avoir une chaleur proportionnée à celle du sang ; j'ai remarqué peu de temps après que le sang de la fiole dans laquelle j'ai mis le vinaigre était entièrement coagulé d'un rouge fort brun tirant sur le noir,

18. Earles (1961), Maehle (1999).

et que le sang de la fiole où j'avais mis le quinquina était fluide d'un beau rouge, approchant de la couleur du sang des artères. J'ai réitéré cette expérience plusieurs fois sur le sang d'autres animaux, et même sur du sang humain, en mêlant l'infusion de quinquina avec les mêmes précautions, et j'ai toujours remarqué les mêmes effets. [...] Je tire de cette conséquence, que le quinquina qui tient le sang [...] dans un état de fluidité, doit produire le même effet dans nos corps et sur nos humeurs, et que sur ce principe il est aisé de conclure qu'en guérissant les fièvres, il ne le fait que par ce qu'il raréfie le sang et le rend plus fluide, en détruisant les coagulations que les acides superflus y avaient produites, et que puisqu'il dissout les coagulations, il ne faut pas douter qu'il a la vertu de corriger et de détruire les levains acides en quel qu'endroit qu'il les trouve.

Jacques Minot, *De la nature et des causes des fièvres. Du légitime usage de la saignée et des purgatifs, avec des expériences sur le quinquina et des réflexions sur les effets de ce remède*, éd. 1710, p. 313-319.

2. Remèdes des iatrophysiciens et solidistes

On peut souscrire à l'idée selon laquelle « il n'y a pas de coexistence entre une mécanique du corps humain et des pratiques thérapeutiques issues d'une tradition médicale plus ancienne [...], mais plutôt incorporation des pratiques anciennes dans le nouveau système, qui tente de lui donner une base rationnelle[19] ». Ainsi, la saignée se présente bien alternativement à une évacuation de l'humeur sanguine viciée et comme réduction de la pression des fluides à l'intérieur du corps. Les iatrophysiciens se réclament de la nouvelle physiologie mécaniste de Descartes. Selon Giovanni Borelli, la maladie peut être due à un obstacle mécanique de l'écoulement du suc nerveux. Ce ferment devenu pyrétique doit être éliminé grâce à des produits désobstruants qui jouent le rôle d'antidote. Giorgio Baglivi adopte la théorie de la fibre, en un « solidisme » qui représente une vraie théorie alternative à la théorie humorale (humorisme) jusqu'à la fin du XVIIIe siècle. La fibre devient l'élément central d'une anatomie,

19. Cf. Janicki (2008), p. 59.

d'une physiologie et d'une physiopathologie du mouvement ; mais ces mouvements remplacent ceux des esprits animaux. Les mouvements des fibres qui constituent vaisseaux et nerfs doivent être libres pour que soient assurées la libre circulation du sang, du fluide nerveux, ainsi que la libre évacuation des déchets. De la tonicité normale des fibres dépend donc la santé. La thérapeutique vise à corriger l'excès ou le manque de tonicité des fibres qui perturbent ces mouvements physiologiques.

La théorie de la fibre connaîtra différentes variantes au XVIIIe siècle chez Hoffmann, Boerhaave, Haller, entrainant différentes explications physiologiques sans que la thérapeutique en soit considérablement modifiée.

Le mécanisme de Friedrich Hoffmann (*Médecine raisonnée*, 1739) se teinte d'iatrochimie et s'inspire de Leibniz, qui se prononçait en faveur d'une « chimie physiologique[20] ». La maladie résulte du mouvement circulatoire, ralenti ou accéléré, des fluides. Le sang qui contient le fluide nerveux dynamise les fibres, en une action « énergétique » en quelque sorte. La liqueur d'Hoffmann (mélange d'alcool et d'éther) agit selon ce mode d'action, la dynamisation des fibres.

Selon Hermann Boerhaave (*Traité de la matière médicale pour servir à la composition des remèdes indiqués dans les aphorismes*, 1739 ; *Institutions de médecine*, 1740), la maladie provient du dessèchement des parties solides et du ralentissement ou de l'accélération des mouvements de fluides. Il s'agit d'une sorte de conciliation entre humorisme et solidisme : les remèdes peuvent consister aussi bien en sédatifs, antispasmodiques, antiphlogistiques, évacuants et altérants (qui changent l'état des solides et des liquides). Son traducteur et disciple Julien Offray de La Mettrie adopte ses thèses.

Le concept d'irritabilité développé par Francis Glisson va se greffer sur la théorie de la fibre grâce à deux disciples de Boerhaave, Johann de Gorter et Albrecht von Haller. L'irritabilité distingue les êtres vivants des corps non vivants. Les maladies seront associées à une irritabilité anormale des fibres corporelles et permettent d'interpréter

20. Cf. Rey (1997), p. 127.

de façon complémentaire les symptômes avec la théorie humorale. Il s'agit de restaurer l'équilibre humoral ou la tonicité des fibres par des drogues correctrices. Pour William Cullen, les médicaments sont essentiellement sédatifs et antispasmodiques ou stimulants et toniques, mais il laisse ainsi subsister les classiques de la pharmacopée galénique. Son disciple John Brown va simplifier la thérapeutique en un système faisant table rase des bases anatomiques et physiologiques, en faisant de la maladie une entité abstraite dénuée de toute spécificité. Il n'y a plus que deux classes thérapeutiques à utiliser : les stimulants en cas de diminution de l'excitabilité (asthénie), et les dépresseurs en cas d'augmentation de cette dernière (sthénie). Le brownisme se développera en Allemagne et en Italie.

3. Remèdes vitalistes

Pour Glisson, Haller ou Brown, ni la chimie, ni la physique ne sont capables d'élucider les fondements des phénomènes vitaux. L'alternative animiste (Stahl) leur paraît entachée des mêmes erreurs[21]. L'importance du vitalisme dans l'histoire de la médecine a été réévaluée[22]. L'Université de Montpellier a joué un rôle initialement déterminant : Théophile Bordeu et Paul-Joseph Barthez deviendront les chefs de file de cette nouvelle école, qui se révèlera hétérogène. Leur position commune est néanmoins le rejet d'un certain dualisme et l'affirmation des propriétés spécifiques de la matière vivante, le primat de l'observation sur l'expérience. La notion d'irritabilité de la fibre développée par Glisson suscite leur intérêt, mais l'expérimentalisme de Haller lui est ainsi reproché[23]. De même, l'observation et l'expérience coexistent l'œuvre de Xavier Bichat, au prix

21. Selon Georg Ernst Stahl, la vie résiste à la corruption mécanique du corps, grâce à un principe de vie, l'âme. Stahl professe en thérapeutique une tendance à l'expectation hippocratisme, mais il faut savoir identifier un symptôme de défense (fièvre) pour le susciter ou l'épauler par des remèdes qui le produisent. Le principe de similitude, qui vient de Paracelse, sera repris par Hahnemann (homéopathie) et par Jenner (vaccination).

22. Rey (2000), Wolfe (2008), Nouvel (2011), Normandin et Wolfe (2013).

23. Rey (1997), p. 124.

d'une certaine tension, relativement par exemple à l'acceptation des résultats de l'anatomie pathologique.

D'un point de vue thérapeutique, le vitalisme, vu ses attaches avec l'hippocratisme, semble une médecine plutôt « expectante ». Cependant le vitalisme ne possède pas de théorie thérapeutique propre. La règle consiste en fait « à réveiller les forces vitales pour les pousser à agir plutôt que d'attendre que la force médiatrice se manifeste d'elle-même [...]. Il y a toujours dans la maladie une défaillance des forces vitales, et le médecin doit agir soit en les stimulant, soit en les détournant de "l'habitude qu'elles ont prise"[24] ». Bordeu préconise de transformer les maladies chroniques en maladies aiguës, de façon à permettre le travail de la crise (1775). Barthez se déclare en faveur d'une méthode perturbatrice, qui rompt les causes et les effets morbides, en opérant une sorte de détournement. Il propose une thérapeutique trinitaire, naturelle, auxiliaire de la *natura medicatrix*, analytique, alignant le traitement sur la hiérarchie des symptômes et leur violence, et prône l'empirisme, avec une tendance à l'utilisation de remèdes éprouvés (quinquina pour le paludisme, ipéca pour le vomissement) et la perturbation des phénomènes pathologiques par des médicaments violents comme les purgatifs pour les fièvres (*Traité des maladies goutteuses*, 1803). Bichat préconise une étude raisonnée des principes actifs médicamenteux à travers l'observation clinique et l'autopsie (*Anatomie générale*, 1801). Ses élèves rédigeront quelques grands traités de thérapeutique de la fin du siècle : Charles Joseph Antoine Schwilgue (1805), Jean-Baptiste Grégoire Barbier (1805), Jean-Louis Alibert (1818), où transparaissent les idées du maître, notamment celle de classer les médicaments selon les effets cliniques et physiologiques observés sur les différents tissus et organes, indépendamment de leur effet thérapeutique supposé.

4. Remèdes homéopathiques

De rares courants contestataires osèrent contester l'allopathie et le principe galénique du *contraria contrariis curantur* au profit du *similia*

24. Rey (1997), p. 143-144.

similibus curantur. L'école de Vienne eut plusieurs grandes voix pour critiquer la polypharmacie et pour rationaliser la thérapeutique en prescrivant isolément les remèdes, comme celle d'Anton Störck ou de Maximilian Stoll. Samuel Hahnemann pense qu'il est nécessaire d'étudier chez l'individu sain tous les symptômes des substances pures sous la forme la plus simple (*Organon der rationellen Heilkunde*, 1810). La correspondance entre les signes provoqués chez l'individu sain par le traitement et ceux de la maladie signe la bonne thérapeutique, à condition toutefois que le médicament soit administré à faible dose, c'est-à-dire fortement dilué. Ceci s'explique selon Hahnemann par le fait que le pouvoir (occulte) des médicaments est exalté lorsque leur substance est fractionnée. Cette thèse homéopathique d'Hahnemann selon laquelle un médicament produit un effet identique à celui de la maladie qu'elle combat et guérit aura ses partisans, mais surtout ses détracteurs, tout au long du XIXe siècle, jusqu'à nos jours. Mais comme on l'a expliqué avec humour : « Il suffit d'imaginer le goût épouvantable, le parfum suffocant, les effets indésirables de certaines médecines et de connaître leur problématique activité thérapeutique, pour comprendre et approuver le choix d'Hahnemann en faveur des dilutions infinitésimales. Quitte à être inefficace, autant que ce soit sans saveur, sans odeur et sans nocivité.[25] »

IV. LA PHARMACIE DES LUMIÈRES

1. L'esprit expérimental

La pharmacologie expérimentale* commence-t-elle au XIXe siècle ? Les XVIIe et XVIIIe siècles voient le développement des études pharmacologiques sur les drogues clés de cette période comme l'opium, le quinquina, le mercure, les lithotriptiques (drogues antilithiasiques contre la pierre urinaire[26]). Elle naît de l'attention portée aux remèdes spécifiques, liée à l'héritage paracelsien et iatrochimique et de la réac-

25. Teyssou (2007), p. 231.

26. La « pierre urinaire » pouvait aussi être extraite chirurgicalement (lithotomie), opération risquée et douloureuse. Maehle (1999), Earles (1961, 1963).

tion au galénisme. Les drogues exotiques, même connues depuis longtemps comme l'opium, sont particulièrement problématiques car leur effet s'explique mal par la théorie galénique.

Ce courant expérimentaliste est identifiable en Grande-Bretagne dès le XVIIe siècle. En 1657, le grand chimiste Robert Boyle et Christopher Wren collaborent pour effectuer des injections intraveineuses de médicaments (opium, dérivés métalliques) chez l'animal et étudient parallèlement l'effet des médicaments par voie intraveineuse et orale. Boyle avec sa chimie corpusculaire critiquera vigoureusement les conceptions de Paracelse (*The Skeptical Chemist*, 1661), ce qui en fera un des premiers chimistes au sens moderne. Alors que Richard Lower publie ses expériences de transfusion dans les *Philosophical Transactions* (1666), les expérimentations systématiques chez l'animal se développent peu à peu, avec l'idée d'une quantification de l'activité pharmacologique. Johann Wepfer, praticien de Schaffhausen et disciple de la chimie corpusculaire de Robert Boyle, est considéré comme un des pères de la toxicologie. Wepfer donne une interprétation corpusculaire de l'action des poisons, mais fait aussi appel à certains concepts paracelsiens (archée), et même galéniques (poisons chauds et froids). Il teste des extraits de noix vomique, de tabac et d'aconit chez l'animal, en vue de déterminer les doses de l'activité biologique et les doses toxiques (1676).

Des expériences similaires seront réalisées par Anton Störck (Vienne). D'autres sources sont italiennes. Les tentatives d'expérimentation de la voie intraveineuse se multiplient : Carlo Fracassati et Marcello Malpighi tentent chez les animaux des expériences d'injection de substances anticoagulantes, sans succès (1665). Fracassati étudie les effets de l'acide nitrique dilué. Felice Fontana travaille de manière approfondie sur les poisons animaux et végétaux, et conclut à la spécificité de l'action des drogues sur les organes. Il aurait le premier suggéré l'idée de principe actif, qui pourrait être responsable de l'effet du mélange original. En 1713, Dominique Anel construira une petite seringue portative destinée à recueillir les liquides organiques ou à injecter des substances. Peter John Andrew Daries dans sa dissertation sur la belladone contribue à conceptualiser la relation nette entre relation entre les doses et les effets (1776).

Les essais cliniques ne sont pas en reste. James Lind étude la thérapeutique du scorbut et sa prévention par l'acide citrique[27]. William Whitering dans *An account of the foxglove and some of its medical use* (1785) décrit les observations systématiques sur une période de dix ans de l'emploi thérapeutique de la digitale, avec des essais de « pré-statistiques ».

Aussi bien la tradition iatrochimiste que iatromécaniste, et même galéniste, réclament l'expérimentation chez l'animal, et celle-ci devient alors effective. Les plus réservés sont les vitalistes, selon lesquels la méthode organoleptique pouvait suffire à déterminer les propriétés des médicaments. Ainsi les essais des médicaments chez l'animal, historiquement éclipsés par les travaux de Magendie (voir chapitre suivant), existent bien avant ces derniers, même s'il ne faut pas exagérer *a posteriori* leur importance historique effective.

2. Les pharmaciens et les nouvelles sciences

Pour comprendre l'implication progressive des pharmaciens dans le développement des nouvelles sciences, on peut suivre le cas de la France.

Le XVIIe siècle voit la création de jardins des simples dans de nombreuses villes, dont Paris[28]. Le plus ancien à Paris est celui de Nicolas Houël. Le Jardin Royal des plantes médicinales est créé en 1626 à l'initiative de Guy de La Brosse, et destiné à l'enseignement pratique de la pharmacopée, malgré l'opposition de la Faculté de médecine de Paris, qui y voit un concurrent, et aussi parce que Guy de La Brosse était soutenu par les médecins de la Cour, issus de la Faculté de Montpellier qui utilisait des remèdes chimiques à la différence de sa rivale parisienne. Le Jardin a à la fois une fonction de conservatoire des drogues et plantes et une fonction

27. C'est l'acide ascorbique (vitamine C) du jus de citron et non l'acide citrique qui est antiscorbutique. Il ne sera isolé qu'en 1928.

28. Jaussaud (1998), Viel (1999).

d'enseignement. Celui-ci est extra-universitaire (comme celui du Collège Royal), axé sur la pratique pharmaceutique, avec des cours d'anatomie, de botanique, et de chimie. De nombreux apothicaires férus de chimie viennent y enseigner : Nicaise Le Febvre, Christophe Glaser, Moyse Charas, Gilles-François Boulduc, Guillaume-François Rouelle, son frère cadet Hilaire-Marin Rouelle, Antoine-Louis Brongniart, Étienne-François Geoffroy, tous impliqués dans l'évolution de la chimie en France. Plus largement, le Jardin des Plantes attire une pépinière de savants dans le domaine de la botanique et de la chimie : la famille Jussieu, Lemery, Antoine Baumé, Joseph Pitton de Tournefort, Antoine-François de Fourcroy, Pierre-Joseph Macquer y enseignent. Il sera longtemps dirigé par Buffon. En 1777, épiciers et apothicaires sont officiellement séparés : les apothicaires veulent devenir « pharmaciens » et la littérature pharmaceutique des pharmacopées et codex ne leur suffit plus. Parmi les œuvres les plus prisées, on compte le *Traité de Chymie* (1660) de Le Febvre, les *Éléments de pharmacie théorique et pratique* (1762) et le *Manuel de Chymie* (1763) de Baumé, le *Dictionnaire de Chymie* (1766) de Macquer, l'œuvre botanique et pharmaceutique de Carl von Linné (*Materia medica*, 1749).

La réception de la nouvelle nomenclature chimique, signée par Claude-Louis Berthollet, Antoine-Laurent de Lavoisier, Louis-Bernard Guyton de Morveau et Antoine-François de Fourcroy (*Méthode de nomenclature chimique,* 1787) est d'abord perçue plutôt comme une menace par le corps médical français qui avait l'habitude de nommer les substances par leurs effets thérapeutiques supposés[29]. Par contre, la chimie des gaz (chimie pneumatique) inaugurée par Boyle, Lavoisier, Joseph Priestley, Henry Cavendish, Carl Wilhelm Scheele, Joseph Black, qui marque le début de la chimie nouvelle[30],

29. Déré (1993). L'autre ouvrage fondateur est celui de John Dalton, *Un nouveau système de philosophie chimique* (1808). La théorie atomique ne s'imposera en France qu'assez tardivement, grâce à Charles-Adolphe Wurtz (Pigeard-Micault, 2011). Sur le rôle des pharmaciens à cette période de l'histoire de la chimie, cf. Simon (2005).

30. Cf. Fauque (2003).

va influencer la thérapeutique. Des expériences comme celles de Priestley (*Experiments and observations on different kinds of air*) suscitent l'intérêt pour l'emploi thérapeutique éventuel des gaz (voir plus loin l'histoire de l'anesthésie) et pour les substances minérales d'une façon générale (eaux minérales). Les protoxyde (gaz hilarant) et monoxyde d'azote de Priestley, qui représentent peut-être les premiers médicaments de synthèse, restent à l'état de curiosité de foire et il faudra attendre le siècle suivant pour voir la mise au point de l'anesthésie générale[31].

Le développement de la chimie de synthèse (acides, bases, sels) ouvre par ailleurs la voie de la chimie industrielle. À la fin du XVIIIe siècle, les principaux produits chimiques et leur préparation sont connus. La chimie permet déjà la fabrication industrielle de la soude (Leblanc, 1791), de l'eau de Javel (Berthollet, 1789), du nitrate de potassium ou de sodium ou salpêtre (Vauquelin, 1795). L'essor de la chimie organique (voir plus loin) sera plus lent. À peine commence-t-on l'extraction des composés organiques importants : Scheele extrait l'acide urique des calculs urinaires, l'acide lactique du lait, l'acide citrique du citron et Hilaire-Marin Rouelle l'urée de l'urine.

De ces premiers essais résultent les commencements de la chimie thérapeutique, dans le domaine de l'antisepsie et de la désinfection. Les années 1750-1752 voient les premiers pas de l'antisepsie introduite par le médecin militaire John Pringle, notion mêlée au départ à celle de conservation et de conservateur des denrées animales (antiputride). On utilise alors alun, succinate de sodium, nitrate de potassium, carbonate d'ammonium, camphre. Le chlore, isolé par Scheele sous le nom « d'acide muriatique déphlogistiqué » (1774), révèlera assez tôt ses propriétés antiseptiques. Vers 1800, les fumigations « guytoniennes » au chlore permettent la désinfection de l'air. Aujourd'hui, le terme de désinfection est plutôt réservé

31. En dehors des gaz, l'électricité est l'autre « fluide » à la mode dont on espère des applications thérapeutiques. Priestley en décrira une histoire (1767) dont il publiera une version populaire (1768).

au matériel. Mais surtout, 1792 voit la commercialisation de l'eau de Javel comme agent décolorant. Il s'agit d'une solution concentrée d'hypochlorite de potassium (plus tard remplacé par le sodium), qui sera utilisée comme antiputride par Antoine-Germain Labarraque. Sa recherche d'une solution libérant du chlore au contact des substances organiques aboutit à la fameuse « liqueur » de Labarraque, solution diluée de chlorure et d'hypochlorite de sodium (chlorure de chaux plus eau de Javel), qu'il préconisera aussi comme désinfectant des plaies. Après sa publication (*De l'emploi des chlorures d'oxyde de sodium et de chaux*, 1825) et celle de Thomas Alcock (1827), les hypochlorites vont régner en maîtres pour la désinfection de l'eau de boisson, l'antisepsie des mains, la désinfection des égouts, des locaux hospitaliers et autres lieux. L'hygiène hospitalière individuelle aura cependant beaucoup de mal à s'imposer, comme on va le voir.

V. CONCLUSION

Malgré le développement de l'expérimentalisme, le bilan thérapeutique reste modeste à la fin du XVIIIe siècle. Il faudra attendre les immenses possibilités que la chimie va offrir au siècle suivant. Les succès concernent avant tout la prévention. En ce domaine, il est impossible de ne pas rappeler la découverte majeure de cette fin de siècle, à savoir le premier médicament de la médecine préventive : le vaccin[32]. Autrement, les traitements sont symptomatiques, ce qui permet dans une certaine mesure de ne pas tenir compte de l'absence de consensus étiologique sur la maladie. À cet égard, beaucoup trop de conciliations sont possibles, comme on l'a vu avec Boerhaave. Ainsi les théories humorales et solidistes sont complémentaires, jusqu'à un certain point, donnant naissance à un paradigme « humoral-solidiste » assez courant en cette fin de siècle. Ce paradigme permet l'interprétation complémentaire des symptômes

32. La découverte du vaccin est exposée dans Edward Jenner, *An inquiry into the causes and effects on the variole vaccinae* (1796). Sur l'histoire de la variolisation, déjà pratiquée en Orient, cf. Moulin (1996).

en terme d'humeur et de fibre, donc aussi de l'action correctrice des drogues. Le médicament agit à la fois sur l'équilibre des humeurs et sur celui de la tonicité des fibres, fibres nerveuses des organes et/ou des vaisseaux sanguins qui sont douées d'irritabilité, mais dont l'irritation peut être anormale au cours de la pathologie. Les drogues corrigent deux déséquilibres : celui des humeurs et celui lié à cette irritation anormale des fibres. Sur les fibres, les traitements peuvent être sédatifs (comme les saignées), anti-irritants (vésications), stimulants (comme l'électricité ou l'eau froide). Les anciennes catégories médicamenteuses peuvent être maintenues. Ainsi, les cathartiques (purgatifs) évacuent des humeurs et relâchent la tension des fibres intestinales (lutte contre la constipation), les émétiques évacuent les humeurs et relâchent la tension des fibres de l'estomac et le reste du corps (lutte contre la fièvre), l'action des toniques, narcotiques, diaphorétiques (sudorifiques), diurétiques, vésicatoires sont l'objet d'interprétations semblables.

IV

L'essor de la pharmacologie moderne (XIXe-XXe siècles)

Au XIXe siècle, la pharmacopée va subir de profondes modifications. Les progrès fulgurants de la chimie, l'esprit expérimental qui pénètre la physiologie et la médecine, l'apparition de revues spécialisées et celle d'un enseignement rénové de pharmacie[1] vont contribuer à l'émergence de la pharmacologie. Le terme, attesté en France en 1738, est encore peu employé. La pharmacologie, théorie des médicaments et de leur emploi, ambitionne de réformer l'ancienne matière médicale en une science nouvelle[2] (voir encadré).

Pharmacologie et pharmacie

La pharmacie est définie aujourd'hui comme « un ensemble de sciences théoriques et appliquées conduisant à concevoir, fabriquer, contrôler et dispenser les médicaments » (Delaveau, 2001, p. 1154), alors que la pharmacologie étudie plus spécialement les effets du médicament sur les organismes vivants. Initialement restreinte à « la description des agents dont la médecine se sert avec l'indication de leurs propriétés et de leur usage » (Merat et de Lens, 1832), la pharmacologie deviendra au cours du siècle, conformément à son étymologie,

1. En France, la loi de germinal an XI (11 avril 1803) réorganise la profession pharmaceutique en confiant à l'État sur le plan national le monopole de l'enseignement de la pharmacie, et le premier codex national date de 1818.

2. Barbier (1803).

« connaissance des médicaments à tous les points de vue intéressant la pratique de la médecine » (Pouchet, 1907). C'est encore dans cette acception large qu'on la considérait jusqu'au début du XXe siècle, ce qui la faisait correspondre pratiquement au savoir pharmaceutique dans son ensemble. Au cours du XIXe siècle et au début du XXe siècle, les traités où figure le mot « pharmacologie » (par exemple celui d'Allyre Chassevant en 1907) sont encore en fait des traités de thérapeutique (l'art de formuler et de prescrire) et de matière médicale (avec les indications des plantes et les posologies). La pharmacologie, discipline appliquée à la médecine, n'est alors souvent considérée par elle que comme une partie technique annexe de la thérapeutique médicale à savoir celle qui s'occupe des études spéciales de tout ce qui touche au médicament. Cette partie annexe comprend ainsi classiquement la matière médicale (étude des matières premières), la pharmacie galénique (art des préparations), la pharmacodynamie (études des effets), la pharmacie chimique (chimie du médicament) et la pharmacothérapie (emplois thérapeutiques des médicaments et posologies). L'acception de la pharmacologie comme la science traitant essentiellement de l'effet des médicaments, pratiquée par le pharmacologue, s'accentue dans la première partie du XXe siècle, où elle s'affirme, en même temps que s'affine la compréhension du mécanisme d'action des médicaments, à côté de la pharmacothérapie (essentiellement pratique médicale) et de la pharmacie (pratiquée par le pharmacien).

Ce savoir est lié comme au siècle précédent aux plantes médicinales et à la chimie. Mais la nouveauté réside en l'ouverture du champ des possibles. Il devient envisageable d'une part d'isoler et d'identifier des substances issues des plantes médicinales ancestrales provenant des divers continents, et d'autre part de développer des molécules inédites, par hémisynthèse et synthèse. En somme, on peut désormais librement « purifier », « rectifier », et « inventer ». À ces substances nouvelles, au fur et à mesure des découvertes empiriques, on va appliquer des méthodes d'études expérimentales inspirées de la physiologie, ce qui permettra de formuler de nouveaux principes théoriques concernant le mode d'action des médicaments (« expérimenter et théoriser »). Des stratégies de recherche industrielles se dégagent pour l'invention du médicament, consistant en « exploiter le hasard », « mimer et moduler », « trier ».

I. PURIFIER, OU L'EXTRACTION DES PRINCIPES ACTIFS ET LA RÉVOLUTION DES SUBSTANCES PURES

La recherche de la « substance pure » inaugure une période radicalement nouvelle de l'histoire des médicaments. La quête de la pureté correspond à l'essor de la chimie analytique et des moyens techniques applicables pour séparer, identifier et doser les molécules (appelées « principes actifs ») au sein de mélanges parfois très complexes.

C'est Friedrich Sertürner, un pharmacien de Westphalie, qui ouvre l'histoire de l'extraction des molécules actives d'origine végétale[3]. En 1805, il décrit l'isolement de l'acide méconique des extraits frais d'opium. L'année suivante, il obtient par extraction acide une substance hydrosoluble précipitable par l'ammoniaque sous forme de cristaux blancs, ce qui montrait qu'il s'agissait d'une base faible. Il appellera cette substance, dont il montre expérimentalement qu'elle cause une indifférence à la douleur et un effet narcotique, « morphine », en honneur du dieu Morphée. Sertürner publie en 1817 les effets de ses expérimentations des effets de la morphine sur lui-même et quelques amis. Aussitôt, le chimiste Joseph Gay-Lussac propose avec enthousiasme d'attribuer aux substances qui pouvaient être isolées d'autres plantes le suffixe « -ine ». La technique d'extraction fut de fait appliquée à beaucoup d'autres « alcaloïdes », nom qui sera donné par Wilhelm Meissner en 1818 aux bases faibles obtenues par la méthode de Sertürner[4]. D'autres dérivés végétaux non-alcaloïdes comme la digitaline seront aussi extraits (voir tableau ci-après).

---

3. Sur l'histoire des alcaloïdes, cf. Bellet (1985).

4. Charles Derosné et Armand Seguin avaient aussi isolé la morphine sans en faire le principal principe actif de l'opium. Une vingtaine d'autres alcaloïdes côtoient cette morphine dans l'opium, dont la codéine et la papavérine.

Isolement de quelques substances d'origine végétale

Substance	Date	Auteur(s)	Origine
Morphine	1805, 1817	Sertürner	*Papaver somniferum var. album* (pavot)
Strychnine	1818	Pelletier et Caventou	*Strychnos nux-vomica* (noix vomique)
Quinine	1820	Pelletier et Caventou	*Cinchona officinalis* (quinquina)
Colchicine	1820	Pelletier et Caventou	*Colchicum automnale* (colchique)
Codéine	1832	Robiquet	Pavot
Atropine	1833	Geiger et Hesse	*Atropa belladona* (belladone)
Papavérine	1848	Merck	Pavot
Cocaïne	1859	Niemann	*Erythroxylon coca* (coca)
Pilocarpine	1875	Gerrard et Hardy	*Pilocarpus pennatifolius* (jaborandi)
Scopolamine	1880	Ladenburg	*Datura stramonium* (stramoine)
Ephedrine	1887	Yamanashi et Nagaï	*Ephedra sinica* (éphédra)
Ergotoxine	1906	Carr et Barger	*Claviceps purpurea* (ergot de seigle)
Histamine	1910	Barger et Dale	Ergot de seigle
Ergotamine	1920	Stoll	Ergot de seigle
D-tubocurarine	1943	Wintersteiner et Dutcher	*Chondodendron tomentosum*
Réserpine	1952	Müller Schlittler Bein	*Rauwolfia serpentina*

Toutes ces substances avaient *a priori* de grandes chances de présenter des activités pharmacologiques, puisqu'extraites de plantes médicinales[5]. En France s'illustrent des chimistes comme Joseph-Bienaimé Caventou, Pierre-Joseph Pelletier, Pierre-Jean Robiquet, qui s'inspirent des conceptions de Joseph Gay-Lussac et de Claude-Louis Berthollet. Dans les pays germaniques, citons Philipp Lonz Geiger, Germain Henri Hess, Georg Franz Merck, Albert Niemann, dont les maîtres sont plutôt Friedrich Wöhler et Justus von Liebig, dont on verra plus loin le rôle dans l'essor de la chimie de synthèse. Cette pléiade de chimistes a su vaincre les obstacles techniques délicats de l'isolement des alcaloïdes qui doivent être extraits, obtenus à l'état pur et stable, c'est-à-dire cristallisé, pour une utilisation éventuelle en thérapeutique. L'isolement des substances pures touchera

5. Aujourd'hui encore, la chasse aux secrets des sorciers et guérisseurs fait partie intégrante de la recherche des nouvelles matières premières végétales.

inégalement les trois règnes. Il se fera à un degré bien moindre à partir des substances minérales. Celui des fragiles molécules actives issues des produits animaux ne sera possible qu'au siècle suivant, où il se confondra largement avec l'histoire des vitamines, neuromédiateurs et hormones (voir plus loin).

II. INVENTER, OU LES PREMIERS MÉDICAMENTS DE SYNTHÈSE

Une autre voie de recherche que celle de l'extraction-purification des médicaments à partir des sources naturelles sera empruntée par la chimie de synthèse, c'est-à-dire l'invention de molécules qui ne se trouvent ni dans le monde organique, ni dans le monde inorganique. Ces molécules artificielles inaugurent l'ère de la « pharmacie chimique* », appelée plutôt aujourd'hui chimie pharmaceutique, chimie thérapeutique, ou pharmacochimie*.

La pharmacie chimique résulte du fort développement conjoint de la chimie minérale et organique au cours du XIXe siècle[6]. C'est Nicolas Lemery qui eut l'idée de séparer la chimie minérale, qui étudie les corps appartenant au règne minéral, et la chimie organique, qui étudie les substances élaborées par les animaux et les végétaux. Lavoisier va montrer que par combustion ces deux dernières fournissent toujours du gaz carbonique et de l'eau. Ces substances organiques renfermaient donc toujours les éléments carbone (C) et hydrogène (H), auxquels vinrent plus tard s'ajouter d'autres. Il est classiquement admis que l'analyse des composés du carbone connut un certain retard technique, parce que ses progrès dépendent de ceux de la chimie minérale pour l'analyse élémentaire, et que les composés organiques sont plus fragiles pour « l'analyse immédiate », selon l'expression de Fourcroy, c'est-à-dire pour l'extraction à partir

6. L'essor de la chimie organique est lié aux grands chimistes nés au tournant du siècle, notamment Wöhler, Berzelius, Berthelot. Sur la chimie organique à partir de cette période, cf. Tomic (2010) et les histoires de la chimie de Vidal (1985), Wojtkowiak (1988), Bensaude-Vincent (2001), Baudet (2004).

des mélanges. L'obstacle serait aussi philosophique, lié à la persistance du vitalisme. Le chimiste Jöns Jacob Berzélius, qui avait développé des techniques d'analyse de ces composés, maintient ainsi la notion d'une force vitale qui aurait eu le pouvoir spécifique de synthétiser les substances organiques, ce que réfutera Wöhler par sa fameuse synthèse de l'urée à partir du cyanate d'ammonium (1828). La chimie est « une », et les chimistes *en droit* peuvent travailler dans les deux mondes, minéraux et organiques : Wöhler isole l'aluminium, le béryllium, aussi bien que l'amygdaline ou l'hydroquinone avec Justus Liebig, un autre promoteur de l'analyse organique. Liebig lui-même étudie l'acide urique, l'acide hippurique, le cycle du carbone entre les plantes et les animaux tout en synthétisant le chloroforme et l'hydrate de chloral… Cependant si la séparation entre monde organique et inorganique se révèle bien factice relativement aux lois de la chimie, la distinction chimie minérale et chimie organique se justifie malgré tout par la nature des molécules étudiées. La chimie organique étudiera spécifiquement les dérivés du carbone, qu'ils soient d'origine naturelle ou artificielle. La chimie organique de synthèse commence à la suite d'Hermann Kolbe et de sa synthèse de l'acide acétique (1842-1845). Marcellin Berthelot la développa considérablement en France, avec la synthèse de l'alcool éthylique, du méthane, de l'acétylène, du benzène. D'un point de vue théorique, Liebig et Jean-Baptiste Dumas construisent entre 1830 et 1840 la théorie des radicaux. Des groupements atomiques fixes lors d'une réaction (groupements nitriles, benzoyle, éthyle, alcool, etc.) caractérisent des familles de composés organiques. Dumas développe au même moment la théorie des substitutions qui nuance la théorie précédente puisqu'un atome d'hydrogène peut être remplacé par un atome d'halogène par exemple, donnant naissance à des dérivés analogues. Charles Gerhardt élabore la notion de série homologue en 1844-1845, permettant de classer les dérivés organiques, les formules variant régulièrement dans une série en devenant de plus en plus complexes (méthane, éthane, propane, etc.). Le reste appartient à ce même Gerhardt, August Wilhelm von Hofmann, Alexander Williamson qui aux alentours de 1850 élaborent la théorie des types, et à Friedrich August Kékulé et sa théorie de la valence. Au milieu du siècle, une grande partie de l'édifice conceptuel est alors en place pour la représentation des structures moléculaires.

Après 1850, les méthodes de recherche des composés organiques, jusque-là préparés au coup par coup, vont se systématiser. La pharmacie chimique va alors profiter de la maîtrise des méthodes de synthèse et se développe initialement à partir d'Eugène Soubeiran, Justus von Liebig, Jean-Baptiste Dumas (voir tableau ci-après). Les premiers médicaments de synthèse furent des molécules relativement simples qui seront utilisées comme antiseptiques locaux ou anesthésiques généraux (figure 6). La découverte des propriétés thérapeutiques de ces produits dut beaucoup au hasard. Quelques exemples classiques vont rendre plus concrètes ces considérations[7].

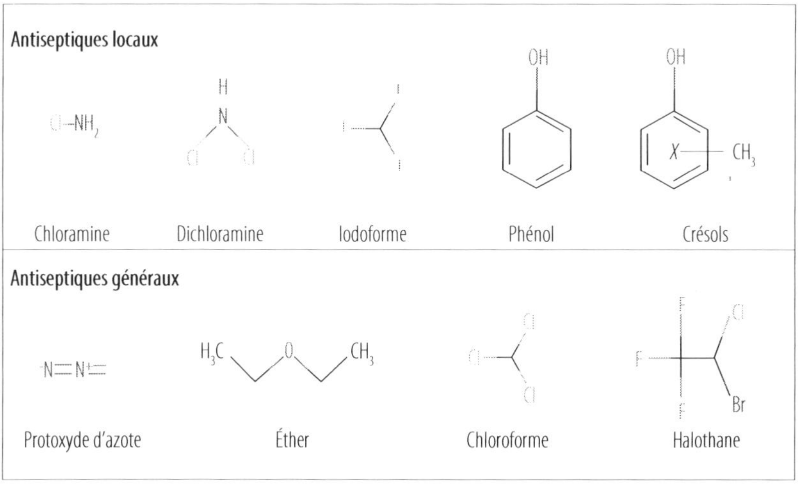

Figure 6 : Quelques-unes des premières petites molécules synthétiques en utilisées en thérapeutique.

7. On a voulu donner ici quelques exemples de développement de classes médicamenteuses sans qu'une étude exhaustive soit possible. Les ouvrages de pharmacologie d'Yves Landry contiennent une foule d'indications historiques (Landry 2009, 2010, 2011). Dans ce qui suit, les références aux monographies et aux articles scientifiques primaires des découvertes se trouvent dans Leake (1975), Parnham (1983-1986), Wolff (1980), Chast (1995), Sneader (1985, 2005), Raviña (2011).

Premières synthèses organiques

Substance	Date	Synthèse
Acide oxalique	1824	Wöhler
Urée	1828	Wölher
Acide salicylique	1828	Kolbe
Chloroforme	1831	Soubeiran
Chloral	1832	Liebig
Nitrite d'amyle	1844	Balard
Acide acétique	1845	Kolbe
Trinitroglycérine	1846	Sobrero
Acide acétylsalicylique	1853	Gerhardt
Mauvéine	1856	Perkin
Alcool éthylique	1856	Berthelot
Méthane	1858	Berthelot
Acétylène	1859	Berthelot
Acide arsanilique	1859	Béchamp
Acide barbiturique	1864	Baeyer
Benzène	1866	Berthelot
Acétylcholine	1867	Baeyer
Alizarine	1868	Perkin et Graebe
Phénylhydrazine	1875	Fischer
Paracétamol	1878	Morse
Acide valproïque	1882	Burton
Phénazone	1883	Fischeret Knorr
Barbital	1903	Ficher et von Mering
Adrénaline	1904	Stolz Aldrich
Phénytoïne	1908	Biltz
Arsphénamine	1910	Ehrlich et Hata
Histamine	1907	Windaus et W. Vogt
Phénobarbital	1911	Hörlein
Acétarsol	1921	Fourneau et Tréfouël

1. Antiseptiques locaux

Le combat de l'hygiène médicale individuelle fut difficile à mener, car la relation entre mortalité hospitalière et contamination des surfaces inertes ou cutanées fut longtemps non établie. C'est en obstétrique qu'il commença. Robert Collins puis Oliver Wendell

Holmes (1829) incriminent la propreté des mains des soignants sur l'incidence de la fièvre puerpérale et préconisent sans grande réussite l'utilisation des hypochlorites et solutions chlorées pour la désinfection des mains. Ignaz Semmelweis n'eut pas plus de succès à Vienne. Ces épisodes font partie de l'histoire « héroïque » des pionniers de l'hygiène : ce n'est pas tant l'efficacité des solutions d'hypochlorites, notamment la liqueur de Labarraque, obtenue par dilution à partir de l'eau de Javel (voir chapitre précédent), que les habitudes séculaires qui y firent obstacle.

Le problème des hypochlorites est cependant leur caractère irritant pour les tissus lésés, ce qui limite leur usage comme antiseptiques cutanés. La solution de Henry Dakin est plus diluée en d'hypochlorite de sodium que la liqueur de Labarraque, et tamponnée pour être moins caustique. Au début du XXe siècle, la réactivité du chlore avec les groupements aminés des protéines microbiennes mena aussi à l'idée de dérivés organiques chlorés, les chloramines, proposées par Henry Dakin et Julius Cohen : chloramine pour la désinfection des plaies et dichloramine pour la désinfection de l'eau. L'exploration antiseptique d'autres halogènes semble dès lors logique. L'iode en solution aqueuse (solution iodo-iodurée de Lugol) ou en solution alcoolique (soluté alcoolique d'iode à 1 % ou teinture à 5 %), est d'abord employé comme antiseptique, ainsi que son dérivé organique, l'iodoforme (1822), moins irritant. La polyvidone iodée (Bétadine®) est le lointain successeur de ces dérivés. Casimir Davaine mènera des travaux systématiques sur les propretés bactéricides de ces premiers dérivés antiseptiques, qui prirent une part importante des procédures d'antisepsie en Europe, mais qui furent bientôt rattrapés par le phénol et les dérivés phénoliques.

Le goudron de houille est une matière première essentielle de la chimie organique industrielle. Fredlieb Runge en tire par distillation une huile aromatique (1834) qui sera identifiée comme le phénol par Auguste Laurent et Charles Gerhardt. Sa préparation par Frederick Calvert commence à Manchester (1857), mais comme matière première industrielle. Antoine Béchamp remarque l'intérêt du phénol pour éviter la putréfaction. En outre, les propriétés antiseptiques de l'émulsion de goudron de houille (coaltar) de Ferdinand Lebeuf et François-Jules Lemaire (1862) étaient exploitées alors que la nature de la substance antiseptique restait posée. Son identification chimique au phénol, et les publications de Lemaire et de Calvert qui en suivirent (1861-1863) militeront pour son emploi comme antiseptique.

Pour aller plus loin, il faudra attendre que Louis Pasteur montre le rôle des microbes dans le processus de putréfaction. À la lecture des travaux de Pasteur publiés dans les *Comptes rendus hebdomadaires de l'Académie de sciences* (1861-1863), pour Joseph Lister, les choses sont claires : les agents antiputréfiants préviendraient aussi les infections. Lister utilise faute de mieux un mélange de dérivés phénoliques préparé à partir du goudron de hêtre : le créosote (phénol et crésylols). En 1865, il applique sa préparation sur la jambe gangrénée d'un enfant de onze ans, et remporte un succès comparable à celui de Pasteur avec la rage, mais bien moins reconnu. C'est avec difficulté que se diffusera sa découverte, jusqu'à la publication de sa *Chirurgie antiseptique* (1876), qui réalise une révolution de la pratique chirurgicale aussi importante que celle des anesthésiques généraux. Outre les travaux de Casimir Davaine, la preuve *in vitro* des propriétés antiseptiques (hypochlorites, iode, phénols) sera apportée par l'école allemande de microbiologie (Robert Koch).

2. Anesthésiques généraux

Depuis l'Antiquité, on utilise la pharmacopée végétale pour obtenir l'insensibilisation lors des pratiques chirurgicales, à savoir des plantes narcotiques comme l'opium, ou la mandragore. Après son apparition, on utilisera l'alcool. Les pratiques non médicamenteuses furent aussi variées : le froid, l'ischémie provoquée (syncope), simplement la contention… La chimie des gaz, qui progresse considérablement au cours du XVIIIe siècle, va renouveler la situation. Pourtant même si certaines substances comme le protoxyde d'azote et l'éther étaient connues depuis longtemps, l'idée d'utiliser des gaz par inhalation eut du mal à s'imposer. Le chimiste Joseph Priestley découvre le protoxyde d'azote (N_2O) en 1776, reconnu comme « gaz hilarant ». Humphrey Davy signale les propriétés anesthésiques du *nitrous oxide gaz* dans sa monographie (1799-1800), reprise par William Barton (1808). Les effets anesthésiques de l'éther, substance connue des chimistes sous le nom d'huile de vitriol, avaient été décrits quant à eux par le chirurgien Matthew Turner (1743). Michael Faraday compare les propriétés de l'éther éthylique et du protoxyde d'azote et propose leur utilisation pour prévenir les douleurs chirurgicales (1818)[8].

Aux États-Unis, William Clarke utilise pour la première fois l'éther en 1842 au cours d'une opération dentaire, et Crawford Long le choisit également pour diverses opérations de petite chirurgie. Ils ne publient pas leurs résultats… Le protoxyde d'azote est alors utilisé par les médecins itinérants. Le dentiste Horace Wells est frappé par les effets spectaculaires du gaz et, en 1844, se fait faire, pour les vérifier une extraction dentaire par un collègue sous oxyde d'azote, avec succès. Il veut réaliser une démonstration publique au *Massachusetts General Hospital*, qui échoue. Mais il en avait informé William Morton qui prend la suite en 1846, et cette fois la démonstration publique réussit. Peu à peu, en expérimentant chez les animaux, Morton se convainc que l'éther par inhalation serait un anesthésique de meilleure qualité. Il utilise l'éther à la place de l'oxyde d'azote sur les conseils du chimiste Charles Jackson et réussit à son tour la fatidique démonstration au *Massachusetts General Hospital*. Morton dépose un brevet en 1846 sur le matériel d'administration, l'inhalateur, et publie ses résultats en 1849. Le terme *anesthesia* fut proposé par Oliver Wendel Holmes à Morton en 1846. Une querelle de brevet et de priorité s'ensuivit entre Wells, Jackson et Morton. D'autant que Crawford Long publie aussi un rapport sur son antériorité de l'utilisation de l'éther…

Les travaux sur l'éther se poursuivent avec Nikolaï Pirogoff. L'insécurité liée à l'emploi de l'éther laisse cependant le champ libre à d'autres anesthésiques. Le chloroforme est synthétisé en 1831 par Eugène Soubeiran à la recherche de dérivés antiseptiques chlorés, et indépendamment par Samuel Guthrie et Liebig. Pierre Flourens

8. L'emploi d'autres gaz fut envisagé. Henry Hill Hickmann en 1824 réalise des expériences contrôlées chez les animaux en utilisant le dioxyde de carbone (CO_2).

compare les effets de l'éther et du chloroforme chez l'animal (1847). Les travaux cliniques commencent en 1847 lorsque l'Anglais James Simpson, voulant appliquer la découverte américaine en obstétrique, essaye différents solvants volatils et choisit le chloroforme. Mais le chloroforme provoque des troubles cardiaques, d'autant qu'il faut assurer la permanence de l'oxygénation des malades. Pendant des années, les USA préfèreront l'éther et la Grande-Bretagne le chloroforme.

Thomas Nunnely tente l'utilisation de mélanges d'anesthésiques, réalisant des phénomènes de potentialisation et pousse la recherche sur les mérites comparés des anesthésiques d'autres composés volatils (1848-1849). John Snow les étudiera à son tour en 1858. La recherche des anesthésiques volatils inaugure toute une série de recherches sur les relations structure-activité, notamment les travaux de Benjamin Ward Richardson, un collègue et ami de John Snow (voir plus loin), qui vont aboutir finalement à l'halothane (1951) et aux dérivés fluorocarbonés utilisés aujourd'hui.

3. Hypnotiques et antiépileptiques (figure 7)

L'anesthésie bénéficia ensuite des progrès considérables de la voie veineuse[9] et de l'utilisation d'adjuvants comme les curares. L'anesthésie par voie veineuse utilisera au départ les dérivés du chloral (libérant du trichloroéthanol) et les dérivés sulfonés. Le point commun de ces dérivés étant la fonction diéthylméthane, il fallait étudier toutes les séries correspondantes.

C'est ainsi que l'on aboutit aux dérivés de la diacétylurée, qui, cyclisés, conduisent à l'acide barbiturique (Adolf von Baeyer, 1864). Le cycle malonylurée de l'acide barbiturique peut être substitué. Le diéthylmalonylurée ou barbital, synthétisé par Emil Fischer (1903), fut le premier d'entre eux. La série chimique des barbituriques est alors développée. Les barbituriques remplacèrent l'hydrate de chloral comme hypnotiques, et l'on tenta l'emploi en anesthésie du barbital, du butobarbital, du pentobarbital, de l'hexobarbital. Les thiobarbituriques,

9. Après qu'Alexander Wood et Charles-Gabriel Pravaz eurent mis au point la seringue hypodermique (1853).

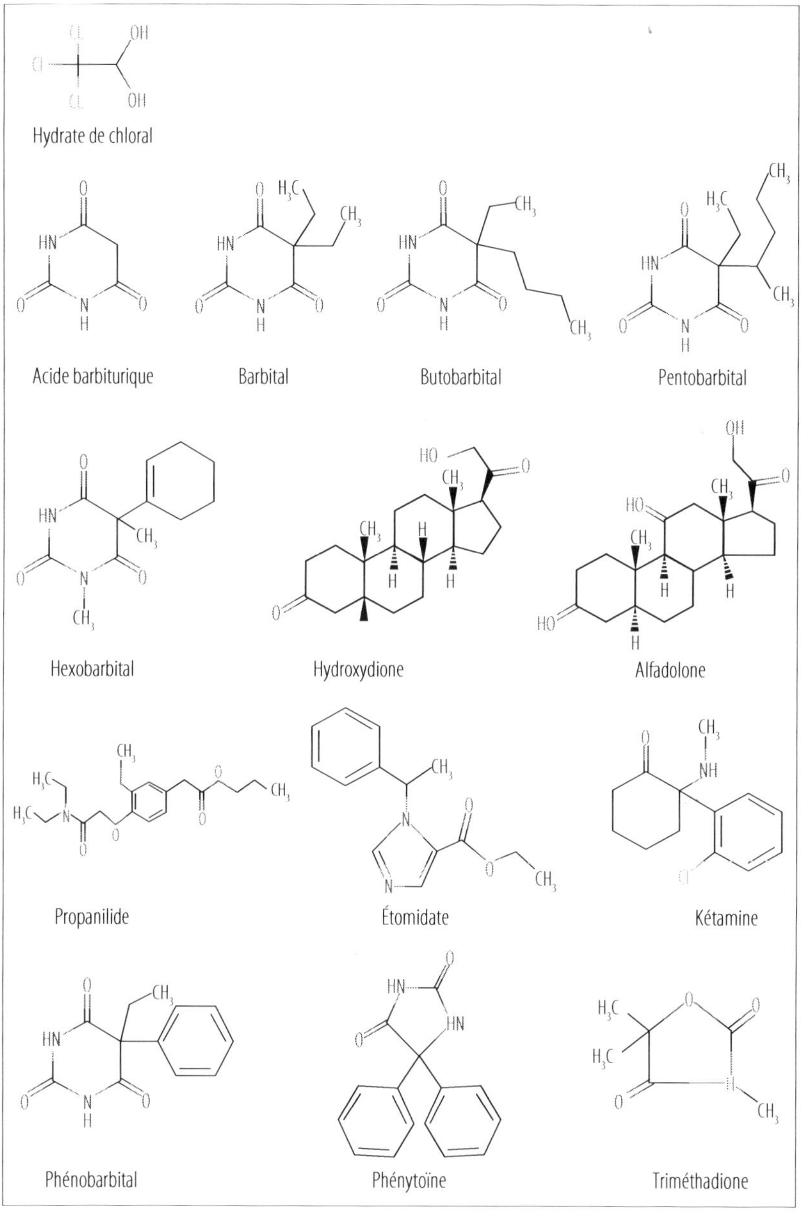

Figure 7 : Hypnotiques, anesthésiques généraux, anti-épileptiques.

qui avaient été étudiés auparavant par Joseph von Mering, se révélèrent les meilleurs avec le thiopental, bien que la marge entre la dose efficace et la dose toxique soit très étroite. D'autres dérivés chimiquement très différents des barbituriques apparurent pour l'anesthésie intraveineuse : stéroïdes (hydroxydione, alfadolone), dérivés terpéniques (propanidide), étomidate, kétamine.

Les médicaments anesthésiques, hypnotiques et antiépileptiques ont au départ été les mêmes... Le chloral et les bromures furent d'abord employés pour calmer l'agitation des morphinomanes sevrés, puis comme sédatifs ou hypnotiques. À la suite des travaux de Charles Locock (1857), on utilisera pour l'épilepsie le bromure de calcium, sédatif plus qu'anticonvulsivant. Le relais sera pris par le phénobarbital, révélé par Alfred Hauptmann (1912) comme étant un bon antiépileptique (traitement du grand mal). Les étapes suivantes de l'histoire des antiépileptiques seront américaines, avec l'introduction de dérivés non barbituriques : diphénylhydantoïne (phénytoïne) pour le grand mal (Hiram Merritt et Tracy Putnam, 1938) et triméthadione pour le petit mal (Richard Richards et Meyer Perlstein, 1946). Les barbituriques seront très utilisés comme hypnotiques dans la première moitié du XXe siècle, puis abandonnés du fait de leur toxicité, au profit des benzodiazépines dans les années 1950.

4. Antiangoreux et vasodilatateurs (figure 8)

Le chimiste Antoine-Jérôme Balard synthétise le nitrite d'amyle (1844), dérivé hypotenseur chez l'animal. Thomas Brunton par sphygmomanométrie (tensiométrie) avait montré que la pression artérielle des patients atteints de crise aiguë d'angor (angine de poitrine ou ischémie myocardique) était anormalement élevée, et que le nitrite d'amyle permettait de calmer les douleurs (1867). Brunton pense que c'est l'effet hypotenseur qui est à l'origine de cet effet antiangoreux. Toutefois, le nitrite d'amyle possède des effets secondaires liés à une vasodilatation intense démontrée par Bernard Ward Richardson (1865) : flush facial, évanouissement, priapisme, et surtout maux de tête. Était-ce le radical amyle ou le radical nitrite du nitrite d'amyle qui provoquait les maux de tête ? Il fallait pour le savoir synthétiser d'autres dérivés nitrés.

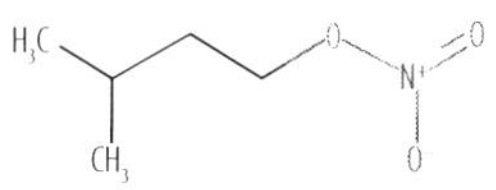
Nitrite d'amyle

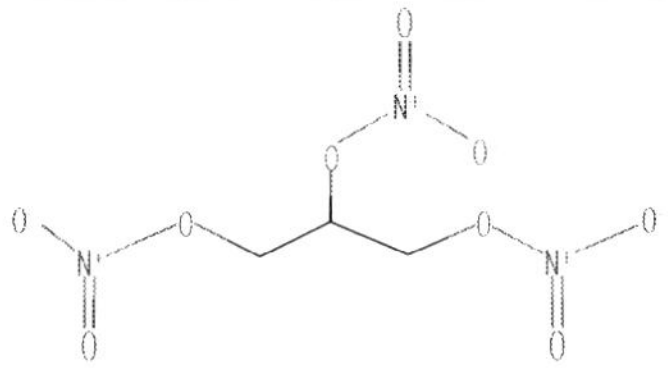
Trinitrine

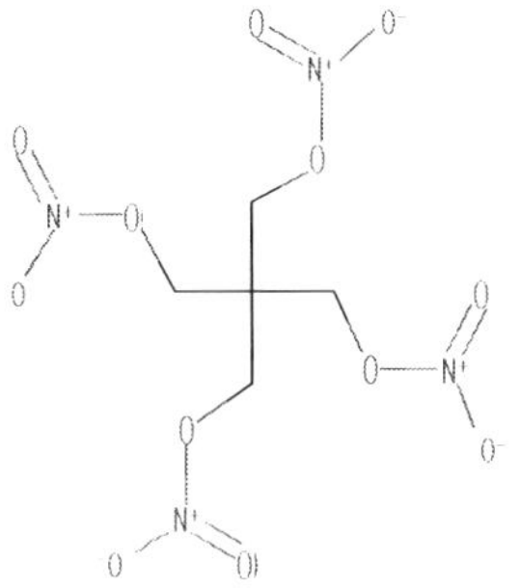
Pentaerythrityl tetranitrate

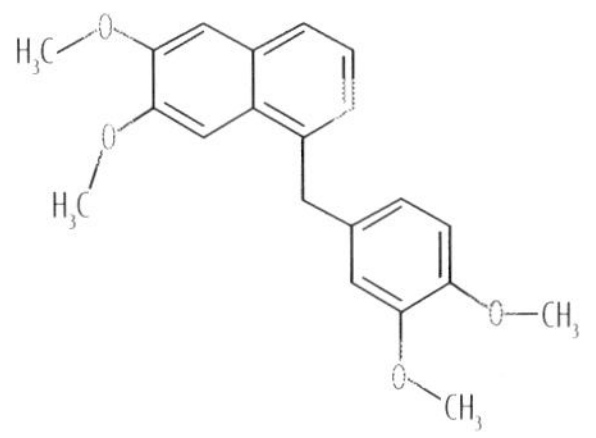
Papavérine

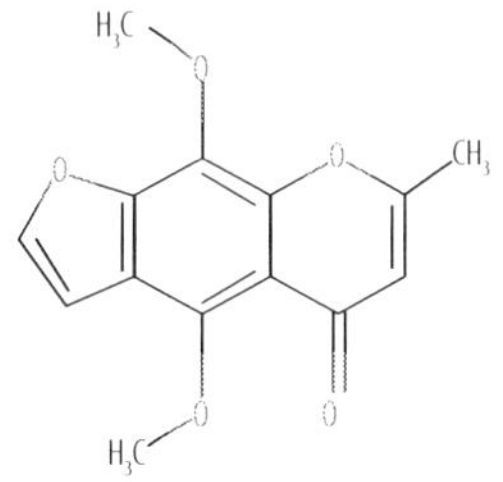
Khelline

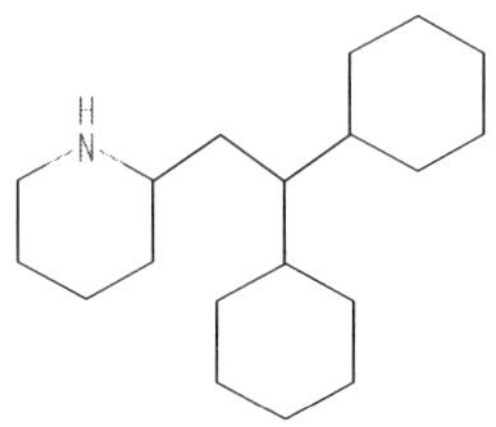
Perhexiline

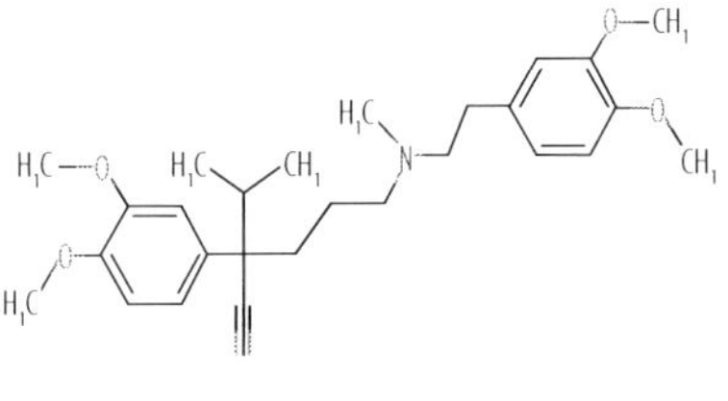
Verapamil

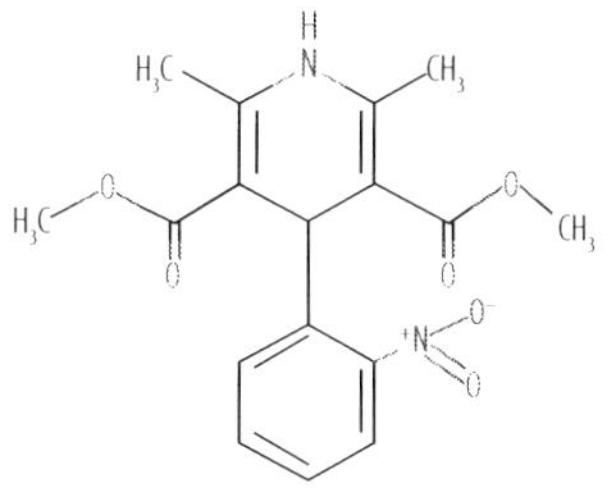
Nifépidine

Figure 8 : Anti-angoreux et vasodilatateurs.

En 1846, Ascanio Sobrero avait synthétisé la trinitroglycérine ou trinitrine (TNT), instable, invention qui sera ensuite utilisée par Alfred Nobel pour la fabrication de la dynamite. On avait déjà remarqué les propriétés migraineuses de la trinitrine, liées à une activité vasodilatatrice selon l'anatomopathologiste Johann Friedrich Hermann Albers (1864). La trinitrine avait été aussi retenue par Brunton, mais se révélait donc aussi mal tolérée que le nitrite d'amyle chez certains patients. Du moins cela prouvait-il que c'était bien le radical nitrite qui était responsable de l'activité.

William Murrel entreprend une étude comparée des effets du nitrite d'amyle et de la trinitroglycérine et révèle alors leurs différences pharmacocinétiques*. L'action de la trinitrine est moins rapide que le nitrite d'amyle, mais aussi fugace. Il faut donc moduler les doses et respecter le site de pénétration du médicament. La trinitrine est alors préconisée comme antiangineux par voie sublinguale (1879).

D'autres dérivés comme le pentaerythrityl tétranitrate (quatre radicaux nitrite) virent le jour. Mais c'est surtout la modulation de la pharmacocinétique des dérivés nitrés qui représente un véritable progrès, avec l'apparition des formes « retard », pour réaliser une prophylaxie des crises tout au long de la journée. Il s'avéra par la suite que l'effet de la trinitrine est lié non à une hypotension, mais à une vasodilatation des artères coronaires. Cet effet vasodilatateur est lié au monoxyde d'azote (NO), métabolite endogène vasodilatateur (Robert Furchgott). Le NO est actuellement administré pour le traitement de l'hypertension pulmonaire.

D'autres médicaments vasodilatateurs furent proposés contre l'angor. La papavérine (opium) et la khelline (khella) possèdent une action antispasmodique vasodilatatrice qui n'est pas spécifique, s'étendant à toute la musculature lisse. Mais la papavérine augmente le travail du cœur ce qui conduit à la ranger parmi les dilatateurs coronariens dits « malins ».

Des études expérimentales de la pharmacologie cardio-vasculaire avaient montré que l'hypertension artérielle liée à l'augmentation des résistances périphériques s'explique par l'entrée cellulaire du calcium dans les fibres vasculaires. Dans les années 1970 sont commercialisés les premiers vasodilatateurs inhibiteurs calciques (inhibiteurs des mouvements transmembranaires du calcium). Les premiers inhibiteurs furent la perhexiline, le vérapamil et la nifépidine. Ce dernier produit fait partie des dérivés de la dihydropyridine qui furent synthétisés sur le modèle de la khelline par Friedrich Bossert et Wulf Vater chez Bayer à partir des années 1960, et de très nombreuses molécules de ce type furent synthétisées et testées pour aboutir à cette nifépidine (1966). La pharmacologie des inhibiteurs calciques fut développée par Gisa Grün et Albrecht Fleckenstein (Fribourg). On les employa comme antiangoreux, comme vasodilatateurs coronariens et pour prévenir les spasmes artériels. Par la suite, leur action étant myorelaxante sur les fibres lisses myocardiques et vasculaires, on élargit leur indication vers l'hypertension. De nombreuses dihydropyridines furent commercialisées, enrichissant la palette déjà vaste des antihypertenseurs.

III. RECTIFIER, OU QUELQUES DÉVELOPPEMENTS HÉMISYNTHÉTIQUES

Pour inventer de nouvelles molécules, une autre stratégie consiste à partir de ce qui existe déjà. Les alcaloïdes ont ainsi contribué très largement à l'établissement des principes de la recherche des médicaments. Ils peuvent être soit utilisés directement en thérapeutique, soit subir des transformations (hémisynthèse) pour améliorer leur activité, dissocier des effets, trouver de nouvelles activités. On prendra l'exemple des dérivés de la morphine et de la cocaïne.

1. De la morphine aux analgésiques centraux (figure 9)

Même si beaucoup de médecins restent fidèles aux extraits d'opium (laudanum), les sels de morphine (acétate, sulfate, chlorhydrate) sont utilisés par voie orale pour traitement des douleurs chroniques et des états d'agitation. La voie parentérale (intraveineuse) fut ensuite utilisée avec la seringue améliorée par Pravaz.

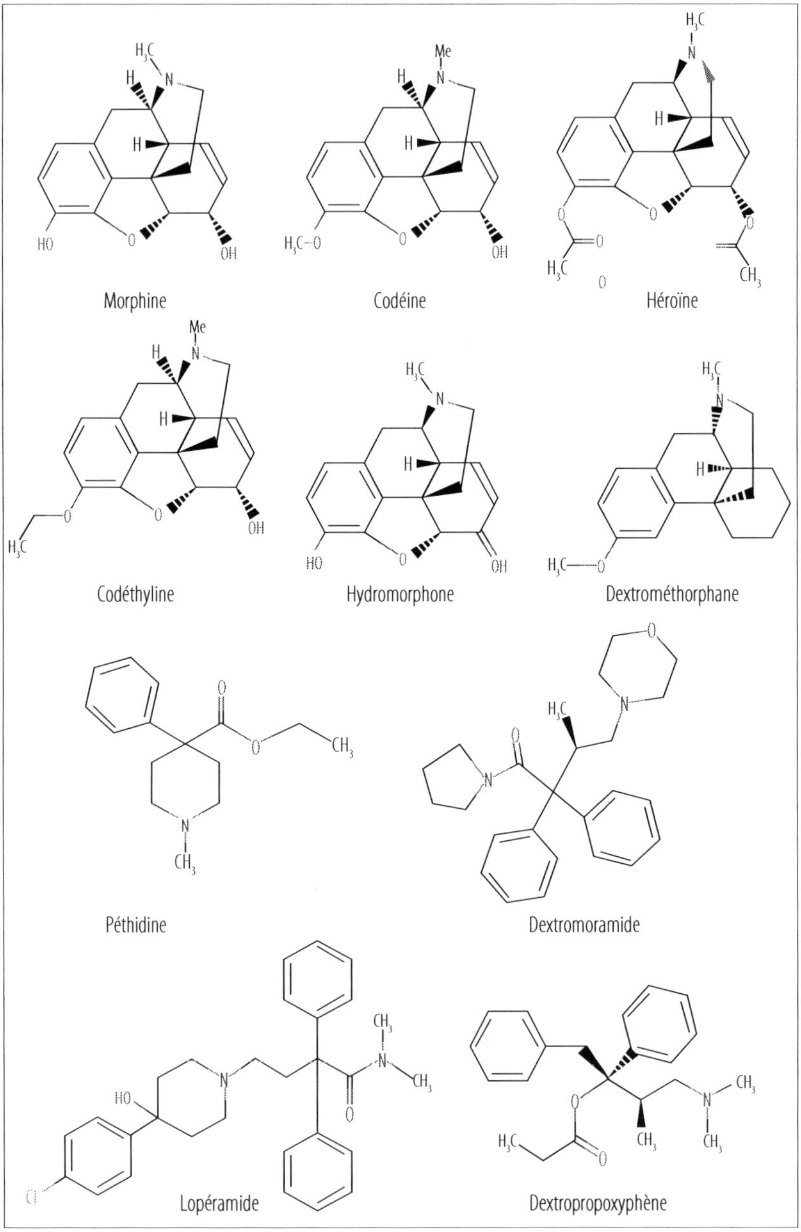

Figure 9 : De la morphine aux analgésiques centraux.

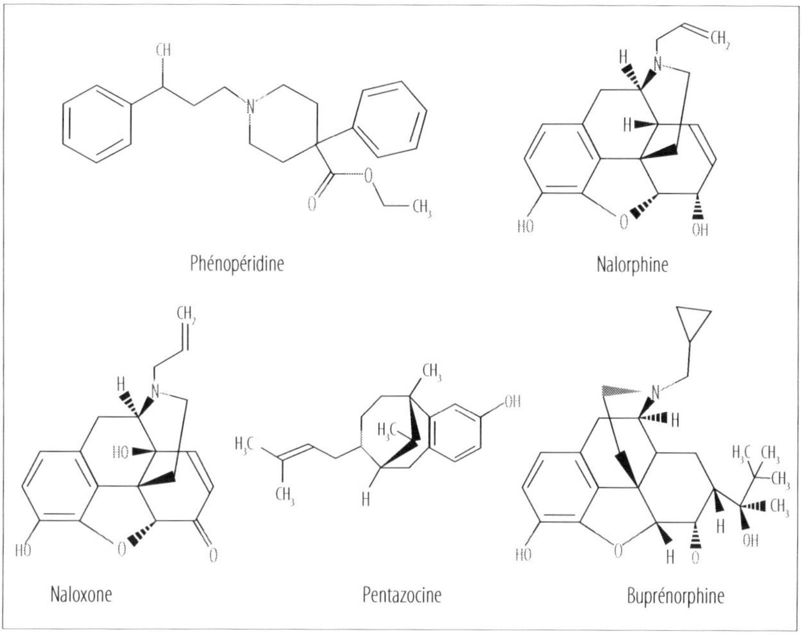

Suite de la figure 9 : De la morphine aux analgésiques centraux.

Il fallait pouvoir isoler un alcaloïde naturel ou synthétique qui serait analgésique sans posséder de propriété toxicomanogène. Les premiers essais d'hémisynthèse aboutirent paradoxalement à diaboliser les dérivés morphiniques. Si l'on traite la morphine et la codéine (qui est la méthylmorphine) avec les acides et les anhydrides organiques, on obtient des dérivés comme la diacétylmorphine (héroïne) ou l'éthylmorphine (codéthyline). Ces dérivés d'hémisynthèse voient leur activité antitussive augmentée et seront préconisés comme tels par von Mering. Cependant, le risque toxicomanogène, en particulier pour l'héroïne, augmente considérablement. Mis à part l'hydromorphone, analgésique (1923), peu de résultats furent obtenus sur les analgésiques jusque vers 1929. À la fondation Rockefeller, des dizaines de substances sont essayées. Il fallait synthétiser le squelette de la morphine, le noyau N-méthyl morphinane. Ainsi naquit le dextrométhorphane, antitussif, pas ou peu toxicomanogène.

Il fallut attendre un heureux hasard pour que les propriétés de la péthidine ou mépéridine, premier analgésique morphinique entièrement artificiel, soient mises en évidence par Otto Eisleb et Otto Shaumann (1939). Seront développés dans cette veine le dextromoramide (analgésique) et le lopéramide (antidiarrhéique). D'autres produits morphinomimétiques apparaîtront : la méthadone, utilisable comme substitut dans les cures de sevrage, le dextropropoxyphène, de structure proche de cette dernière, et la phenopéridine utilisée en anesthésiologie.

Mais il s'agit aussi de trouver des antidotes, antagonistes qui pourraient s'opposer aux effets indésirables de la morphine, notamment la dépression respiratoire. Le groupement allyle passait pour augmenter la stimulation respiratoire (Chauncey Leake). En 1940, Elton McCawley, Ross Hart et David March synthétisent la N-allylmorphine (nalorphine), non toxicomanogène. Suivra la naloxone utilisée en cas d'intoxication aiguë à la morphine (overdose ou chirurgie). Certains analgésiques possèdent des propriétés antagonistes des effets de la morphine lorsqu'ils sont administrés après elle, comme la pentazocine (1964) ou la buprénorphine (1968).

L'amélioration des formes galéniques de la morphine fait que l'on assiste actuellement à un certain renouveau de l'utilisation de la morphine, notamment suite au développement des soins palliatifs.

2. De la cocaïne aux anesthésiques locaux (figure 10)

La cocaïne a été extraite des feuilles de coca (*Erythroxylon coca*) en 1860 par Albert Niemann, élève de Wöhler. Elle est considérée comme un simple stimulant voisin de la caféine. Les effets euphorisants de la feuille de coca étaient connus avant la conquête espagnole, et furent bien décrits au cours du XIXe siècle, notamment par Sigmund Freud. L'extrait de coca entre dans la composition initiale du Coca-Cola® inventé en 1886. Ce qui intéresse Freud est l'emploi potentiel de la cocaïne comme antidote de l'opium, espoir déçu lorsque se révéleront bientôt les effets toxicomanogènes de la cocaïne elle-même. Son ami Carl Koller, ophtalmologue, recherche un anesthésique local. Freud et Koller remarquent que la cocaïne déposée sur la langue la rend insensible, tandis que Vassili Van Anrep constate que la peau infiltrée de cocaïne n'est pas douloureuse suite aux piqûres. Après quelques expérimentations chez l'animal et quelques auto-expérimentations, Koller propose la cocaïne comme anesthésique local (1884), qui sera ensuite introduite en petite chirurgie.

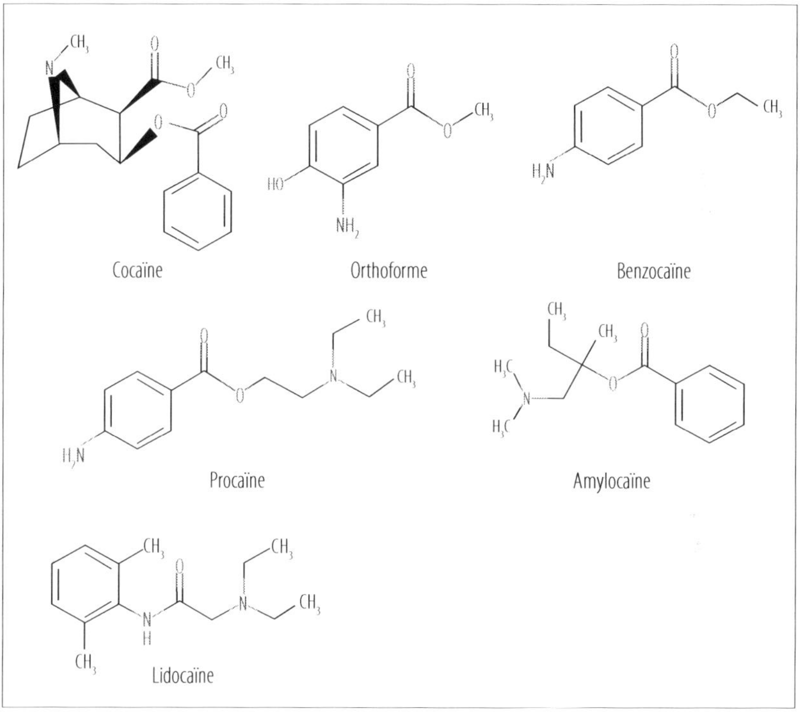

Figure 10 : De la cocaïne aux anesthésiques locaux.

Alfred Einhorn propose une première structure pour la cocaïne (1892) à partir de laquelle différents analogues furent synthétisés pour diminuer les effets toxicomanogènes (eucaïnes). Son élève Richard Willstätter découvre la structure définitive de l'atropine et de la cocaïne (1898). Collaborant avec Paul Ehrlich, Einhorn exploite de son côté la structure phénolique porteuse d'une fonction carboxylique estérifiée (orthoforme ou orthocaïne, benzocaïne) et finit par synthétiser la procaïne[10] (1899). Pour augmenter la solubilité des dérivés et les rendre injectables, Eduard Risert greffe une chaîne aliphatique sur le reste aminé de ces molécules. L'effet anesthésique paraît lié au noyau aromatique, mais aussi à la longueur de la chaîne carbonée. C'est à Ernest Fourneau que l'on doit l'amylocaïne, premier anesthésique injectable (1904).

James Corning montre que l'effet de la cocaïne peut être augmenté par le « garrottage », et propose l'anesthésie locorégionale par voie rachidienne. Différents progrès suivirent comme le remplacement du garrottage par l'adjonction d'adrénaline et l'apparition de la voie péridurale. La lidocaïne fut mise au point un peu plus tard au laboratoire d'Holger Hertman à Stockholm (1948).

IV. ESSAYER, OU L'ESSOR DE LA PHARMACOLOGIE EXPÉRIMENTALE

Le premier ancrage de la pharmacologie scientifique est donc représenté par les développements considérables de la chimie au XIXe siècle. Le deuxième ancrage sera physiologique. En France et en Allemagne, la pharmacologie expérimentale est en effet initialement pratiquée dans les laboratoires de physiologie. Elle va y définir ses méthodes et son objet propre et nous verrons que c'est d'abord en Allemagne qu'elle revendiquera son autonomie. Cependant, même si l'approche expérimentale a gagné du terrain et a acquis un prestige considérable dans les sciences physico-chimiques, le rôle du laboratoire pour la connaissance du médicament n'est pas encore une évidence dans la première moitié du XIXe siècle. Il est utile de rappeler *contre quoi* la pharmacologie expérimentale proteste et s'édifie, et de considérer les premiers moments de cette protestation en France et en Allemagne.

Au début du siècle, il n'y a aucun consensus dans la médecine parisienne[11]. Les vues thérapeutiques de l'école anatomoclinique de

10. Paul Erhlich verra en cela un argument pour la fixation sélective (voir chapitre suivant).
11. Cf. Federspil (1999), Chast (1999).

Paris, ou plutôt leur absence, sont critiquées par François Broussais. Professant un certain nihilisme thérapeutique, le médecin anatomo-clinicien s'intéresse plus au diagnostic qu'à l'art de guérir, explique Broussais, inaugurant par là un thème qui sera récurrent au XIXe siècle. Cependant, Broussais lui-même, si son système étiologique est réellement original, reste en pratique fidèle au galénisme en préconisant diète et saignée, et est plutôt minimaliste en terme de thérapeutique médicamenteuse en proscrivant les thérapies purgatives et vomitives violentes, irritantes, pense-t-il, pour le tube digestif. Broussais, très critiqué en Angleterre notamment par John Lettsom, fondateur de la *Medical Society of London*, sera aussi attaqué par Pierre-Charles Alexandre Louis dont la « méthode numérique » montre l'inefficacité des thérapeutiques de Broussais. Après d'âpres discussions, le recours massif à la saignée est abandonné, mettant fin à une pratique empirique ancienne ainsi qu'au commerce et à l'importation de tonnes de sangsues. La méthode statistique sera utilisée plus tard par Ignaz Semmelweis, par ailleurs pionnier de l'antisepsie. Broussais reprochait aux anatomopathologistes comme Louis et Laennec de ne pas s'attaquer aux causes des maladies. Mais précisément, pour Léon Louis Rostan, un des plus fermes adversaires du système physiologique de Broussais, c'est l'anatomopathologie qui permet un diagnostic précis du mal et qui doit guider le médecin vers une thérapeutique étiologique raisonnée : thérapeutiques générales, thérapeutiques touchant les affections par appareils, thérapeutiques spécifiques. Cependant Rostan reste relativement éclectique en pratique.

Expériences de Magendie sur les extraits végétaux du genre Strychnos

La substance [...] est l'extrait d'un végétal nommé par les naturels de Java *upas tieuté*, appartenant au genre des strychnos qui, d'après M. de Jussieu, forment une petite famille naturelle, voisine des apocinées* [...].
Si la moelle épinière était détruite, les effets de l'upas seraient-ils produits ? Il est impossible d'avoir une réponse plus positive que celle qui nous a été fournie par les expériences suivantes.

Nous avons injecté huit gouttes d'upas étendues d'eau, dans la plèvre d'un fort chien ; sur-le-champ nous avons enfoncé une tige de baleine dans toute la longueur du canal vertébral ; par un hasard heureux, la totalité de la moelle épinière a suivi la baleine, lorsque nous l'avons retirée du canal des vertèbres. L'animal a été ainsi privé entièrement de moelle épinière. Aucune apparence de contraction ne s'est manifestée, quoique la circulation fût encore très sensible dix minutes après la destruction de la moelle.
Nous injectâmes huit gouttes d'upas étendues d'eau dans le péritoine à notre chien et nous attendîmes la production du tétanos ; lorsqu'il fut très marqué nous enfonçâmes notre tige de baleine dans le canal vertébral, en commençant par la première vertèbre du col.
Nous pûmes aisément nous assurer que la cessation du tétanos correspondait à la destruction de la moelle ; par exemple quand la baleine fut arrivée à la région dorsale, il avait entièrement cessé dans les pattes antérieures, tandis qu'il était encore très manifeste dans les pattes postérieures ; il ne disparut dans ces dernières qu'à l'arrivée de la baleine à l'extrémité caudale du canal vertébral.
Ces deux expériences ont été répétées plusieurs fois, sans aucune modification dans les résultats.
Notre travail n'aurait point été complet, si nous n'eussions point observé les effets de l'upas, porté directement sur la moelle de l'épine.
Huit gouttes d'upas étendues d'eau ont été injectées dans la portion cervicale du canal vertébral. Presque aussitôt une roideur mécanique tétanique extrêmement intense s'est emparée des pattes antérieures et a persisté plus de six minutes avec les redoublements d'une énergie surprenante. Pendant tout ce temps les pattes postérieures sont restées flexibles et n'ont paru en aucune façon influencées par l'upas. Vers la fin de la sixième minute, elles sont entrées en contraction et ont participé à la roideur générale qui s'est alors établie. À la dixième minute, la roideur n'existait plus dans les pattes antérieures, tandis qu'elle pouvait facilement s'observer dans les postérieures ; mais elle cessa bientôt.
* La strychnine ne sera extraite de la noix vomique qu'en 1818.

François Magendie, *Examen de l'action de quelques végétaux sur la moelle épinière*, lu à l'Institut le 24 avril 1809, S. l. n. d., p. 3 et 17-19.

Ces dissensions font mieux comprendre la portée de la révolution expérimentale prônée par François Magendie[12]. Ses travaux les plus connus sont ceux qui, avec ceux de Charles Bell, démontrent la fonction motrice des racines rachidiennes antérieures et sensitives des racines postérieures. Magendie s'intéresse à la pharmacologie dès 1809 sur l'action des extraits végétaux du genre *Strychnos* (voir encadré ci-dessus). Il utilise des chiens et des chevaux pour localiser les voies d'absorption, de distribution dans l'organisme et le site d'action des poisons. Magendie s'associe aussi à Pelletier pour isoler l'émétine de l'ipéca, ce qui va le mener à l'étude de la physiologie de l'ingestion et du vomissement. En 1821, il publie son fameux *Formulaire pour la préparation et l'emploi de plusieurs nouveaux médicaments*, ouvrage fondateur dans lequel il prône une pharmacologie fondée sur l'observation et l'expérience plutôt que dérivée des systèmes théoriques. Le formulaire décrit des techniques d'expérimentation *in vivo* et contient ses observations sur l'effet de plusieurs alcaloïdes comme la morphine, la strychnine, l'émétine, les alcaloïdes du quinquina, et d'autres substances comme l'acide prussique et l'iode. Il connaîtra neuf éditions successives, enrichies jusqu'en 1836. Voici ce qu'il écrit dans la préface de la 7e édition :

> Parmi les causes qui ont retardé les progrès de la matière médicale, il faut compter l'impossibilité où l'on était d'isoler, par l'analyse chimique, les divers éléments qui composent les médicaments. Mais quand bien même on aurait pu, comme aujourd'hui, faire cette analyse, la croyance où l'on était, et où quelques personnes sont encore, que les médicaments agissent tout autrement sur l'homme que sur les animaux, aurait empêché de reconnaître les propriétés de chacun de leurs principes. Rien n'est plus faux cependant que cette croyance : vingt ans d'expériences de tout genre, soit dans mon laboratoire, soit au lit du malade, me permettent d'affirmer que la manière d'agir des médicaments et des poisons est la même sur l'homme et les animaux[13].

---

12. Sur Magendie, cf. Olmsted (1944), Earles (1961), Paton (1963), Lichtenthaeler (1978), Chast (1995), Mazliak (2012).

13. Magendie, 1829 (7e édition), p. VI-VII.

Ainsi, tout s'éclaire. Seul un produit chimiquement pur permet l'étude de propriétés objectives et reproductibles. Au fur et à mesure de leur isolement, les effets pharmacologiques de ces substances devront être systématiquement étudiés chez l'animal. Avec Magendie et ses élèves du Collège de France s'identifient les problèmes spécifiques auxquels doit s'attacher cette science nouvelle qu'est la pharmacologie, ce qui initie à travers l'Europe un programme de recherche et suscite des perspectives nouvelles. Il s'agit pour elle d'explorer :

1. Les relations doses-effets des médicaments, vers une pharmacologie et une toxicologie *quantitatives*. Depuis l'Antiquité, on sait qu'il existe une relation entre la dose administrée et l'effet obtenu. Les réponses biologiques seront quantifiées au cours du xxe siècle grâce à la loi d'action de masse par les pharmacologues et toxicologues britanniques (voir chapitre suivant). Sur un autre plan, le développement de la toxicologie doit beaucoup au *Traité des poisons* du médecin et chimiste Mathieu Orfila (1814-1815). D'origine espagnole, il étudie à Barcelone et enseigne la médecine légale et la toxicologie à Paris. Orfila expérimente notamment les sels arsenicaux, publie son traité sur les poisons issus d'un travail sur plusieurs milliers de chiens, expérimente sur la nicotine (1843). Il fonde la toxicologie sur une base chimique quantitative, en montrant la nécessité de l'analyse chimique pour la mise en évidence des poisons en toxicologie médico-légale. Il recherche aussi des antidotes. Robert Christison, un élève d'Orfila, développera la toxicologie à Édimbourg sur l'acide oxalique, l'opium, l'arsenic, les sels de plomb… La tradition toxicologique d'Édimbourg se poursuivra avec James Marsh.

2. La localisation du site d'action des médicaments et l'identification des mécanismes d'action spécifiques des médicaments, vers les études de *pharmacodynamie**. Elles furent initiées par Claude Bernard, continuateur en pharmacologie de l'œuvre de Magendie et qui lui succéda au Collège de France. Ses travaux dans le domaine physiologique eurent une importance considérable dans l'histoire de la pharmacologie. On lui doit de fameuses études sur les effets de

l'intoxication au monoxyde de carbone, le mode d'action des curares (voir encadré ci-après), l'action des agents anesthésiques exposés dans les *Leçons sur les effets des substances toxiques et médicamenteuses* (1857), et les *Leçons sur les anesthésiques et sur l'asphyxie* (1875)[14]. Dans ce dernier mémoire par exemple, il distingue clairement asphyxie, ou anoxie, et anesthésie, et énonce la première théorie du mécanisme de l'anesthésie (coagulation réversible des protéines dans le nerf et le muscle). Cette théorie de l'anesthésie par coagulation réversible mettra longtemps à être réfutée. Son concept de narcose aura plus de succès. Il définit le concept général de narcose de façon large : il y a des états progressifs dans la dépression du système nerveux central, depuis l'analgésie jusqu'au coma en passant par l'anesthésie. Il préconise une prémédication à la morphine avant l'anesthésie pour réduire la dose de produit anesthésique (chloroforme), procédure que les chirurgiens vont adopter en France, avec l'utilisation conjointe de l'atropine pour contrarier l'action dépressive de la morphine et les effets vagaux du chloroforme sur le cœur. L'anesthésie se révèlera un phénomène complexe dans lequel interviennent de nombreux facteurs.

3. Les facteurs, temporels et chimiques, impliqués dans la libération, l'absorption, la distribution, la transformation chimique et l'élimination des médicaments de l'organisme vivant, vers les études de pharmacocinétique*. Claude Bernard, dans ses *Leçons sur les effets des substances toxiques et médicamenteuses,* développe des considérations de pharmacocinétique expérimentale : venins, curares, strychnine se révèlent plus ou moins toxiques selon la voie d'administration utilisée. Les études pharmacocinétiques seront particulièrement développées ultérieurement par les pharmacologues de langue allemande (Oswald Schmiedeberg, Joseph von Mering, Marcel von Nencki).

---

14. Sur Claude Bernard, cf. Grmek (1973).

Expériences de Claude Bernard sur le curare et la nicotine

Le curare éteint rapidement et complètement les propriétés sensitives et motrices du système nerveux. Quand on empoisonne une grenouille avec le curare, on trouve aussitôt après la mort, qui est très rapide (quatre à cinq minutes), que les mouvements réflexes sont entièrement abolis. Si alors on met à nu les nerfs qui vont aux membres inférieurs, on constate que leur excitation à l'aide du galvanisme ou du pincement ne détermine aucune convulsion dans les muscles. Si on agit sur les muscles mêmes, on voit que leurs fibres ont cependant conservé parfaitement leur contractilité, de sorte que le curare ne paraît avoir porté son action paralysante que sur le système nerveux, en laissant intacte la contractilité musculaire.

La nicotine déposée sur la langue des grenouilles produit rapidement la mort avec les convulsions violentes. Si aussitôt après la mort on applique le galvanisme aux muscles, on constate que ces organes ont cessé d'être contractiles sous cette influence si énergique. La nicotine agit donc spécialement sur le système musculaire.

Claude Bernard, « Action du curare et de la nicotine sur le système nerveux et sur le système musculaire », *Comptes rendus des séances de la Société de biologie et de ses filiales*, 1850, (1851), tome II, p. 195.

4. La relation entre la structure chimique et l'activité biologique des médicaments, vers les études de relation structure-activité (RSA). Initialement explorée par un autre élève de Magendie, James Blake et plus tard par l'école écossaise (Alexander Crum Brown et Thomas Richard Fraser) sur les composés azotés, elles seront ensuite formalisées par les chimistes et pharmacologues allemands.

La pharmacologie expérimentale va subir un développement considérable en Allemagne, à la fois à l'aide des techniques *in vivo* de vivisection chirurgicale ou chimique issues de Claude Bernard et à l'aide des techniques *in vitro* introduites par l'école de Physiologie de Ludwig (Leipzig), utilisant la perfusion de l'organe isolé et les méthodes graphiques d'enregistrement. Celle du cœur isolé sera ainsi perfectionnée par Sydney Ringer, Franck Spiller Locke,

Oskar Langendoff, Walther Straub, celle de l'intestin isolé par Rudolf Magnus. C'est aussi en pays germanique que les premiers départements universitaires entièrement dédiés à la pharmacologie expérimentale sont créés, à Dorpat par Rudolf Buchheim (1847), à Strasbourg par Oswald Schmiedeberg (1872), en même temps que naissent les prémisses de l'industrie pharmaceutique.

Élève du physiologiste Ernst Weber à Leipzig, Rudolf Buchheim traduit et révise le manuel de pharmacologie de Jonathan Pereira destiné aux étudiants, y ajoutant un chapitre sur l'action pharmacologique. Il publie un grand texte en 1849 (*Beiträge zur Arzneimittellehre*, Voss, Leipzig) contenant une classification des drogues sur la base de leur action principale sur le corps des mammifères en suivant l'ordre de l'exposé des *Éléments de physiologie* de Haller, orientant ainsi la pharmacologie vers le niveau des tissus et des organes. Nommé professeur à Dorpat (1847), alors dans l'empire russe, il enseigne sur la base de ses propres expérimentations (action des sels et des métaux lourds, alcool, chloroforme, antihelminthiques...) et y fonde son institut de pharmacologie. En 1866, il devient professeur à l'Université de Giessen.

Son élève Oswald Schmiedeberg lui succède et étudie notamment les effets de l'atropine et de la muscarine (1869). Après un passage au laboratoire de Ludwig, Schmiedeberg exerce à Strasbourg alors allemande (1872) et crée à son tour un institut de pharmacologie où étudieront des dizaines de pharmacologues, parmi lesquels Otto Loewi, et John Jacob Abel qui exportera la pharmacologie expérimentale aux États-Unis[15]. Avec les pathologistes Bernhard Naunyn et Edwin Klebs, Schmiedeberg fonde les *Archiv für experimentelle Pathologie und Pharmakologie* en 1873 et la même année publie un manuel qui fera autorité. Il effectuera des recherches expérimentales sur la détoxification et l'élimination des drogues (conjugaisons rénales et hépatiques).

---

15. Parascandola (1992). Pour avoir une idée précise des techniques expérimentales employées chez l'animal au début du siècle, cf. Jackson (1917).

La prestigieuse lignée allemande se poursuit, un moment à Dorpat, avec Rudolph Böhm, élève de Ludwig et successeur de Schmiedeberg, puis avec Hans Horst Meyer, qui lui succède. Rudolph Böhm poursuivra à Leipzig, et Meyer à Vienne où il fondera un institut. Avec Schmiedeberg, Meyer découvre l'action détoxifiante de l'acide hyaluronique et avec Emil Adolph von Behring étudie la toxine tétanique et son mode d'action sur les nerfs, les ions calcium et leur action sur les vaisseaux capillaires et lymphatiques (diminution de la perméabilité). Meyer développera avec Charles Ernest Overton une théorie de la narcose (1899) et des relations entre la structure des composés aliphatiques et leur activité narcotique.

L'auto-expérimentation n'est pas rare en ces temps héroïques : ainsi Jan Evangelista Purkinje, microscopiste et physiologiste pragois, grand spécialiste des fibres cardiaques et cérébelleuses, étudie les effets sur la vision de la belladone et de la digitale, l'action stimulante centrale du camphre, l'action dépressive de l'opium.

V. THÉORISER, OU LE NOUVEAU CONTEXTE SCIENTIFIQUE

1. Le nouveau contexte pharmacochimique et les relations structure-activité (RSA)

Certains chimistes britanniques eurent un rôle théorique spécialement important dans la compréhension des relations structure-activité des médicaments (RSA).

Ainsi James Blake, élève de Magendie comme Claude Bernard, développe la pharmacologie expérimentale et le concept d'organe cible pour l'action des médicaments (1839). Il parvient à la mesure de la pression sanguine avec l'hémodynamomètre de Poiseuille, décrit l'action des perfusions d'eau, les effets des injections intraveineuses et intra-artérielles des sels de potassium et de sodium, d'alcaloïdes, en notant intervalle de temps entre l'injection et l'apparition des modifications fonctionnelles : pression sanguine, rythme respiratoire et cardiaque, activité gastroentérique, effets neuromusculaires.

James Blake est aussi un chimiste qualifié, influencé par les idées de Davy, Dalton et Faraday. Pour lui, il y a une relation précise entre la structure d'une molécule et son activité, mais ceci est démontrable en utilisant les sels inorganiques, davantage que les alcaloïdes, dont la structure est mal connue. Les idées de Blake étaient que les actions caractéristiques d'un composé inorganique sont dues plus aux éléments électropositifs qu'aux éléments électronégatifs. Par ailleurs si l'on range les éléments par ordre croissant de poids moléculaire, d'une part l'intensité de l'activité biologique dépend du poids moléculaire, et d'autre part des réponses biologiques similaires réapparaissent de sorte que les éléments peuvent être groupés en familles sur la base de leur action biologique. Blake construit ainsi une table périodique des éléments sur la base de ses expérimentations pharmacologiques. La périodicité de l'action biologique des sels inorganiques est due selon lui à l'isomorphisme ou la configuration cristalline.

Il eut de très nombreuses activités, mais pas d'élèves. Cependant dans le même esprit, Benjamin Ward Richardson développe la notion de *biochemorphology*, à partir d'études pharmacologiques des séries alcools, hydrocarbonées, halogénées, cherchant à montrer l'influence du nombre d'atomes de carbone, d'hydrogène et de chlore sur la rapidité, la durée d'action et la puissance de médicaments anesthésiques. Lauder Brunton développe les idées de James Blake sans le nommer, et collabore avec Thomas Richard Fraser (Édimbourg), qui poursuit les travaux de Christison sur l'alcaloïde de la fève de Calabar (physostigmine). Avec le chimiste Alexander Crum Brown, Fraser étudie de nombreux alcaloïdes, et parvient à jeter les bases du rapport entre la composition chimique des drogues et leur action (1868-1869). Transformer l'azote tertiaire d'un dérivé en un ammonium quaternaire fait apparaître une action curarisante, ce qui a pour effet d'augmenter ou de diminuer la toxicité, selon le choix de la molécule de départ. À partir de ces travaux pionniers, l'étude des RSA se développera considérablement dans le monde entier, à Londres (Henry Dale à l'Institut Wellcome), à Berlin (Paul Ehrlich), à Vienne (Hans Horst Meyer), en France (Ernest Fourneau), etc.

2. Le nouveau contexte biologique

Vers le milieu du siècle, la pharmacologie va profiter d'un nouveau contexte biologique, physiologique et biochimique d'une part, et microbiologique d'autre part.

Depuis le milieu du XIXe siècle, la physiologie analyse les mécanismes de régulation du « milieu intérieur » (C. Bernard, 1859) qui en maintiennent la constance (le concept d'« homéostasie » sera développé ultérieurement par Walter Bradford Cannon). Cette régulation semble assez rapidement à la fois neurovégétative, endocrinienne et métabolique. Un programme de recherche d'inspiration bernardienne est ainsi défini pour la physiologie des décennies à venir : identifier précisément les paramètres biologiques qui sont régulés et qui permettent la vie, comprendre les mécanismes physicochimiques fondamentaux de cette régulation aux niveaux cellulaires et moléculaires, comprendre les grandes voies du contrôle physiologique dans l'organisme. En pratique, on assiste à cette époque à une double orientation de la physiologie : vers l'analyse élémentaire des mécanismes du vivant (physiologie chimique), et vers une « biologie des corrélations fonctionnelles » qui s'intéresse au « tout » de l'organisme humain et animal en étudiant plus particulièrement le système nerveux autonome et les glandes endocrines (physiologie des corrélations).

La « physiologie chimique » de Claude Bernard tend à devenir « biochimie » avec la découverte de composés catalytiques spécifiques de la chimie du vivant, les enzymes et les vitamines. Ces dernières auront un impact thérapeutique direct au fur et à mesure de leur isolement. Mais c'est la physiologie des corrélations qui aura une influence plus profonde.

Depuis longtemps, on avait reconnu en effet que les organes internes qui ne sont pas soumis à l'emprise de la volonté ni à la conscience reçoivent des nerfs spéciaux, que Jacques-Bénigne Winslow groupe sous le nom de système nerveux « sympathique » parce qu'il est l'intermédiaire des influences mutuelles entre organes qu'on appelait « sympathies » (1732). On montrera alors progressivement que l'emprise du système sympathique de Winslow s'exerce sur toutes les parties de l'organisme. Claude Bernard, en dehors de ses travaux sur les poisons nerveux, avait fait progresser la physiologie nerveuse en découvrant le rôle du nerf pneumogastrique dans la respiration et celui du système nerveux sympathique sur le maintien de la température ou le calibre des vaisseaux sanguins (1858). L'innervation cardiaque doit beaucoup aux travaux des physiologistes comme Albert von Bezold, Élie de Cyon, Carl Ludwig. Albert Dastre, élève de Claude Bernard poursuit avec Jean-Pierre Morat les observations de son maître sur le système vasomoteur (1884), et propose une classification des nerfs du système nerveux de la « vie organique », selon l'expression de Xavier Bichat. C'est John Langley et ses collaborateurs qui en décriront avec précision les deux parties antagonistes en utilisant des expériences de dégénérescences et l'action de la nicotine sur les ganglions. C'est à eux que l'on doit la terminologie actuelle. Presque tous les organes sont alors reconnus comme recevant la double innervation du « système nerveux autonome », l'une « sympathique » et l'autre « parasympathique ».

L'autre élément de la physiologie des corrélations paraissait humoral. Claude Bernard, en étudiant la fonction glycogénique du foie, avait établi l'existence de « sécrétions internes » (1855) au moment même où Thomas Addison décrivait une maladie due à une altération des glandes surrénales, ce qui montrait l'importance de cet organe. L'année suivante, Charles-Édouard Brown-Séquard analyse l'effet de la surrénalectomie et Alfred Vulpian montre que les cellules médullaires sont colorées en vert par le chlorure de fer, d'où l'idée d'une sécrétion de substances chromogènes. Les extraits surrénaliens avaient fait l'objet d'observations pharmacologiques assez nombreuses, par exemple par George Oliver et Edward Albert Schäfer en 1894, et l'on nomme « suprarénine » ou « épinéphrine » la substance mystérieuse. En 1901, Jokichi Takamine isole l'adrénaline de ces extraits de glandes surrénales, première « hormone » (le terme est d'Ernest Starling et date de 1905) obtenue à l'état cristallisé et Thomas Bell Aldrich en donne la formule. L'adrénaline sera synthétisée par Friedrich Stolz en 1903 et commencera alors à être produite industriellement. Les études pharmacologiques deviendront alors plus faciles. L'histoire du système nerveux autonome croise ensuite celle des glandes endocrines lorsque John Langley montrera les effets sympathomimétiques de l'adrénaline (voir plus loin).

La perspective d'intervenir sur le fonctionnement des organes innervés par le système nerveux autonome (cœur, vaisseaux, tractus intestinal, bronche, utérus...) par des médicaments moins toxiques ou plus spécifiques que les dérivés naturels ouvrait l'espoir immense du traitement symptomatique d'affections variées. La pharmacologie du système nerveux autonome représentera une contribution essentielle à l'essor de la chimie thérapeutique dans les années 1930. Les recherches des relations entre la structure chimique et l'activité pharmacologique des médicaments en seront considérablement stimulées.

D'une façon générale, la mise en évidence des « amines biogènes » dans les tissus animaux (acétylcholine, histamine, sérotonine et catécholamines comme l'adrénaline, la noradrénaline, la dopamine) et de leur activité pharmacologique, ainsi que l'extraction et la purification d'alcaloïdes d'origine végétale modifiant cette activité vont inciter les chimistes à tenter la synthèse de corps similaires. Les développements hormonaux suivront par ailleurs leur cours après la purification de l'adrénaline : d'abord celle de l'insuline (1921), de l'estrone (1929), des hormones hypophysaires (1931), de l'androstérone (1931-1934), de la cortisone (1933-1936), de la progestérone (1934), des hormones hypothalamiques (1969), des enképhalines (1975)... (figure 11). Ces quintessences animales représentent autant de dérivés naturels qui pourront être utilisés eux-mêmes comme médicaments, ou donner naissance à des séries chimiques synthétiques et hémisynthétiques.

Isolement et structure de quelques substances d'origine animale

Substance	Date	Isolement	Origine
Adrénaline	1901	Takamine	Médullosurrénale
Histamine	1911	Barger et Dale	Intestin
Insuline	1921	Banting et Macleod	Pancréas
Acétylcholine	1929	Dale et Dudley	Rate
Estrone	1929	Butenandt, Doisy	Sang, urine
Substance p	1931	Von Euler, Gaddum	Intestin, cerveau
Hormones hypophysaires (lh, fsh)	1931	Fevold, Hisaw et Leonard	Antéhypophyse
Androstérone	1931	Butenandt	Urine mâle
Testostérone	1935	D.G. David	Testicule
Cortisone	1933-1936	Kendall, Reichstein	Corticosurrénale
Progestérone	1934	Butenandt, Wintersteiner et Allen	Ovaire (corps jaune)
Dopamine	1942	Holtz	Urine
Sérotonine	1946	Erspamer	Estomac
Noradrénaline	1946	Von euler	Terminaisons sympathiques
Gaba	1950	Roberts et Frankel	Cerveau
Hormones hypothalamiques (TRH, GNRH)	1969	Guillemin et Schally	Hypothalamus
Enképhalines	1975	Hughes, Kosterlitz	Cerveau

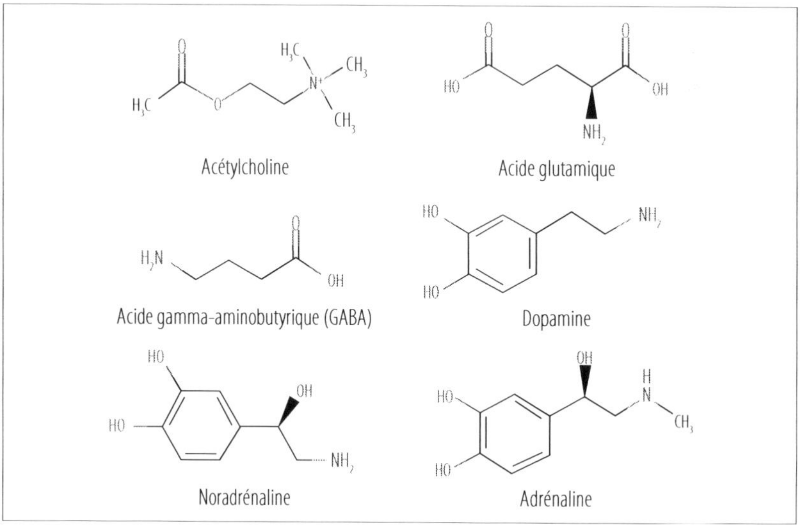

Figure 11 : Acides aminés, amines biogènes, peptides opioïdes.

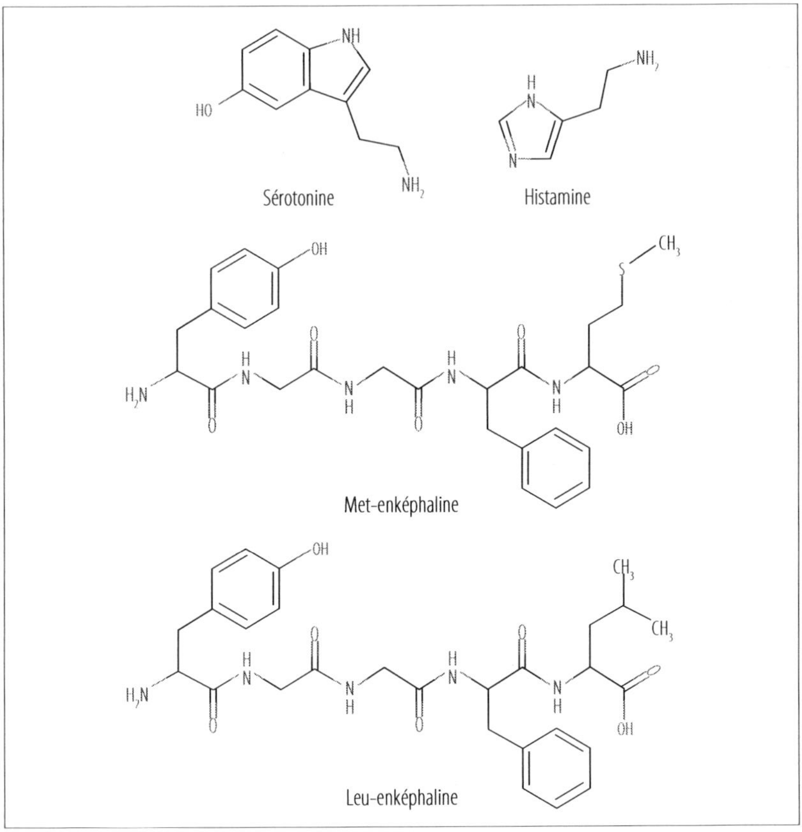

Suite de la figure 11 : Acides aminés, amines biogènes, peptides opioïdes.

La révolution microbiologique menée par Louis Pasteur et Robert Koch voit le développement du concept d'agent pathogène spécifique, au fondement de la chimiothérapie anti-infectieuse. L'impact de la révolution pastorienne en thérapeutique est considérable bien avant l'ère des antibiotiques. Les nouveaux produits antiseptiques sont testés *in vitro* sur les cultures bactériennes au fur et à mesure de leur production. Les anatomopathologistes comme Karl Weigert collaborent pour la recherche de techniques de coloration des bactéries, qui vont influencer les conceptions pharmacologiques de Paul Ehrlich. Commence l'âge des vaccins et des sérums. Sous l'impulsion d'Emil von Behring s'opère la standardisation des produits naturels d'origine animale : préparations immunes, hormones, vitamines.

3. La rationalisation de la thérapeutique

Les progrès de la recherche biologique auront pour conséquence une rationalisation de la thérapeutique.

Le développement de la physiopathologie, au-delà d'une compréhension plus approfondie des mécanismes de la maladie, influera sur le concept même de maladie. Cette dernière devra désormais être comprise à la fois sur un mode fonctionnel (trouble physiologique) et ontologique (matérialisé par la lésion). La séparation ancestrale entre ces deux modes de représentation de la maladie s'efface, et ils coexistent désormais dans le modèle « biomédical » qui est en cours de constitution. De même, les causes « externes » et « internes » de la maladie se révèlent intriquées[16]. Dès lors, on assiste à un développement du raisonnement thérapeutique, tant au cours des soins individuels que de la mise au point de nouveaux traitements : l'usage du médicament doit désormais reposer sur la physiopathologie spécifique reconnue de la maladie. Ainsi Charles Bouchard, souvent cité dans les traités de thérapeutique de la fin du siècle, préfacier de l'ouvrage de Hermann Northnagel, explique que les méthodes thérapeutiques se divisent alors en pathogénique, naturiste, symptomatique, physiologique, empirique, statistique, et que chacune de ces méthodes érigées en système est mauvaise. Seule la thérapeutique pathogénique, qui s'attaque aux causes des maladies, connues ou inconnues, représente la thérapeutique de l'avenir[17].

Apparaissent en fonction des maladies des distinctions d'utilisation des médicaments en différentes catégories majeures, en une réalité thérapeutique et logique : les médicaments sont symptomatiques, curatifs, préventifs, ou substitutifs. Les médicaments symptomatiques correspondent aux maladies affectant les grands systèmes

---

16. Cf. Masquelet (2006). Ces modèles étiologiques et thérapeutiques de la maladie sont peut-être présents dès l'origine. On relira avec intérêt Laplantine (1992).

17. Bouchard, in Northnagel (1889), p. V-XXIV.

physiologiques : système endocrinien, système nerveux autonome, système cardiovasculaire (antihypertenseurs), système sanguin (modificateurs de l'hémostase comme l'héparine et les anticoagulants oraux), système immunitaire (antihistaminiques), système nerveux central. Les médicaments substitutifs correspondent aux maladies affectant le métabolisme (à différencier des maladies moléculaires), qui sont des troubles de la régulation biochimique : diabète, goutte, hyperlipémies, troubles phosphocalciques, troubles hydroélectriques, troubles vitaminiques. Ils pallient une carence de l'organisme qui peut être exogène (vitamines, facteurs vitaminiques) ou endogène : insuline chez le diabétique, estrogène chez la femme ménopausée ou provisoire insuffisance de la production de progestérone au cours de la gestation, avitaminose K du nouveau-né, déperdition hydrique par hémorragie ou diarrhée, etc. Dans tous les cas, le médicament remplace directement ou indirectement, provisoirement ou indéfiniment, un constituant naturel de l'organisme dont le manque total ou partiel est responsable de la maladie. Les médicaments curatifs correspondent à la lutte contre les agents pathogènes divers mis en évidence au cours de l'ère pastorienne. Ces médicaments anti-infectieux s'attaquent directement à la cause de la maladie : antitoxines, agents bactéricides ou bactériostatiques, antiparasitaires, plus tard antiviraux. On leur rattache habituellement la chimiothérapie anticancéreuse, qui s'attaque aux cellules anormales révélées par l'anatomopathologie, la maladie affectant alors le fonctionnement cellulaire. Enfin, les médicaments préventifs interfèrent avec le système immunitaire (vaccins et anatoxines) ou hormonal (contraceptifs).

Au-delà des catégories générales de l'utilisation thérapeutique, c'est la structuration de la pharmacologie et le classement des médicaments qui sont affectés par le nouveau contexte biologique. Il y a passage de classifications selon l'utilisation et les indications thérapeutiques aux classifications purement pharmacologiques, reposant sur les effets pharmacodynamiques. Autrement dit, on observe une transition de classifications reposant sur les effets thérapeutiques et cliniques espérés, ou dans le meilleur des cas observés (purgatifs), vers des classifications reposant sur les effets physiologiques expérimentalement constatés sur les différents systèmes, organes, jusqu'aux molécules (voir encadré). L'atropine n'est pas seulement antiulcéreuse, mais parasympatholytique. Ces classifications pharmacologiques distinguent selon les niveaux d'organisation biologique avec lesquels elles font corps une pharmacologie des « systèmes » physiologiques (médicaments du système nerveux autonome, sympathique ou parasympathique, du système cardiovasculaire, etc.), une pharmacologie des cellules pathogènes (anti-infectieux et anticancéreux), une pharmacologie des métabolismes (antigoutteux, etc.). Cette présentation didactique des médicaments est restée à peu près inchangée dans les ouvrages de pharmacologie du début du XXe siècle jusqu'à nos jours.

Évolution des classifications pharmacologiques

Barbier (1803)
- Médications purgatives
- Médications hypnotiques
- Médications diffusives
- Médications excitantes
- Médications toniques
- Médications locales ou topiques

Tiffeneau (1934)
- Modificateurs du système nerveux central
- Modificateurs des appareils innervés par le système nerveux autonome
- Modificateurs cardiovasculaires
- Médicaments diurétiques
- Modificateurs de la nutrition
- Médicaments exonérateurs du tube digestif et de ses annexes
- Modificateurs de l'appareil respiratoire
- Parasiticides et topiques cutanés

Landry et Gies (2009)
- Médicaments agissant sur la signalisation ionique cellulaire
- Médicaments agissant sur les récepteurs des médiateurs
- Médicaments agissant sur les transmissions neuronales et hormonales

VI. EXPLOITER LE HASARD, MIMER ET MODULER, TRIER, OU LES STRATÉGIES INDUSTRIELLES DE LA RECHERCHE

Dès le milieu du XIXe siècle, la matière médicale est donc devenue pharmacologie. Avec l'obtention des substances pures, il devient possible d'étudier les réponses biologiques aux nouvelles molécules et les toxicités sur des bases quantitatives. Comme on l'a vu, la chimie pharmaceutique profitera des progrès fulgurants de la chimie de synthèse. D'une particulière importance sera le développement de l'industrie chimique des colorants, qui va permettre l'extraction et puis la synthèse des matières premières organiques : acide picrique, aniline, mauvéine, fuchsine et des dizaines d'autres molécules. William Henry Perkin développa par exemple cette chimie en Angleterre. Plusieurs laboratoires pharmaceutiques naîtront de cette industrie des colorants : en Allemagne, Hoechst (1863) et Bayer (1863), en France la Société chimique des Usines du Rhône (1869), qui deviendra Rhône-Poulenc (1926), en Suisse, Sandoz (1886). Dans ces industries se développent de services de recherche où opèrent souvent de talentueux chimistes : Emil Fischer (Hoechst), Carl Duisberg, Gerhard Domagk et Felix Hoffmann (Bayer), Ernest Fourneau (Rhône-Poulenc), Arthur Stoll (Sandoz) qui collaborent avec les départements universitaires. Pour cette industrie pharmaceutique naissante, une stratégie de découverte des molécules actives se définit peu à peu. Très schématiquement, alors que jusque-là l'empirisme était extrême et les découvertes le résultat de la ténacité d'individualités scientifiques et médicales, le processus passe aux mains de professionnels qui cherchent à le rationaliser. Il s'agit désormais d'exploiter au mieux le hasard, de mimer les molécules d'activité connue, d'origine naturelle ou synthétique, de les moduler par le développement des séries chimiques, et d'opérer des tris systématiques à l'aide des tests biologiques appropriés.

1. L'exploitation du hasard

En pharmacologie, d'importantes découvertes furent l'heureux fruit du hasard (*serendipity*). Ce phénomène très étudié est pris au sérieux[18]. Si l'on prend acte de cette sérendipité*, il s'agit d'exploiter les observations externes provenant de chimistes, de pharmaciens, de médecins, et de valoriser ces informations biologiques et pharmaco-toxicologiques. Ces observations sont souvent fortuites lorsqu'elles concernent la découverte d'effets imprévus d'un composé chimique ou naturel, souvent née de la curiosité individuelle d'un chercheur, ou de l'observation de tout un chacun. On pourrait y rattacher par exemple la découverte des antiangoreux (dérivés nitrés), des analgésiques antipyrétiques (acétanilide, phénacétine, antipyrine), de la pénicilline G, des antivitamines K (dérivés coumariniques). Les observations peuvent aussi résulter de la constatation d'effets secondaires imprévus de molécules déjà utilisées en thérapeutique. C'est le cas par exemple des sulfamides antidiabétiques, des neuroleptiques du type phénothiazinique, des sels de fluor (pour la fragilité osseuse). Dans un cas comme dans l'autre, il s'agira ensuite de développer les séries chimiques correspondant à ces « chefs de file », ou prototypes, en modifiant la structure des molécules (procédé que l'on appellera plus tard la pharmacomodulation*), selon une démarche encore empirique où l'habileté du chimiste, le flair du clinicien, et la chance restent des éléments déterminants.

2. La pharmacochimie et le développement des séries chimiques

Les premiers médicaments furent les produits animaux, végétaux, minéraux, utilisés de façon empirique. La chimie analytique et extractive permit l'obtention de substances actives à partir de ces matériaux, et leur production semi-industrielle et industrielle. La chimie organique de synthèse permit la production de molécules d'hémisynthèse à partir des substances actives, et de matières premières organiques (aniline, phénol) à partir desquelles on peut obtenir des molécules synthétiques. Les chimistes, avec le temps, ont su apprendre quels étaient les chemins réactionnels, les réactions utilisables, applicables à une grande variété de réactifs et conduisant,

18. Certains auteurs mettent particulièrement en avant ce facteur : Kohn (1990), Dousset (2003), Bohuon (2009).

avec un bon rendement si possible, à un composé unique. La pharmacomodulation* permet d'améliorer les caractéristiques pharmacotoxicologiques (diminution de la toxicité, modification des actions thérapeutiques, moduler et dissocier des activités) en touchant les requis structuraux de la molécule indispensables à l'activité[19]. Des aménagements chimiques ne touchant pas les parties actives de la molécule peuvent permettre aussi la modification des caractères physicochimiques (solubilité), ou simplement organoleptiques (goût) en vue de régler les problèmes de mise en forme galénique et des voies d'administration.

Les aménagements de structure chimique et de pharmacomodulation utilisent toutes les ressources de la chimie de synthèse et consistent en des simplifications moléculaires, substitutions, oxydations ou réductions, isomérie de position, inversions de configuration sur des carbones asymétriques, isostérie. La pharmacomodulation peut concerner les substances naturelles ou synthétiques. L'approche par analogie structurale consiste à concevoir une molécule dont la structure se superpose partiellement au niveau de sa partie active à une molécule d'activité connue. Ce fut un moyen d'identification de ces parties actives (cocaïne). Les analogues structuraux peuvent s'inspirer de la structure de molécules endogènes (sympathomimétiques, parasympathomimétiques...).

De très nombreux médicaments furent obtenus de cette manière, par hémisynthèse à partir de précurseurs naturels : pénicillines hémisynthétiques, dérivés synthétiques de l'ergot de seigle, dérivés de la codéine, de la morphine, de l'acide lysergique, dérivés terpéniques (if), etc. Il est possible de diminuer la toxicité des molécules pour obtenir des composés mieux tolérés (modulation de la podophyllotoxine, de la camptothécine, ou du colchicoside pour obtenir des anticancéreux, de l'artémisinine pour des antipaludéens).

19. Ces requis seront appelés « pharmacophores » à la fin des années 1960. Voir chapitres suivants.

3. Le tri systématique de molécules naturelles et de synthèse

Il s'agit de purifier à partir de sources biologiques, ou de synthétiser un grand nombre de molécules et de réaliser les tests biologiques systématiques. Historiquement, le criblage a mené à des découvertes de taille : ainsi les alcaloïdes issus de la pervenche de Madagascar (anticancéreux), le taxol issu de l'if américain (anticancéreux), la ciclosporine issue d'un champignon du sol norvégien (immunodépresseur, médicament antirejet). L'histoire de la chimiothérapie anti-infectieuse, où des centaines de molécules sont synthétisées et testées *in vitro*, en est un autre exemple.

VII. QUELQUES EXEMPLES DE DÉVELOPPEMENT HISTORIQUE DE CLASSES MÉDICAMENTEUSES

Nous reviendrons au dernier chapitre sur ces méthodes, leurs versions modernes et leurs limites, ainsi que sur d'autres stratégies de recherche plus récentes et qui se veulent plus « rationnelles ». On se propose de donner quelques exemples de ces stratégies classiques qui ont été utilisées pour développer certaines grandes classes médicamenteuses. Les analgésiques antipyrétiques et anti-inflammatoires peuvent être considérés comme des exemples issus de la modulation, les anti-infectieux d'un tri à partir de la constitution de chimiothèques et les psychotropes de la découverte par sérendipité. Mais les choses ne sont pas si simples. On verra à chaque fois que ces modes de découverte consistant à exploiter le hasard, moduler et trier sont le plus souvent utilisés en alternance, ou combinés pour constituer les classes médicamenteuses.

1. Analgésiques antipyrétiques et anti-inflammatoires (figure 12)

Jusqu'en 1880, la coûteuse quinine était encore le seul médicament contre la fièvre, quelle qu'en fût l'origine[20].

20. La thermométrie introduite par James Currie évaluait l'état clinique des malades atteints de fièvre typhoïde. Carl Wunderlich définit les conditions générales de son emploi en vue du diagnostic : la fièvre devient un alors symptôme.

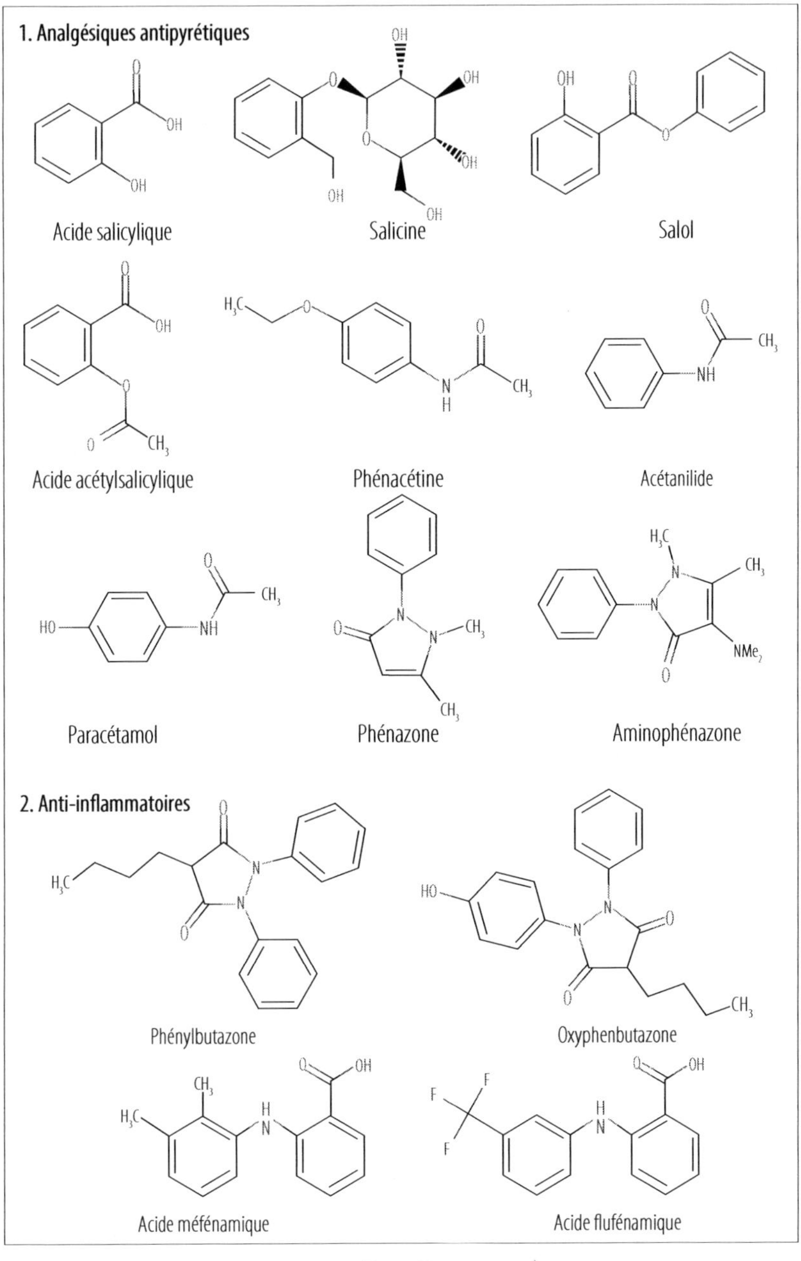
1. Analgésiques antipyrétiques
Acide salicylique
Salicine
Salol
Acide acétylsalicylique
Phénacétine
Acétanilide
Paracétamol
Phénazone
Aminophénazone
2. Anti-inflammatoires
Phénylbutazone
Oxyphenbutazone
Acide méfénamique
Acide flufénamique

Figure 12.

2. Anti-inflammatoires

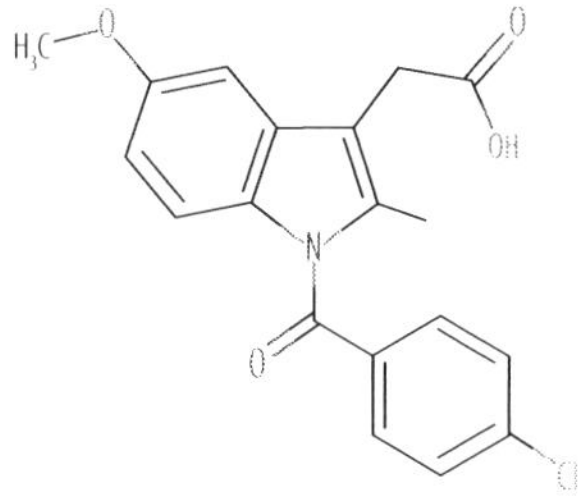

Indométacine

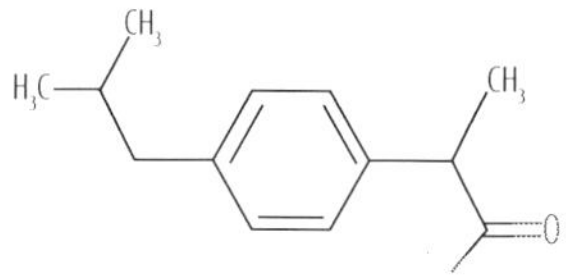

Ibuprofène

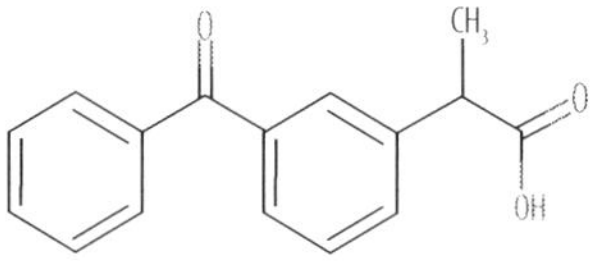

Ketoprofène

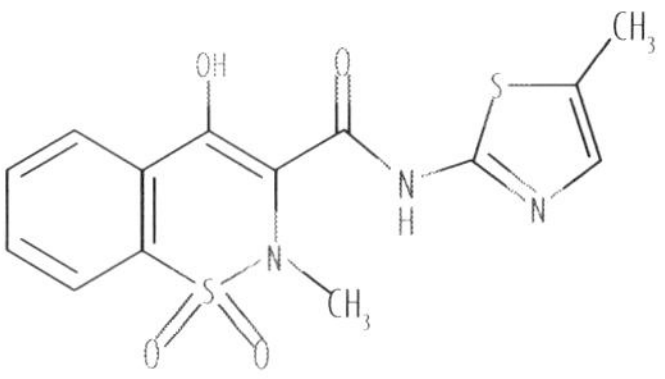

Méloxicam

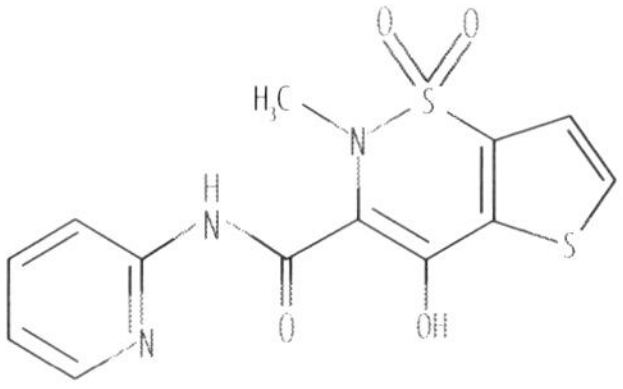

Ténoxicam

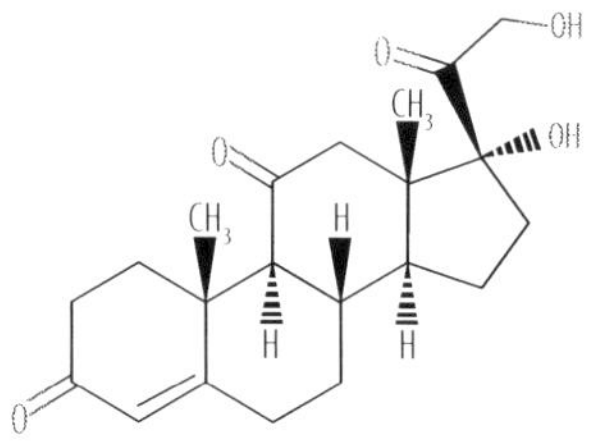

Cortisone

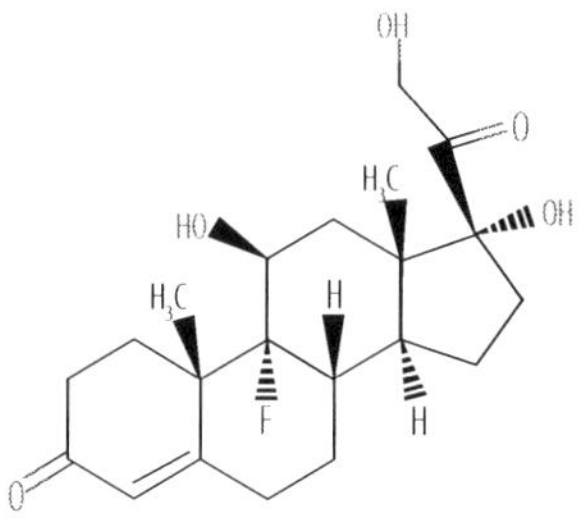

Fludrocortisone

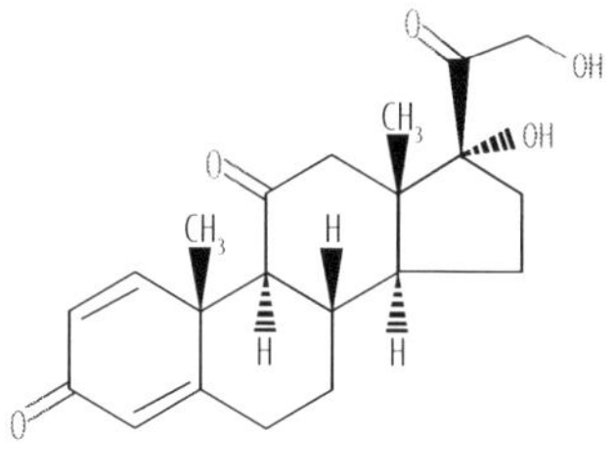

Prednisone

Suite de la figure 12.

2. Anti-inflammatoires

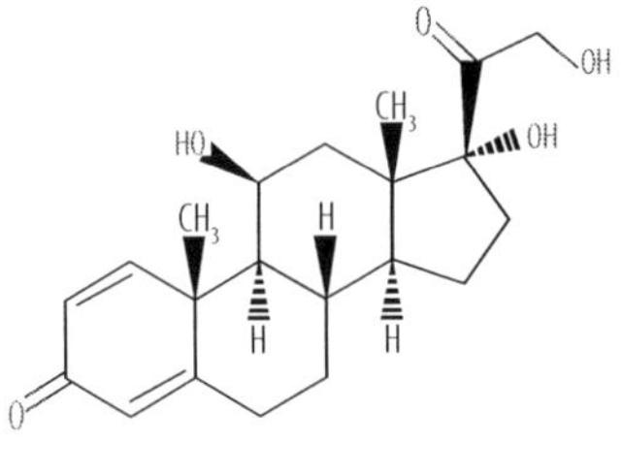

Prednisolone

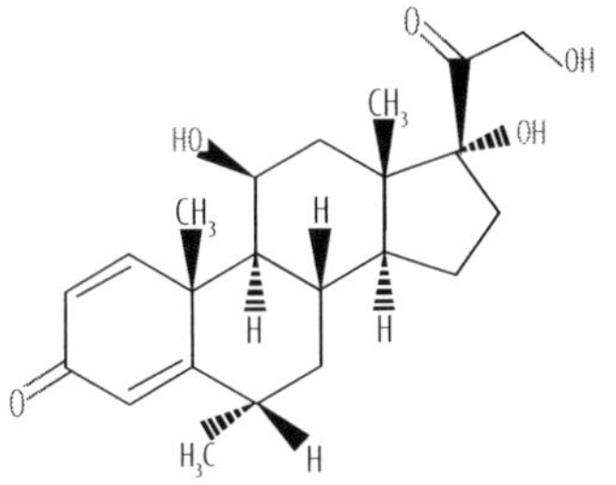

Méthylprednisolone

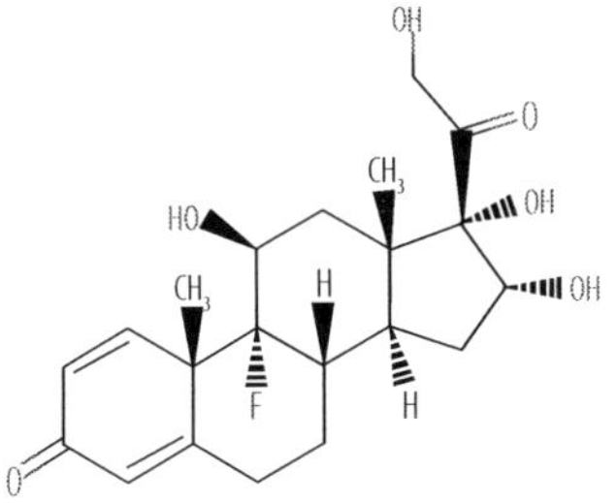

Triamcinolone

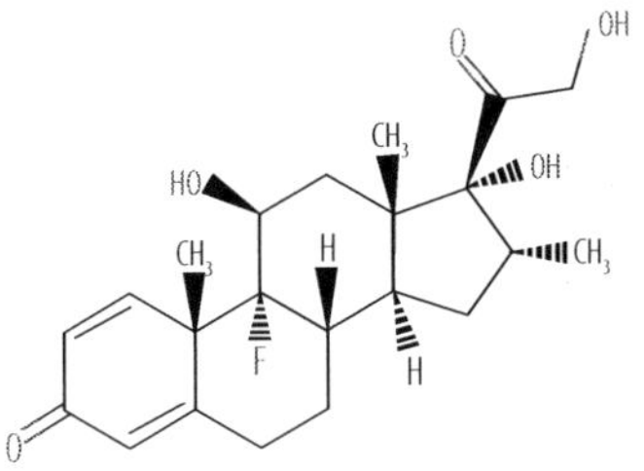

Dexaméthasone

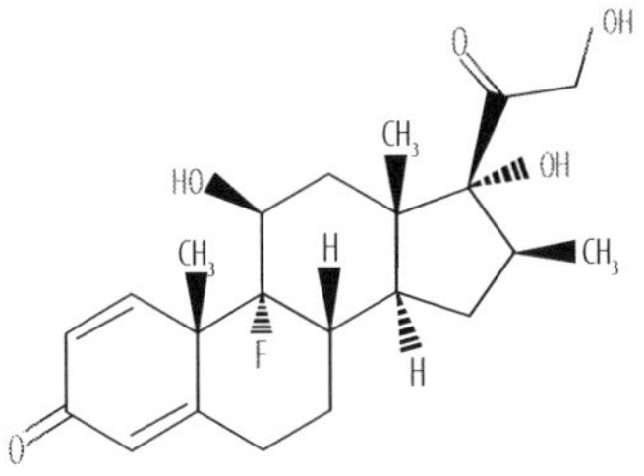

Bétaméthasone

Suite de la figure 12.

L'acide salicylique peut être préparé à partir de la salicine (1839), un hétéroside (c'est-à-dire une combinaison de glucides ou oses, et de substances non glucidiques) qui avait été extrait de l'écorce de saule par Pierre-Joseph Leroux (1829). Le médecin suisse Carl Buss, qui avait préconisé l'acide salicylique comme antiseptique intestinal, remarque l'amélioration des courbes thermiques de ses patients atteints de fièvre typhoïde (1875). Les dérivés de l'acide salicylique entrent alors en thérapeutique. Son sel, le salicylate de sodium, est utilisé comme antipyrétique et pour ses propriétés uricosuriques (antigoutteuses) mises en évidence par Germain Sée. Le salol, proposé par Marcel von Nencki, produit de la condensation de l'acide salicylique et du phénol dont Lister venait de découvrir les propriétés antiseptiques, possède un goût moins désagréable. L'acide salicylique lui-même sera préconisé comme antirhumatismal par Thomas John McLagan (1876). La salicine et l'acide salicylique en tant qu'antirhumatismaux, et le salicylate de sodium comme analgésique antipyrétique connurent un succès considérable.

Cependant les préparations étaient contaminées par des impuretés, ce qui augmentait leur toxicité. L'acide acétylsalicylique, synthétisé par Charles Gerhardt (1853), resta inexploité jusqu'à ce que Felix Hoffmann en reprenne les travaux. Après des études cliniques, Hoffmann persuada la firme Bayer de sa commercialisation, sous le nom Aspirin® (1899), comme médicament analgésique, antipyrétique, et anti-inflammatoire à certaines doses. Durant la Grande Guerre, l'aspirine devint un enjeu stratégique, puis un pilier de l'industrie pharmaceutique, et encore aujourd'hui, un des médicaments les plus consommés.

Un de ses inconvénients cependant est sa mauvaise tolérance digestive, pouvant aller jusqu'à l'hémorragie. D'où l'emploi d'autres sels que les sels de sodium (calcium, lysine) et de formes dispersibles. Mais surtout, d'autres molécules apparurent sur le marché suite à la synthèse de la phénylhydrazine par Emil Fischer (1875). À partir de cette matière première, la chimie des dérivés hétérocycliques, c'est-à-dire de composés dans lesquels un atome de carbone (C) ou plus d'un cycle carboné est remplacé par un atome comme l'azote (N), l'oxygène (O) ou autre, pouvait être lancée. Les dérivés de la pyrazolone le firent aboutir à la phénazone (1884) ou Antipyrine®. La commercialisation de ces dérivés analgésiques antipyrétiques, mais pratiquement dépourvus d'effets anti-inflammatoires, fut d'un profit considérable jusqu'aux années 1930, surtout avec l'amidopyrine ou aminophénazone (Pyramidon®), beaucoup plus puissante que la phénazone. Cependant, phénazone et amidopyrine présentent un risque de toxicité élevé, rénale ou sanguine, s'ils sont utilisés chez les malades rhumatismaux de façon prolongée. La recherche de dérivés moins toxiques analogues de la phénazone (phénylbutazone, oxyphenbutazone) s'avéra finalement un espoir illusoire d'élimination de cette toxicité, tout comme les dérivés du para-aminophénol, comme l'acétanilide ou la phénacétine (1887).

L'exception notable parmi ces derniers dérivés est le paracétamol. La substance, synthétisée par Harmon Northrop Morse (1876), était connue depuis longtemps mais sera jugée trop toxique par Joseph von Mering, et ne sera commercialisée qu'en 1953. Ne présentant pas en réalité la toxicité digestive de l'aspirine ou rénale et hématologique des autres dérivés, le paracétamol concurrence directement l'aspirine, bien qu'il ne soit pas anti-inflammatoire. Dès 1894, l'hypothèse est émise que le paracétamol pourrait être un métabolite actif de la phénacétine, hypothèse qui sera démontrée cinquante ans après.

La toxicité du paracétamol, hépatique cette fois, existe néanmoins. À partir des années 1950, la famille des anti-inflammatoires non stéroïdiens (AINS) s'enrichit d'autres molécules plus ou moins inspirées de la chimie des salicylés et ayant la même parenté pharmacologique et toxicologique : d'abord des dérivés anthraniliques (dérivés de l'acide anthranilique comme l'acide méfénamique, flufénamique, etc.), à partir des années 1960 des dérivés indoliques (dérivés hétérocycliques de l'indole comme l'indométacine) ainsi que de nombreux dérivés aryl-alcanoïques (dérivés de l'acide aryl-alcanoïque comme ibuprofène, kétoprofène, etc.), et enfin dans les années 1970, la série des oxycams (méloxicam, ténoxicam, etc.). Le mode d'action commun de ces anti-inflammatoires se révèlera être l'inhibition enzymatique de la synthèse des prostaglandines, intervenant dans les phénomènes inflammatoires.

L'histoire des anti-inflammatoires ne s'arrête pas là : elle prend un nouveau départ avec les dérivés de la cortisone. Les AINS (anti-inflammatoires non stéroïdiens) s'opposent à une autre classe d'anti-inflammatoires, les stéroïdiens, nés entre les deux guerres. Taddeus Reichstein est considéré comme l'initiateur de cette chimie des stéroïdes. À partir de milliers de glandes surrénales animales, il isole pendant les années 1930 et 1940 une trentaine de stéroïdes, parmi lesquels la corticostérone et l'aldostérone. Le relais est pris au lendemain de la seconde guerre avec Edward Calvin Kendall qui isole de nouveaux stéroïdes.

Le traitement des insuffisances endocriniennes (maladie d'Addison), mais aussi des états de choc devenait envisageable... L'idée de les appliquer comme antirhumatismaux naît après la constatation par Philip Hench, un collaborateur de Kendall que les patients atteints de polyarthrite rhumatoïde souffraient moins lors d'ictère et de grossesse, ce qui pouvait signer un effet protecteur de ces hormones stéroïdes. Après une étude clinique, en 1949, l'effet antirhumatismal de la cortisone est démontré, et Reichten, Hench et Kendall reçoivent le prix Nobel l'année suivante pour avoir posé les bases de la corticothérapie.

Il fallait encore des tonnes d'animaux de boucherie... La synthèse totale de la cortisone ne sera réussie qu'en 1952, suite à la découverte de la synthèse diénique par Otto Diels et Kurt Alder (prix Nobel de chimie 1950). Différents procédés d'hémisynthèse en concurrence permirent alors la fabrication de la cortisone et de dérivés cortisoniques ainsi que la baisse de son coût. L'halogénation de la cortisone (fludrocortisone) en augmente les effets anti-inflammatoires, en même temps que les effets indésirables, comme la rétention hydrosodée avec œdème. D'autres dérivés corticoïdes peuvent être obtenus à partir de la cortisone : prednisone, prednisolone, méthylprednisolone, triamcinolone, déxaméthasone, bétaméthasone.

2. Chimiothérapie anti-infectieuse (figure 13)

Les antiseptiques d'usage externe représentent les premiers pas de la chimie de synthèse en médecine. Cependant, leurs développements pharmacochimiques furent peu importants en comparaison avec ceux de la chimiothérapie anti-infectieuse, qui nous font comprendre typiquement l'essor de la chimie thérapeutique moderne.

Deux éléments sont à considérer dans l'histoire de la chimiothérapie anti-infectieuse : l'ère microbienne et l'industrie des colorants, deux domaines investis par la rivalité franco-allemande. Hermann Hoffmann et Karl Weigert colorent les bactéries afin de mieux les observer. S'intéressant à ces travaux, Paul Ehrlich, montre que les colorants ont des affinités différentes pour les tissus ou microorganismes et parasites. Il parvient à colorer les plasmodiums au bleu de méthylène (1880). Fléau ancien, le paludisme est traité par l'écorce de quinquina, qui fait son entrée dans le commerce des épices au XVIIe siècle. Isolée par Pelletier et Caventou en 1820, la quinine reste très onéreuse.

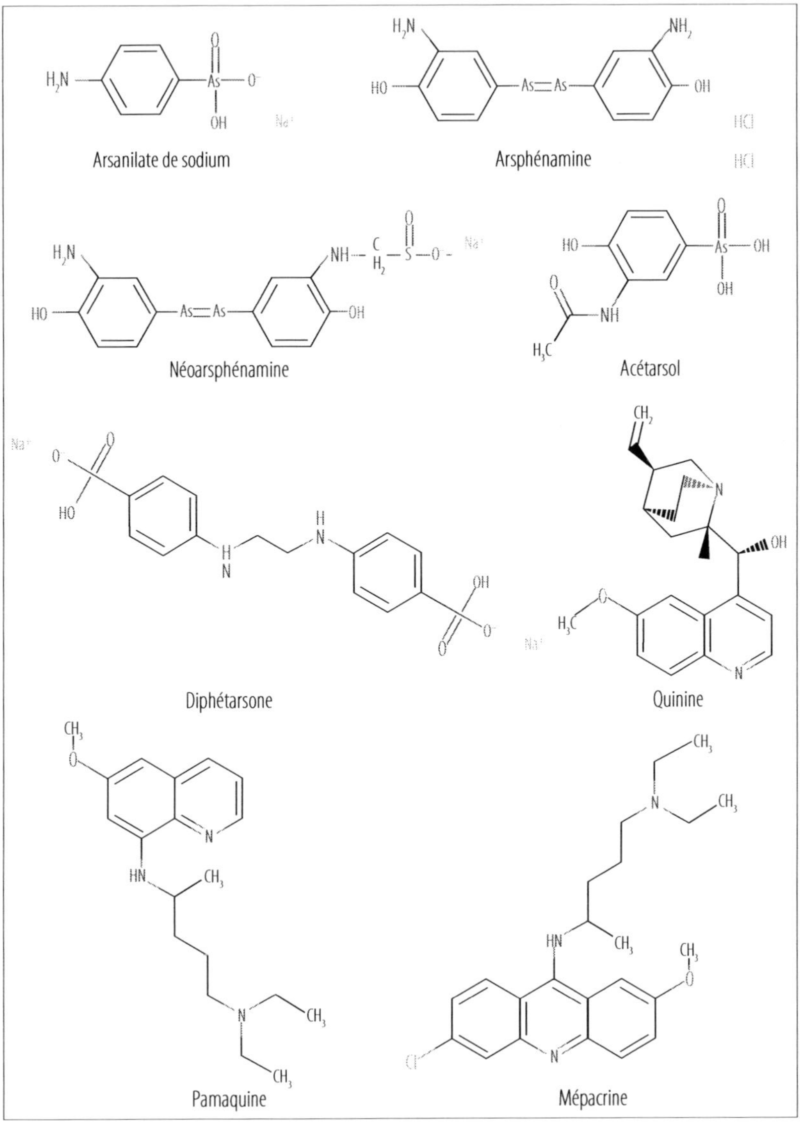

Figure 13 : Anti-infectieux.

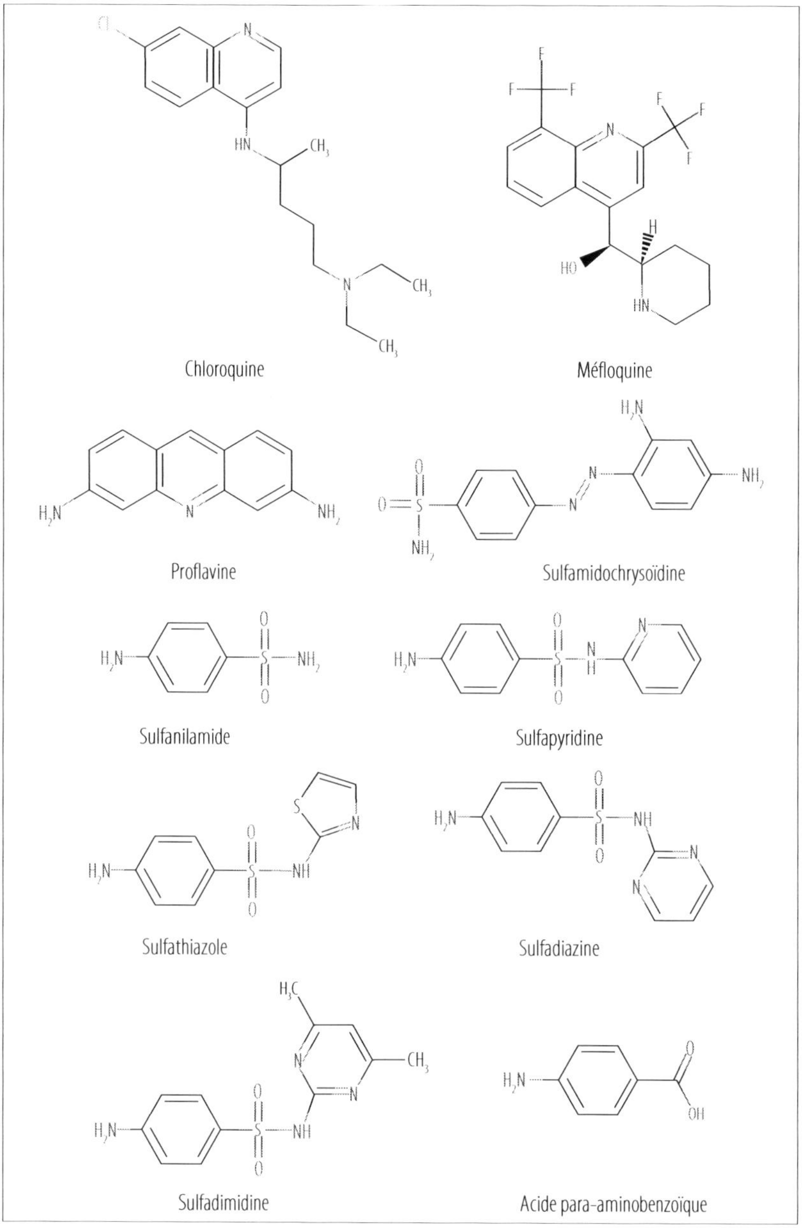

Suite de la figure 13 : Anti-infectieux.

Lors de ses recherches sur la coloration des micro-organismes[21], Paul Ehrlich avait émis l'idée que des substances synthétiques pourraient après fixation sélective s'opposer à leur croissance. Raisonnant sur les conséquences thérapeutiques éventuelles de cette fixation sélective, Ehrlich administre le bleu de méthylène aux malades atteints de paludisme, avec succès (1881). Mais il fallait pouvoir tester l'activité anti-infectieuse chez l'animal de laboratoire, ce qui était impossible à l'époque, et Ehrlich renoncera à la voie des antipaludiques de synthèse.

L'agent d'un autre fléau, le tréponème de la syphilis découvert en 1905, semble expérimentalement plus accessible. C'est Antoine Béchamp qui avait synthétisé le premier dérivé organique de l'arsenic, l'arsanilate de sodium (Atoxyl®), employé contre les trypanosomes de la maladie du sommeil, mais encore très toxique par rapport à l'arsenic. L'étude des dérivés arsenicaux est reprise par Ehrlich. Avec le chimiste Alfred Bertheim, il synthétise des centaines de ces dérivés pour tester leur activité, inaugurant la méthode des tris (*screening*). Avec son élève Sahachiro Hata, il obtient finalement des dérivés arséniés actifs contre les tréponèmes (syphilis) et les trypanosomes (maladie du sommeil), l'arsphénamine (Salvarsan®, 1910) et la néoarsphénamine (Néosalvarsan®, 1912). À l'institut Pasteur, Fourneau et Tréfouël proposent l'acétarsol (Stovarsol®, 1921). Plus tard sera commercialisée la diphétarsone (Bemarsal®), moins toxique (1953). Mais tous ces dérivés arsenicaux vont subir la concurrence de nouveaux anti-infectieux, les sulfamides (et plus tard les antibiotiques).

C'est donc outre-Rhin que les premiers programmes de recherche en chimiothérapie anti-infectieuse sont lancés avec notamment les premiers succès des arsenicaux contre la maladie du sommeil et la syphilis. Entre les deux guerres, l'industrie chimique allemande domine et les Nobels allemands de chimie sont légion.

---

21. Ehrlich découvrira le principe de la coloration vitale du bacille de Koch par la fuchsine (1882).

Les antipaludéens de synthèse seront aussi d'origine allemande. Pour tester chez l'animal les dérivés antipaludiques comme le voulait Ehrlich, il faudra attendre les malades de Julius Wagner von Jauregg, à qui il faisait subir des impaludations thérapeutiques, thérapeutique de choc qui était censée améliorer l'état des patients psychotiques. Wilhelm Roel teste avec succès les dérivés de la 8-aminoquinoléine, ce qui donnera la pamaquine (1926). La mépacrine (dérivé de l'aminoacridine) est produite peu de temps après (1932). La quinine est cependant encore utilisée et reste un produit coûteux. À cause de la rupture des sources d'approvisionnement en quinquina, la mépacrine fut produite massivement durant la Seconde Guerre par les Alliés. Le *screening* des dérivés de la 4-aminoquinoléine aboutit ensuite à la chloroquine, de succès mondial. D'autres antipaludéens de synthèse, dérivés de la méthanol-4 quinoléine, comme la méfloquine, apparurent ensuite.

C'est aussi le hasard et le *screening* qui mènera aux premiers médicaments antibactériens à pouvoir être administrés par voie orale : les sulfamides. Un des brillants chimistes à l'origine du programme de recherche anti-infectieux, élève d'Ehrlich, Julius Morgenroth, montre que la quinine permet de traiter l'infection au trypanosome chez la souris. Fortuitement, il découvre que les sels biliaires dissolvent non seulement le pneumocoque, mais aussi le trypanosome. Dès lors la quinine ou ses dérivés ne pourraient-ils pas être actifs sur le pneumocoque ? Toute une série de dérivés hétérocycliques et de dérivés des colorants furent alors synthétisés et testés, jusqu'à ce que les dérivés porteurs de la fonction sulfonamide ($-SO_2NH_2$) soient repérés pour leur action antibactérienne, aboutissant à la synthèse par Gerhard Domagk de la sulfamidochrysoïdine (Prontosil®), chef de file des sulfamides (sulfanilamide, sulfapyridine, sulfathiazole, sulfadiazine, sulfadimidine…). La sulfamidothérapie, après une relative désaffection due à l'apparition des antibiotiques, et suite à la constatation de leurs effets toxiques, reprend dans les années 1950. Le mode d'action des sulfamides va introduire en pharmacologie la notion de « faux substrat » ou antimétabolites : les sulfamides entrent en compétition avec l'acide para-aminobenzoïque (PAB), substrat important du métabolisme bactérien. La classe des sulfamides va ensuite se diversifier dans d'autres domaines thérapeutiques : hypoglycémiants et diurétiques.

3. Médicaments affectant le système nerveux central (figure 14)

Le terme de « psychotrope » a été créé dès 1548 par Reinhard Lorichius[22]. Les psychotropes de synthèse sont apparus dans les années 1950. Avant cette période, on ne disposait en psychiatrie que des cures de sommeil et des thérapeutiques psychiatriques de choc reposant sur l'utilisation de la fièvre, du coma, des convulsions censées éliminer transitoirement les dysrégulations diencéphaliques responsables des dérèglements de l'humeur et des troubles de la vigilance.

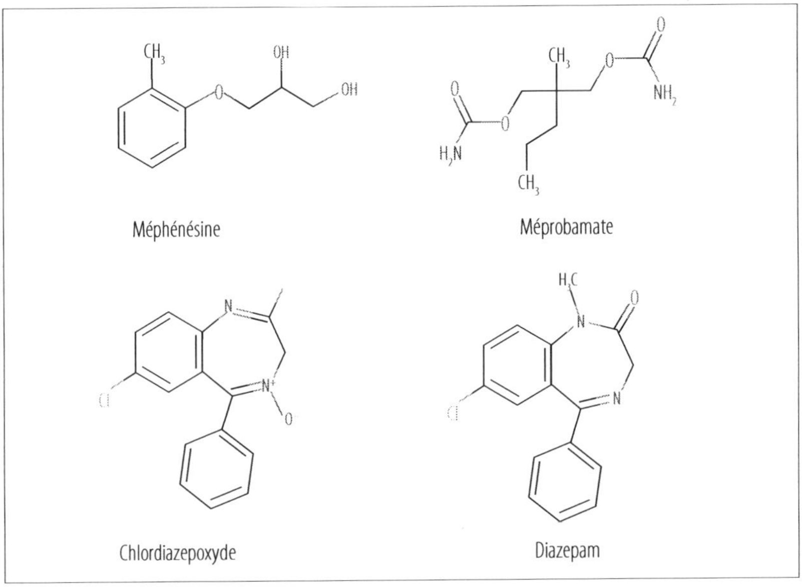

Figure 14 : Psychotropes

22. Dans son ouvrage *Psychopharmakon, hoc est medicina animae*. Sur l'histoire des psychotropes, cf. Brady (1993), Healy (2002), Barondes (2003).

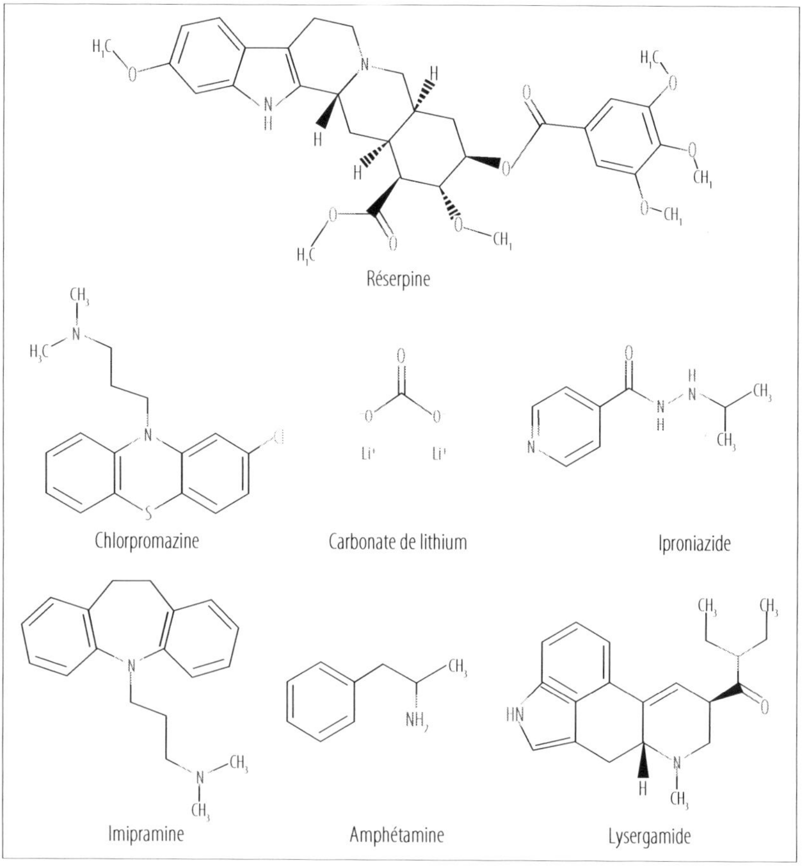

Suite de la figure 14 : Psychotropes.

L'introduction de la première d'entre elles, l'impaludation thérapeutique de von Jauregg (1917) avait, en inaugurant l'ère des thérapeutiques biologiques, eu le mérite de mettre fin au pessimisme plus ou moins exprimé qui régnait jusque dans les années 1920 dans les milieux psychiatriques. La cure de sommeil de Jakob Klaesi (1922) fut supplantée par les thérapeutiques de chocs qui se multiplièrent assez empiriquement dans la décennie qui suivit : insulinothérapie de Manfred Sakel (1934), lobotomie préfrontale d'Egas Moniz (1936), choc cardiazolique de Ladislav von Meduna

(1935), électrochoc d'Ugo Cerletti (1938). C'est aussi dans cette perspective anti-adaptative et anti-végétative que se développent la sympathectomie chirurgicale dans le traitement de la douleur, les « cocktails lytiques » et l'anesthésie potentialisée (contenant des médications préanesthésiques destinées à supprimer les principaux effets du choc), ainsi que l'hibernation artificielle. Comme l'explique Pierre Pichot, toutes ces thérapeutiques biologiques soutiendront l'intérêt des psychiatres pour la biologie des troubles mentaux, comme le montrent les rapports et comptes rendus du premier Congrès Mondial de Psychiatrie (Paris, 1950) dans un contexte américain plutôt dominé par la psychanalyse[23].

L'entrée en scène des psychotropes, qui vont inaugurer l'ère de la psychopharmacologie, est bien connue. C'est en testant un nouvel antihistaminique d'action sédative du groupe des phénothiazines dans un cocktail lytique, qu'Henri Laborit et ses collaborateurs, frappés par l'état d'indifférence des malades, suggèrent son emploi en psychiatrie. Suivit alors la célèbre publication de Jean Delay et Pierre Deniker (1952) sur la chlorpromazine. La même année on isole la réserpine, dont l'utilisation comme neuroleptique sera proposée par Nathan Kline deux ans plus tard (1954). Ces médicaments représenteront la première chimiothérapie digne de ce nom à être utilisée en psychiatrie. Car les amphétamines, stimulants psychiques synthétisés dans les années 1930 dans l'espoir de trouver un substitut à l'éphédrine pour le traitement de l'asthme[24], ou les barbituriques, hypnotiques développés dès le début du siècle, ne modifiaient que très temporairement certains aspects de la symptomatologie des maladies mentales. D'autres groupes chimiques se révéleront posséder une action voisine : butyrophénones, dibenzothiazépines… De fait, ils modifieront considérablement les perspectives thérapeutiques des psychoses et la vie quotidienne dans les hôpitaux psychiatriques[25]. L'indication des thérapeutiques de choc fut considérablement

23. Pichot (1983).
24. Cf. Nouvel (2009).
25. Thuillier (1996), Missa (2006).

réduite puis quasiment supprimée après l'apparition de ces premières substances, qui furent plus tard baptisées « neuroleptiques » ou « tranquillisants majeurs ». Cette année 1952 fut décisive puisqu'on y décrivit également l'influence d'un tuberculostatique récemment synthétisé, l'isoniazide, sur l'humeur des malades. L'iproniazide sera ensuite alors utilisée comme antidépresseur (1957). Roland Kuhne discernera l'action antidépressive de l'imipramine, analogue structurale de la chlorpromazine (1957). L'apparition de ces antidépresseurs va réserver l'électrochoc au cas d'échecs de ces médicaments. Les sels de lithium, apparus dès 1948 (John Cade) et abandonnés à cause d'accidents de surdosage ne referont leur apparition commerciale qu'en 1967, après que Morgen Schou ne montre son effet dans les troubles maniaco-dépressifs. Au même moment apparaîtront les drogues anxiolytiques : « tranquillisants mineurs » utilisables dans les traitements des névroses et du stress quotidien. La méphénésine fut synthétisée en 1945 par Frank Berger en recherchant des antibactériens, et ses effets myorelaxants avaient été fortuitement découverts chez les animaux d'expérience. Elle sera commercialisée avec cette indication (1955). Berger synthétise alors des analogues structuraux sédatifs et aboutit au méprobamate. Les benzodiazépines furent alors synthétisées par Leo Sternbach pour concurrencer le méprobamate et furent commercialisées comme anxiolytiques : chlordiazepoxide (Librium®), diazepam (Valium®). Les séries chimiques correspondant à ces médicaments seront considérablement développées par la recherche pharmaceutique. En fonction des effets des psychotropes sur l'humeur et la vigilance, Jean Delay et Pierre Deniker vont proposer en 1957 leur célèbre classification, renouvelant la vieille classification de Louis Lewin, en agents psycholeptiques (agissant sur la vigilance ou nooleptiques, et agissant sur l'humeur ou thymoleptiques), psychoanaleptiques (agissant sur la vigilance ou nooanaleptiques et agissant sur l'humeur ou thymoanaleptiques), et psychodysleptiques qui perturbent l'activité psychique[26]. En dépit

26. Cf. Deniker (1987). Une première classification avait été proposée par Louis Lewin dans son *Phantastica* à Berlin en 1924 (Lewin, ed. 1970).

des réserves de certaines écoles de pensée psychiatriques, l'emploi de la psychochimie se généralisera après les années 1960. Les psychotropes sont aujourd'hui parmi les médicaments les plus consommés, ce qui n'est pas sans poser d'énormes problèmes philosophiques et de santé publique[27].

VIII. CONCLUSION

Si l'on tente une périodisation synthétique, les grands médicaments jusqu'au milieu du XIXe siècle sont les alcaloïdes (morphine, quinine, atropine), les anesthésiques, les antiseptiques, les curares, la trinitrine, la digitaline, les bromures. Apparaissent ensuite les dérivés issus de la chimie du goudron de houille et des colorants : analgésiques antipyrétiques, hypnotiques, et premiers anti-infectieux. C'est aussi l'âge des anesthésiques locaux, du développement de l'administration parentérale, et des vaccins et sérums. Durant la première moitié du XXe siècle débute l'extraction des « quintessences animales », principalement hormones et médiateurs, et la fabrication de leurs dérivés à usage thérapeutique. Les perspectives pharmacologiques ouvertes par les médicaments du système nerveux autonome deviennent considérables, en même temps que se poursuit le développement de la chimiothérapie anti-infectieuse. L'après-guerre voit les grandes avancées des « trente glorieuses thérapeutiques » (1950-1980). Pendant les années 1950 et 1960, ce sont d'abord les médicaments du système nerveux central, les antihypertenseurs, les antibiotiques hémisynthétiques, les anti-inflammatoires non stéroïdiens, les contraceptifs oraux qui sont sur le devant de la scène. Les années 1970 voient ensuite le développement d'antiulcéreux, de médicaments cardiovasculaires, hypolipémiants, antiviraux, anticancéreux. Enfin

27. Pignarre (1999), Dupont (2001), Lane (2009). Selon l'observatoire français des drogues et toxicomanies, la France est en tête pour les médicaments psychotropes, avec un nombre de consommateurs réguliers (un usage par semaine pour les adultes, 10 fois par mois pour les adolescents) de 3,8 millions (http://www.ofdt.fr/ofdtdev/live/produits/psychotr/conso.html#aff_rech).

les trente dernières années (1980-2010) correspondent à une mutation technologique envisagée plus loin, avec l'apparition de nouveaux médicaments dans les domaines cardiovasculaires, immunitaires, anticancéreux, antiviraux.

Les pratiques de recherche ont considérablement évolué. Initialement résultat de travaux et d'observations individuels de médecins, pharmaciens et chimistes, parfois réalisés hors du cadre académique, le développement du médicament voit augmenter les interactions entre pratiques académiques et pratiques industrielles. Il devient alors le résultat d'un savoir-faire varié, interdisciplinaire, fruit d'interactions entre spécialistes. L'industrie, dans sa recherche propre, met très tôt en place (surtout à partir des années 1930), des dispositifs stratégiques de découverte qui se veulent rationnels : *screening*, valorisation d'informations biologiques, développements pharmacochimiques.

D'un point de vue théorique, une étape importante est représentée par le développement des études de relations structure-activité dans les années 1880. La pharmacologie se définit comme la science du médicament et multiplie ses sous-disciplines qui travaillent l'objet sous ses différents aspects : pharmacodynamie et pharmacocinétique notamment. Sa préoccupation théorique va devenir la découverte du mode d'action des drogues, au-delà de leur diversité. Même si l'on souligne assez tôt à cet égard la médiation du système nerveux autonome, des hormones, des enzymes, ce qui manque encore à la pharmacologie est un discours général, ou une *théorie* du médicament qui va peu à peu se construire.

V

Genèse et développement des conceptions moléculaires

Au cours du XXe siècle, la pharmacologie ambitionne de devenir une science distincte à la fois de l'art traditionnel de la pharmacie et des sciences fondamentales, en se concentrant spécifiquement sur l'étude des effets du médicament. Son souci principal va devenir l'étude de la réaction de l'organisme au médicament jusqu'au niveau moléculaire, l'établissement de « lois » et la construction d'une théorie de l'action médicamenteuse. La pharmacologie va s'appuyer pour cela sur la théorie de la transmission chimique. La notion d'abord intuitive de récepteur rend possible l'élaboration progressive d'une théorie de l'occupation des récepteurs par les médicaments, qui constitue une première base rationnelle de ce qui deviendra la pharmacologie moléculaire. On se propose ici de rappeler la genèse et le développement des conceptions moléculaires de l'action du médicament, de la notion de récepteur à celle de cible, pour comprendre cette transformation épistémologique[1].

---

1. Pour ce qui suit, cf. Dupont (1999), où l'on trouvera les références primaires du chapitre. Cf. aussi Bacq (1974), Meunier (2001), Valenstein (2005), Donnerer (2006), Prüll (2009), Parascandola (2012). Pour les données récentes cf. Landry (2007, 2009).

I. LA NOTION DE RÉCEPTEUR

1. Le problème du mode d'action des médicaments

Jusqu'au milieu du XIXe siècle, le mode d'action des substances médicamenteuses restait très spéculatif. Claude Bernard fera diverses hypothèses sur le mode d'action des divers poisons qu'il avait étudiés, la plus connue restant celle élaborée à la suite de ses travaux sur les curares (1857). La théorie de l'action des substances médicamenteuses sur les différents organes qui prédominera suite à cela était celle de l'action excitante ou paralysante exercée sur les terminaisons nerveuses innervant les organes plutôt que sur les organes terminaux eux-mêmes (muscles lisses ou glandes).

Ce dogme de l'action neurotrope persistera longtemps chez les physiologistes et pharmacologues, ceci malgré quelques objections physiologiques comme celles d'Alfred Vulpian qui suppose que c'est au niveau de la plaque motrice qu'agissent les curares (1866). La théorie neurotrope est facilement susceptible de généralisation puisque tous les organes sont innervés. Choisissons à titre d'exemple la pharmacologie de l'atropine. On savait que cet alcaloïde dilate la pupille et augmente la fréquence des battements cardiaques. L'action sur le cœur avait particulièrement été étudiée par Albert von Bezold (1867) et l'on avait admis sans discussion que l'atropine agissait sur les nerfs et devait paralyser l'action du pneumogastrique. Les expériences peuvent se faire sur le cœur isolé. En 1869, Schmiedeberg, ayant observé l'antagonisme entre l'atropine et la muscarine, étend la théorie de l'action neurotrope à cette dernière. Si la muscarine arrête le cœur et que l'atropine neurotrope supprime cette action, la muscarine doit être aussi neurotrope et doit agir par l'intermédiaire du pneumogastrique dont il stimule chimiquement les terminaisons. La pilocarpine, qui agit comme la muscarine est aussi un excitant des terminaisons du pneumogastrique.

2. Naissance du concept de récepteur : Paul Ehrlich et John Langley

Toute l'œuvre histologique, immunologique et pharmacologique de Paul Ehrlich est dirigée par l'idée de la fixation sélective. On a vu précédemment qu'il s'était consacré d'abord à l'élaboration de techniques de coloration, ce qui l'avait amené à mettre en évidence la sélectivité de la coloration des noyaux cellulaires et des bactéries par un dérivé de la phénothiazine (composé hétérocyclique), le bleu de méthylène (organotropisme et parasitotropisme, 1881). La poursuite de ces recherches montrera que seuls les tissus métaboliquement actifs, convenablement oxygénés, sont colorables (coloration vitale) et que de plus, la coloration est spécifique de certaines fibres nerveuses (1886). Cette contribution histologique est déjà importante, mais pour Ehrlich, la conséquence logique de ces tropismes nerveux et parasitaires est d'abord thérapeutique : il montrera l'action analgésique (1890) et antipaludique (1891) du bleu de méthylène et développera ensuite l'étude des relations structure-activité de ces dérivés ainsi que des dérivés arsenicaux antisyphilitiques. Ses études sur les toxines, commencées en 1891, l'amèneront à développer la notion de substance réceptrice et à formuler sa célèbre « théorie des chaînes latérales » (1901). Ceci explique selon lui la liaison des toxines aux cellules immunitaires qui produisent les antitoxines. Ehrlich formule des conceptions voisines dans le domaine pharmacologique, notamment suite à des travaux sur les relations structure-activité des dérivés anesthésiques de la cocaïne (1898). Si des composés ont des actions pharmacologiques spécifiques, c'est qu'ils se lient à des « substances réceptrices », comme une clef vis-à-vis d'une serrure[2].

L'idée d'une complémentarité entre structures différentes avait été énoncée parallèlement dès 1894 pour les enzymes par le chimiste Emil Fischer. On peut donc dire que le concept de récepteur est né

2. Sur les conceptions d'Ehrlich, on pourra consulter sa Nobel Lecture « Partial cell functions » du 11 décembre 1908 (éd. 1999).

de la rencontre au début du siècle de l'immunologie, de l'enzymologie et surtout de la physiologie du système nerveux autonome.

Au début du siècle, Cambridge est devenu le premier centre de recherche sur le système nerveux autonome grâce aux travaux de Walter Gaskell et de John Langley, qui en étudient de façon approfondie l'anatomie et la physiologie depuis 1880. Les travaux de Langley et de l'école de Cambridge s'insèrent entre la physiologie du système nerveux autonome et celle des glandes endocrines, contribuant au développement de la physiologie des corrélations fonctionnelles (voir chapitre précédent). C'est dans ce contexte que Langley teste l'action des extraits surrénaliens sur les glandes salivaires pour comprendre la régulation des sécrétions. Langley remarque que ces extraits provoquent la sécrétion des glandes salivaires. Lorsque le principe actif de cet extrait fut reconnu comme étant l'adrénaline, Langley étudie systématiquement l'effet de cette substance et en conclut que cet effet est le même que celui de l'excitation des nerfs sympathiques. Allant plus loin, il propose l'hypothèse d'une action directe qui le fait rompre avec la conception neurotrope classique du mode d'action des poisons. Dans les expériences après dégénérescence, les extraits agissent directement sur le muscle lisse. Il fait remarquer enfin que l'adrénaline n'a qu'un effet peu important sur certains muscles innervés par le sympathique, et que sur d'autres muscles lisses, elle n'a pas d'effet du tout, en sorte qu'il doit exister quelques différences entre les divers muscles lisses. C'est le véritable point de départ de la notion de récepteur (1901).

En 1904, Thomas Rendon Elliott, un jeune chercheur de Cambridge, cherche de nouveaux exemples de la généralisation de son maître Langley sur les effets sympathomimétiques de l'adrénaline. Il est intrigué par le fait que longtemps après que les nerfs sympathiques ont été coupés et ont dégénéré, les structures innervées (muscles lisses par exemple) répondent de façon caractéristique à l'adrénaline, en se contractant où l'excitation sympathique produisait une contraction, et en se relâchant où l'excitation sympathique produisait une relaxation. Pourtant l'adrénaline ne touchait aucune des structures liées au nerf périphérique puisqu'elles avaient dégénéré.

Elliott (1904) formule alors l'hypothèse que lorsqu'un influx arrive par un nerf du système sympathique à une cellule musculaire lisse, il pourrait y avoir libération locale d'adrénaline dans la cellule, et que cette adrénaline agit comme médiateur chimique du processus de stimulation. Pour Elliott, le fait que l'adrénaline des extraits surrénaliens ait une action identique à l'excitation sympathique paraît alors s'expliquer facilement si on admet que c'est cette même substance qui sert localement à y transmettre l'influx, et déclenche le mécanisme de la contraction musculaire. Elliott poursuivit ses recherches sur les effets sympathomimétiques de l'adrénaline, et découvre que son effet est transitoire comme celui de l'impulsion nerveuse, et qu'il peut être répété. Il publiera un mémoire complet sur les effets de l'adrénaline en 1905.

Si on doit donc à Elliott la première exposition claire de l'hypothèse de la neurotransmission chimique, c'est bien à Langley qu'il faut attribuer celle du concept de récepteur.

En effet, comme nous l'avons vu, pour certaines cellules musculaires lisses la stimulation du sympathique et les injections d'adrénaline produisent une contraction et pour d'autres, un relâchement. Comment expliquer ces effets opposés d'agents identiques ? En 1905, Langley formule l'hypothèse qu'il existe dans les cellules qui réagissent deux types de « substances réceptrices », « excitatrices » et « inhibitrices ». Lorsque l'adrénaline atteint une cellule, elle se fixe et son action est déterminée par le type de substance réceptrice qui est présente : si elle se lie avec la substance excitatrice, il en résulte une contraction, si elle se lie avec l'inhibitrice, il en résulte un relâchement.

Ce concept de récepteur lui est inspiré par les conceptions formulées par Ehrlich dans sa théorie de l'immunité. Il apporte un soutien important à une théorie chimique de la neurotransmission, qui serait perturbée par la fixation sélective de molécules sur des substances réceptrices. Le concept sera développé par Langley dans ses travaux ultérieurs[3]. En continuant ses études pharmacologiques

3. Alors qu'Ehrlich manifestera pendant quelque temps plus de réticence, l'entité n'étant au fond que postulée.

sur la contraction musculaire, il montre que la contraction de certains muscles causée par la nicotine est inhibée par les curares. Cet effet n'a pas lieu après dénervation et n'est donc pas dû à une action sur les terminaisons nerveuses présentes dans le muscle. La nicotine comme les curares doivent agir sur des substances réceptrices situées à l'intérieur de la masse musculaire (1906).

Mais les milieux pharmacologiques seront longtemps divisés entre partisans d'une action directe des poisons sur le muscle et partisans de l'action indirecte sur le nerf selon la conception ancienne. Le débat, alimenté par des expériences d'inhibition de l'action de l'adrénaline par des substances variées telles que codéine, ésérine, pilocarpine, avec ou sans dégénérescence provoquée des nerfs est complexe. Dans les manuels de physiologie de la première moitié du XXe siècle, on préfèrera souvent encore reprendre l'idée de la plaque motrice de Vulpian et envisager une action des poisons sur une zone intermédiaire entre le nerf et le muscle, appelée prudemment « plaque terminale » ou plus tard « jonction neuromusculaire ».

3. Neurotransmetteurs et récepteurs en question

Le syllogisme représenté par la théorie chimique est énoncé dès le début du siècle par l'école de physiologie de Cambridge : puisqu'il y a des substances chimiques reproduisant l'effet de l'excitation (neuromimétisme), celles-ci pourraient représenter les agents physiologiques de la réexcitation en se fixant sur des substances réceptrices. Autrement dit, le potentiel d'action pourrait franchir la synapse par l'intermédiaire de substances chimiques (médiateurs chimiques) et ce processus serait perturbé par les différentes drogues. Loin d'être un épiphénomène, la naissance de concept de neurotransmetteur, et corrélativement celle de récepteur, est un moment capital de l'édification de la pensée biologique et pharmacologique du XXe siècle. Le concept de récepteur étendu aujourd'hui à la notion de cible est devenu un des fondements de la pharmacologie moléculaire.

On ne peut qu'être frappé de la vitalité de la science britannique dans le domaine pharmacologique du début du siècle. Henry Dale est une autre des figures marquantes de cette période. Après son mémoire qui décrit les propriétés parasympathomimétiques de l'acétylcholine (1914), la neurotransmission est en passe de se rattacher aux deux composantes, sympathiques et parasympathiques, du système nerveux autonome. Dale critiquera pourtant la notion de récepteur dont l'existence n'était que postulée, mais qui semblait le corollaire de la neurotransmission chimique. En fait, il fallait pouvoir tester expérimentalement ces hypothèses.

D'autant qu'il existait une autre théorie. Le potentiel d'action aurait pu être en effet l'agent direct de l'excitation. Louis Lapicque va donner à cette thèse une forme élaborée, la théorie chronaxique. Il définit la chronaxie comme une constante de temps caractéristique de l'excitabilité d'un tissu. La transmission n'est possible selon lui que lorsque les éléments ont la même chronaxie : c'est la fameuse loi de l'isochronisme. Dans ce schéma de transmission purement électrique, il n'y a pas intervention de substance chimique. La théorie paraît aussi crédible que sa rivale chimique. Elle semblait plus satisfaisante d'un point de vue expérimental : la loi de l'isochronisme avait été présentée comme vérifiée par Lapicque et son école, alors qu'il n'existait, en revanche, aucune preuve expérimentale directe de l'existence de la substance neurotransmettrice, ni d'ailleurs de la substance réceptrice postulée par la théorie chimique. Les données pharmacologiques avancées par l'école de Cambridge (neuromimétisme et modulation des effets de ces agents neuromimétiques par des agents lytiques comme les curares, la nicotine, l'atropine, l'ergot) pouvaient aussi être interprétées dans le cadre de la théorie électrique, tous ces poisons modifiant la chronaxie des éléments. L'action musculaire directe pour les toxiques ou l'adrénaline n'impliquait pas à elle seule celle d'une neurotransmission de nature chimique, loin s'en faut, et Lapicque donnera sa classification chronaxique des médicaments[4]. En dépit des travaux de cliniciens français tels que Maurice Villaret et Louis Justin-Besançon, la théorie dominera longtemps en France. Elle ne sera jamais acceptée par les physiologistes de Cambridge avec qui

4. Le traité de Perrot (1943-1944) contient encore une classification chronaxique.

la polémique durera jusqu'aux années 1930. La persistance du modèle physique de l'action des médicaments est pourtant loin de ne concerner que le seul Lapicque. En témoignent les résistances au concept de récepteur de Walther Straub et Arthur Cushny[5].

Cette plausibilité et cette persistance du modèle physique expliquent le scepticisme avec lequel fut accueilli ce qui est parfois présenté comme la première preuve expérimentale de la neurotransmission chimique, à savoir l'expérience cruciale du pharmacologue Otto Loewi (1921) sur les cœurs de grenouille isolés (figure 15).

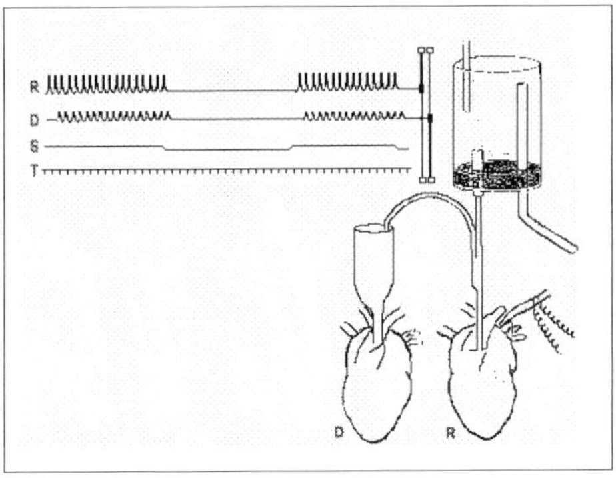

Figure 15 : Expérience de Loewi.

Des cœurs de grenouille isolés sont perfusés avec du liquide physiologique. On stimule le nerf vague (pneumogastrique) innervant l'un des cœurs. Cela provoque un ralentissement de ses battements cardiaques, alors que l'autre cœur n'est pas affecté. Mais celui-ci, perfusé avec la solution prélevée sur le premier cœur, voit à son tour ses battements diminuer. Loewi en déduit qu'une substance chimique produite lors de la stimulation nerveuse du premier cœur est à l'origine de l'effet inhibiteur observé sur le deuxième cœur, indépendamment de tout circuit nerveux.

On en souligna, et avec raison, le manque de reproductibilité, et l'on en contesta l'interprétation qu'en fit Loewi, à savoir qu'une substance (*Stoff*) était libérée par la fibre nerveuse. Le débat dura plusieurs années. Néanmoins, grâce au perfectionnement technique des dispositifs, on arrivait à reproduire « l'effet Loewi » que l'on généralisa à toutes les terminaisons du système nerveux autonome. La « substance » du vague sera identifiée à l'acétylcholine par Loewi, alors

5. Cf. Prüll (2009).

que Walter Bradford Cannon et Zénon Bacq montrent la présence d'une « sympathine » libérée par les nerfs *in vivo*, que l'on pensera être l'adrénaline. À partir des années 1930, l'école de Dale pense parvenir, grâce à de rigoureuses techniques de perfusion *in vivo*, à démontrer la réalité d'une transmission chimique aux niveaux ganglionnaire et neuromusculaire. La théorie est ainsi en mesure de se généraliser à tout le système périphérique.

En dépit des travaux de Dale et de Loewi, le concept même de neurotransmetteur est loin d'être admis et la notion de récepteur reste purement intuitive. Ainsi en 1936, lors de la remise de leur prix Nobel, on ne sait rien sur les mécanismes intimes de la neurotransmission : où et comment est libérée l'acétylcholine, comment le médiateur est-il stocké, synthétisé, dégradé, comment agit-il sur le versant postsynaptique ? Même si on admettait que l'acétylcholine était électrogène ceci n'impliquait pas que sa fonction fût limitée à celle de neurotransmetteur. Quant aux données pharmacologiques en faveur de la théorie neurohumorale, elles n'étaient pas dénuées d'ambiguïtés : neuromimétisme imparfait des médiateurs, sélectivité des effets des substances neurolytiques, barrière de perméabilité entourant l'axone n'excluant pas une action non limitée aux jonctions[6]. L'accumulation de données pharmacologiques sur les neuromédiateurs alors que l'on avait élucidé que partiellement les mécanismes d'action sera source de difficultés importantes de la théorie chimique. Plus profondément, ceci traduit des résistances très fortes à la « logique humorale » et la persistance tardive du modèle physique. Tout cela va entraîner tardivement le développement de théories mixtes, où l'acétylcholine joue un rôle secondaire dans la transmission ou même de théories électriques dans lesquelles elle n'y joue aucun rôle. Ces dernières seront développées par l'électrophysiogiste John Eccles (theorie des *eddy currents*), et le biochimiste

6. En réalité, ces faits « discordants » dans le domaine des transmissions adrénergiques et cholinergiques sont maintenant souvent interprétables en termes de biodisponibilité ou liés à l'hétérogénéité des récepteurs adrénergiques et cholinergiques. Toutes ces questions ne pouvaient être résolues à l'époque.

David Nachmansohn (rôle de l'acétylcholine dans la conduction et non la transmission). Ces théories représentent un renouveau des conceptions électriques.

II. THÉORIE DES RÉCEPTEURS ET PHARMACOLOGIE QUANTITATIVE

1. Loi d'action de masse et affinité

L'aspect heuristique de la théorie des récepteurs se manifestera aussi par une interprétation quantitative possible de l'action médicamenteuse. Archibald Vivian Hill, au laboratoire de Langley, veut quantifier les réponses biologiques du muscle squelettique de la grenouille à la nicotine : l'effet de la nicotine en fonction du temps, et l'effet de doses croissantes de nicotine (1909). Les courbes qu'il obtient expriment un phénomène répondant à la loi d'action de masse, exprimée par la relation[7] :

$$A+R \rightleftarrows AR$$

Un peu plus tard, Irving Langmuir étudiant l'adsorption de molécules gazeuses sur un fil électrique pour produire de la lumière, propose une expression mathématique du phénomène selon la loi d'action de masse (1918). Les courbes obtenues seront appelées isothermes d'adsorption de Hill-Langmuir. Alfred Joseph Clark, le successeur d'Arthur Cushny à Londres (1919), dans son ouvrage de 1933, *The mode of action of drugs on cells* (1933), ainsi que dans son traité *General pharmacology* (1937), considéré comme un des ouvrages fondateurs de la pharmacologie quantitative, précisera les idées. L'action d'une drogue est bien analogue à un processus d'adsorption à un récepteur (isothermes de Hill-Langmuir). La réponse est proportionnelle selon lui au taux d'occupation du récepteur, et la réponse maximale est obtenue lorsque la totalité des récepteurs est occupée.

---

7. La loi d'action de masse a été proposée en chimie par Berthollet pour les équilibres chimiques (1801). Elle fut utilisée en enzymologie par Léonor Michaelis et Maud Leonora Menten (1913). Dans l'équation qui suit, A désigne la molécule active et R son récepteur.

2. Phénomènes d'agonisme et d'antagonisme

Il est alors possible d'interpréter les phénomènes d'agonisme et d'antagonisme. John Henry Gaddum entre au laboratoire de Dale en 1927 pour y participer aux recherches sur les neurotransmissions chimiques. Il consacrera une bonne part de son activité au problème de la standardisation des dosages biologiques, qu'il développera de façon considérable. Il poursuivra plus tard avec Marthe Vogt des études sur la pharmacologie du système nerveux central. Mais à l'époque il s'intéresse surtout aux phénomènes d'antagonisme. Il introduira dès 1926 cette notion et formulera en 1937 la notion d'antagonisme compétitif. En première analyse, les ligands peuvent être agonistes ou antagonistes. Le mode d'action compétitif était déduit du glissement vers la droite des courbes dose-réponse (ou plutôt « logdose-réponse »), d'allure sigmoïde (figure 16), qui s'effectuait sans déformation et modification maximale[8].

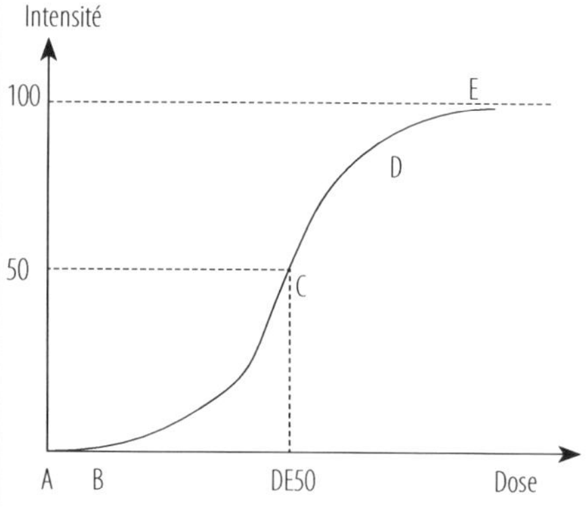

16a

1. Si l'on trace une courbe dose-effet, la dose étant exprimée en échelle logarithmique, on obtient une courbe sigmoïde. La dose qui donne 50 % de l'effet maximum E s'appelle la dose efficace 50 (DE 50).

Figure 16 : Pharmacologie quantitative.

8. L'agoniste se lie au récepteur. L'antagoniste est dit compétitif s'il se lie au même site que le médiateur correspondant. Les antagonistes non compétitifs se lient à un autre site du récepteur que le site de fixation du médiateur (site allostérique, voir plus loin). Le ligand se lie le plus souvent de manière réversible (liaisons non covalentes) avec le récepteur. La liaison irréversible (covalente) est toxique.

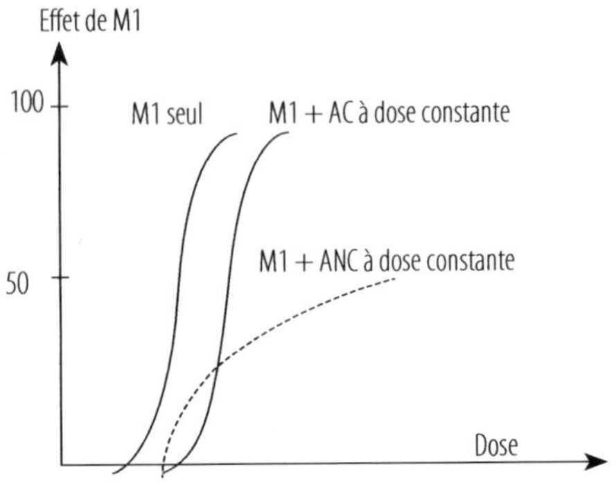

16b

2. Dans ce type d'expérience, l'antagoniste est présent à une concentration fixe. On augmente progressivement les concentrations de l'agoniste M1 et on constate :

– soit un décalage de la courbe qui reste parallèle à celle de M1, on dit qu'il s'agit d'un antagoniste compétitif (AC). La courbe dose-effet est déplacée vers la droite sans déformation.

– soit une modification de la courbe qui n'est plus parallèle à A, on dit qu'il s'agit d'un antagoniste non compétitif (ANC). La courbe dose-effet est déplacée vers la droite avec diminution du maximum.

Suite de la figure 16 : Pharmacologie quantitative.

3. Théorie de l'occupation des récepteurs

La théorie de l'occupation des récepteurs va venir couronner l'édifice. Depuis les années 1930, la cinétique enzymatique avait fait des progrès importants. Entre 1954 et 1956 vont paraître une série d'articles où Everhardus Jacobus Ariens et ses collaborateurs d'une part, et Robert Stephenson d'autre part, développent pour les médicaments un schéma comparable à celui de la cinétique enzymatique. La théorie sera ensuite complétée par Robert Furchgott (1966).

L'action d'une drogue sur un récepteur est analogue à une interaction enzyme-substrat, ce qui donne l'équation :

$$[A] + [R] \rightleftarrows [AR] \rightarrow \text{réponse} + [A'] + [R]$$

(avec A = agoniste (ligand), R = récepteur,
A' = agoniste libéré et inactivé)

à rapprocher de la fameuse équation de Michaelis et Menten relative aux enzymes :

$$[E] + [S] \rightleftarrows [ES] \rightarrow [E] + [P]$$

(avec E = enzyme, S = substrat, P = produit)

Ariens observe que la réponse maximale obtenue pour une gamme de concentration donnée varie d'un agoniste à l'autre, d'où l'idée d'un facteur de proportionnalité propre à chaque agoniste, l'activité intrinsèque α. Il en résulte une modification de la théorie de Clark. Selon cette théorie de l'occupation des récepteurs rectifiée, la réponse maximale ne nécessite plus 100 % d'occupation des récepteurs, mais seulement une partie, les autres étant en quelque sorte récepteurs de réserve, non impliqués dans la réponse observée. L'activité intrinsèque est donc l'amplitude de l'effet biologique obtenu pour une *proportion donnée* de récepteurs occupés.

La notation d'Heinz Otto Schild, introduite en 1947, sera utilisée pour définir une deuxième notion caractérisant l'interaction des médicaments avec les récepteurs, l'*affinité*. L'affinité de l'agoniste est définie comme le logarithme négatif de la concentration de l'agoniste [A] qui produit une réponse égale à la moitié de la réponse maximale (pD2 = – log[A]50).

Les notions d'affinité et d'activité intrinsèque sont indépendantes. Leur mesure est possible à partir des courbes dose-réponse. Elles sont difficiles à obtenir à cette époque avant l'utilisation des isotopes : la loi d'action de masse n'est encore appliquée que pour quantifier des réponses biologiques et non dans les techniques de liaisons spécifiques (*binding*) qui se développeront à partir des années 1960. Pourtant elles furent la base de la quantification de l'action des médicaments (pharmacométrie*).

La théorie de l'occupation des récepteurs dérivée de Clark permit ainsi grâce à l'interprétation et au traitement mathématique des courbes de rendre compte assez largement des faits observés notamment lors des études pharmacologiques de séries chimiques homologues. Ainsi sur la base de ces notions, il est possible de comparer l'action des agonistes, de classer les antagonistes en inhibiteurs compétitifs et non compétitifs d'une part, et réversibles et irréversibles d'autre part.

Cette théorie de l'occupation des récepteurs va cependant rencontrer certaines difficultés justement liées à la complexité des effets pharmacologiques dont nous pouvons donner un aperçu grâce aux travaux d'un autre pharmacologue britannique, William Drummond Paton.

Celui-ci proposera en 1959 devant la Société Britannique de Pharmacologie l'idée selon laquelle la réponse pourrait être fonction du degré d'association et de dissociation de la drogue avec le récepteur plutôt que du nombre de récepteurs occupés (*rate theory*). Plus exactement, l'action pharmacodynamique serait liée à la vitesse d'association et de dissociation du complexe drogue-récepteur, c'est-à-dire à l'importance du *turn-over* des molécules vis-à-vis du récepteur. Il s'agissait alors d'harmoniser les deux théories de Clark et de Paton. Quoi qu'il en soit, la théorie d'occupation des récepteurs confortait aussi le concept même de récepteur.

4. Modèle allostérique et caractérisation chimique des récepteurs

Cependant, jusqu'aux années 1950, le récepteur n'est finalement encore qu'une entité logique destinée à expliquer les effets complexes des médicaments du système nerveux autonome. Les premières preuves directes en faveur de l'existence d'un récepteur furent apportées par David Nachmansohn vers 1954-1955. Il met au point un dispositif ingénieux permettant la mesure directe de potentiels à travers un système de membranes actives ou au repos, pour étudier comment les substances agissent sur les potentiels. En même temps on peut doser l'activité de l'acétylcholinestérase, l'enzyme de dégradation de l'acétylcholine. Il poursuivra par la suite ses études des activateurs et inhibiteurs du récepteur sur l'électroplaque isolée, composante de base de l'organe électrique de l'anguille (*Electrophorus electricus*). On avait déjà suggéré que l'acétylcholinestérase et le récepteur pouvaient être identiques ou former les parties d'une même entité « récepteur-enzyme ». Nachmansohn montre que certains composés peuvent bloquer les effets de l'acétylcholine sans avoir d'effets sur l'acétylcholinestérase et réciproquement, que beaucoup d'inhibiteurs de l'acétylcholinestérase n'ont pas d'action sur le récepteur cholinergique. L'action bloquante ne peut donc pas être due à une action sur l'enzyme, mais bien à un effet sur une substance réceptrice. Nachmansohn reprendra néanmoins l'idée que si le récepteur ne pouvait être l'acétylcholinestérase elle-même, au moins, les sites de liaisons à l'acétylcholine pouvaient être similaires.

Il cherchera donc à caractériser chimiquement ce site de liaison, en étudiant la différence entre les substrats dans leur réaction avec l'acétylcholinestérase, en vue de caractériser le site actif des enzymes et donc du même coup celui des récepteurs cholinergiques. Les enzymes constituaient un matériel plus accessible que les récepteurs, parce que pouvant être obtenues en grandes quantités, parfaitement purifiées, alors que les récepteurs membranaires devaient être étudiés sur des fragments de tissus isolés. Il montrera que compte tenu de la structure tétraédrique plus ou moins sphérique des dérivés quaternaires, le contact avec les quatre dérivés azotés n'est concevable que si la protéine enzymatique enveloppe le substrat, ce qui implique un changement de conformation, qu'il sera le premier à proposer (1955).

Dans les années 1950 se développent des travaux relatifs aux changements de conformation des protéines, avec les travaux de Jeffries Wyman sur l'hémoglobine. Le changement de conformation avait été suggéré aussi par des considérations énergétiques, par la comparaison des entropies et enthalpies d'activation de l'enzyme par l'acétylcholine et de ses analogues tertiaires par Irwin Wilson et Enrico Cabib (1956). Ces grandeurs que sont les entropies et enthalpies d'activation donnent une idée des mécanismes réactionnels, plus précisément du degré d'ordre produit par la formation des complexes, donc de la variation de la disposition des atomes au cours des réactions. Daniel Koshland (1958) avait lui aussi remis en cause la rigidité du célèbre modèle de la clef-serrure d'Emil Fischer, en imaginant une certaine flexibilité du site actif des enzymes. Il était évidemment tentant d'étendre cette conception au récepteur cholinergique... Le changement de conformation induirait des changements structuraux dans la membrane, par exemple l'ouverture ou la fermeture de canaux ioniques. Lorsque l'acétylcholine est combinée avec la « molécule réceptrice », elle serait progressivement transformée en une forme qui serait incapable de maintenir une perméabilité ionique élevée. José Del Castillo et Bernard Katz (1957) proposent de faire évoluer le modèle de l'action pharmacologique de la loi d'action de masse, qui considérait jusque-là l'action d'une seule molécule sur une surface supposée inerte, vers un modèle à deux états induits par l'agoniste :

$$A + R \rightleftarrows AR \rightleftarrows AR^*$$

(avec R^* = récepteur de conformation modifiée)

Ce changement de conformation du récepteur pourrait concilier les théories pharmacologiques d'Ariens et de Paton. L'agoniste est capable d'induire un changement de conformation nécessaire à l'activité pharmacologique et à la désorption rapide de la surface membranaire, alors que l'antagoniste en serait incapable. L'agoniste cause un réarrangement rapide du complexe et peut être rapidement dissocié du récepteur, mais on pouvait envisager des cas intermédiaires où le complexe se réarrangerait à un niveau moindre.

En fait, au milieu des années 1960, on ne connaît pratiquement rien sur la structure chimique des sites actifs et la distribution des récepteurs de l'acétylcholine. Il fallait isoler et identifier cette substance chimique mystérieuse avec laquelle drogues et transmetteurs se complexaient réversiblement. C'est la tâche que s'assigneront en particulier deux groupes, à partir de l'organe électrique de l'anguille, celui de Carlos Chagas (1959) qui assimilera la substance à un acide mucopolysaccharidique, et celui de Seymour Ehrenpreis (1960) qui l'assimilera à une protéine. Car on n'était même pas sûr que le matériel isolé représentait effectivement le récepteur. De plus les procédés d'extraction pouvaient avoir dénaturé ou altéré la molécule.

Grâce à l'emploi des agents cholinomimétiques et cholinolytiques on était cependant à peu près certain que les sites actifs possédaient un résidu anionique, probablement phosphorique, capable de lier l'azote de l'acétylcholine, et un site polaire capable de lier l'oxygène du groupement acyle. Les sites basiques et estérasiques devaient être séparés par une zone avec laquelle l'oxygène du groupement éther de l'acétylcholine pouvait créer des liaisons hydrogènes (figure 17). S'inspirant des travaux d'Irwin Wilson, Richard Krupka et Keith Laidler (1961) vont proposer une représentation tridimensionnelle du site actif de l'acétylcholinestérase, donnant une idée de ce que pourrait être la structure du récepteur cholinergique. Naturellement des études similaires avaient lieu pour explorer la structure des récepteurs adrénergiques. Mais au milieu des années 1960, ces techniques ne pouvaient mener bien loin l'élucidation des structures.

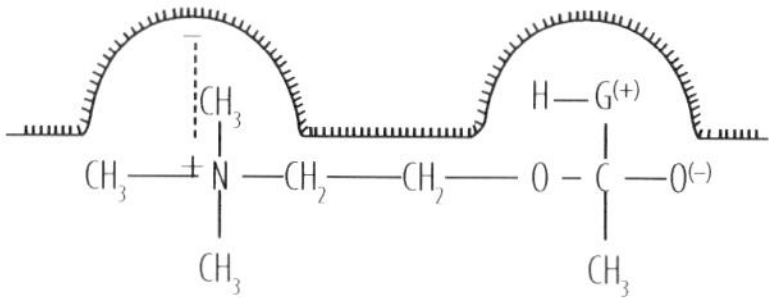

17a

1. Interaction de l'acétylcholine avec l'acétylcholinestérase. [Nachmansohn (1959), p. 115.]

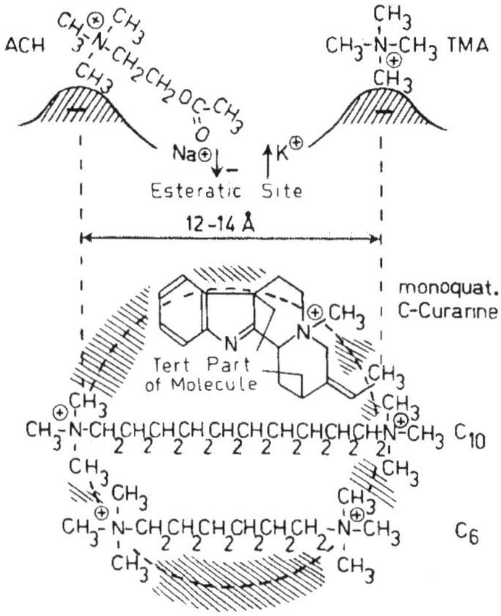

17b

2. Interaction de l'acétylcholine et des curares synthétiques avec le récepteur, avec vue polaire. [Waser, *in* Bovet (1959), p. 227.]

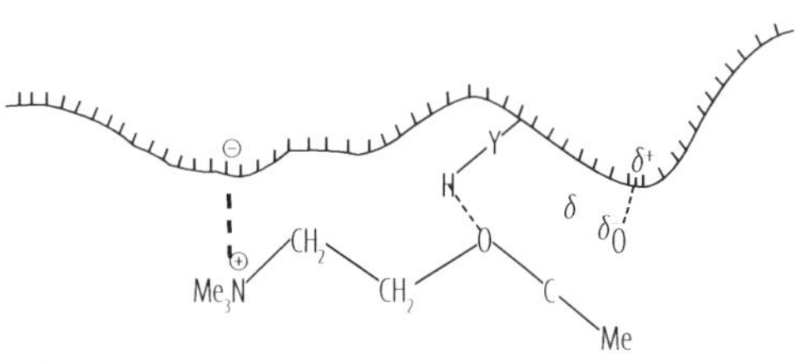

17c

3. Interaction de l'acétylcholine avec le récepteur, précisant la nature des liaisons. [(Triggle (1965), p. 160.]

Figure 17 : Premières spéculations sur la structure du site récepteur de l'acétylcholine.

Les origines de la pharmacologie des récepteurs sont étroitement liées à celles de l'enzymologie moléculaire. Ce sera surtout suite aux conceptions allostériques de Jacques Monod, Jeffries Wyman et Jean-Pierre Changeux concernant les enzymes (1965), que l'on considèrera que les conformations R et R* pouvaient exister en l'absence d'agoniste. S'affirmera l'existence de plusieurs conformations du récepteur, caractérisées par différentes affinités pour les ligands, les activateurs et inhibiteurs ne stabilisant pas la même conformation. Le modèle allostérique, à 2 états préexistants, devient :

$$\begin{array}{ccc} A + R & \rightleftarrows & AR \\ \upharpoonleft\downharpoonright & & \upharpoonleft\downharpoonright \\ A + R^* & \rightleftarrows & AR^* \end{array}$$

Ces modèles plus complexes seront imaginés (modèles ternaires) pour tenir compte des éléments de transduction (voir plus loin). On sait quels développements donnera Changeux, qui passera en 1966 du laboratoire de Monod à celui de Nachmansohn, aux conceptions allostériques. En utilisant les neurotoxines de venin de serpent comme marqueurs spécifiques du site récepteur, il aboutira finalement, à partir du même matériel biologique utilisé par Chagas, Erhenpreis et par Nachmansohn, l'anguille électrique, à l'isolement effectif du premier récepteur, le récepteur nicotinique de l'acétylcholine (1970)[9]. D'entité abstraite, le récepteur devient une entité chimique définie, qui plus est animée (figure 18).

9. Changeux (2005).

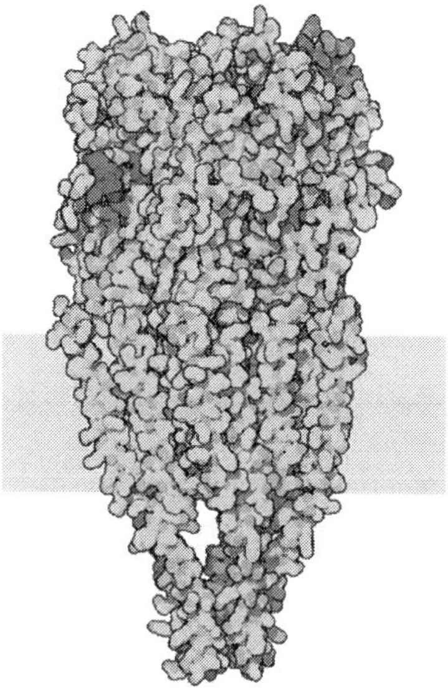

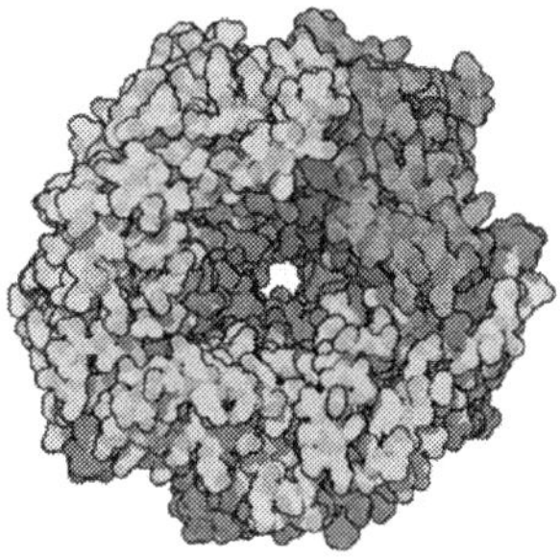

1. Représentation tridimentionnelle du récepteur de l'acétylcholine.
[D'après la *Protein Data Bank* (2005) http://www.rcsb.org/pdb/education_discussion/molecule_of_the_month/download/AcetylcholineReceptor.pdf]

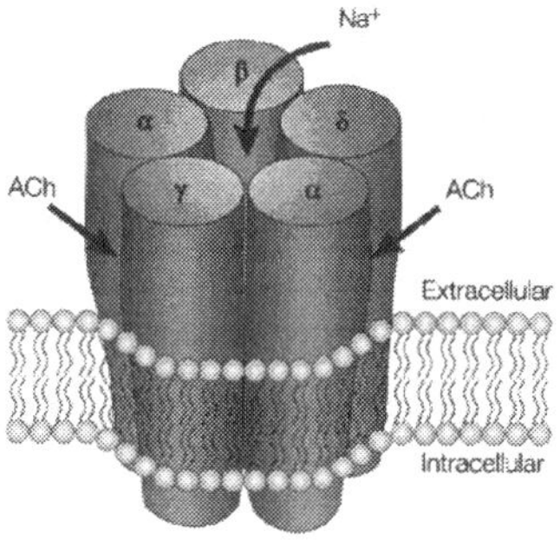

2. Représentation schématique. Le récepteur comprend cinq sous-unités. La fixation de l'acétylcholine sur des sites latéraux stabilise une modification conformationnelle. L'ouverture du pore permet alors aux ions de traverser la membrane cellulaire pour générer le signal.

Figure 18 : Le récepteur nicotinique de l'acétylcholine.

III. L'EXTENSION CÉRÉBRALE DE LA NEUROTRANSMISSION CHIMIQUE ET LA PHARMACOLOGIE DU SYSTÈME NERVEUX CENTRAL

À partir des années 1960, la théorie chimique entrée en maturité va évoluer dans deux directions : vers la construction d'un modèle moléculaire de la synapse et du signal nerveux et vers une extension de la théorie au niveau cérébral, avec la multiplication des neurotransmetteurs.

1. Le modèle moléculaire de la synapse

L'essor des technologies fut considérable lors de l'après-guerre dans le domaine de l'électronique (amplification, miniaturisation) et de la biochimie (marquage). Avant cela, la biochimie de la synapse avait déjà progressé, surtout depuis l'identification par Ulf von Euler du transmetteur adrénergique à la noradrénaline, les travaux sur le métabolisme des neurotransmetteurs (Hermann Blashko) et les travaux de Nachmansohn en dépit de son opposition à la transmission chimique. Il se dégageait naturellement chez les biochimistes un consensus en faveur de la théorie chimique, soutenu par les pharmacologues et les cliniciens compte tenu des perspectives thérapeutiques considérables offertes par la théorie chimique, ceci malgré les difficultés d'interprétation et la difficulté de la preuve de laboratoire en pharmacologie.

Au fur et à mesure que l'on disposera de l'appareillage et des techniques adéquats, les propriétés électriques très fines de la synapse pourront être assimilées à des phénomènes moléculaires. Grâce aux électrodes intracellulaires, on mettra en évidence les potentiels post-synaptiques (PPSE et PPSI) et on élucidera la mécanique ionique de ces potentiels (John Eccles), ainsi que celle de la conduction nerveuse (Allan Hodgkin et Andrew Huxley). La découverte des potentiels miniatures va conduire à l'élaboration de la théorie vésiculaire (Bernard Katz). Les techniques isotopiques, de fluorescence, la microscopie électronique, combinée plus tard au fractionnement subcellulaire vont achever la construction de la synapse cholinergique et adrénergique. Le marquage isotopique permet des études métaboliques. Grâce à l'instrumentation nouvelle, la démarche analytique de la biologie, visant à établir les bases physico-chimiques de l'activité nerveuse sera poussée jusqu'à son terme ultime, c'est-à-dire moléculaire. Dès la fin des années 1950, on dispose d'une théorie moléculaire assez complète de l'influx nerveux.

À cette époque, la pharmacologie dispose donc de méthodes nouvelles. Les techniques de stimulation chimique grâce à des microélectrodes d'injection dont le diamètre est de l'ordre du micromètre permirent l'utilisation du critère d'identité d'action pour la recherche des neurotransmetteurs centraux, selon lequel l'application du neurotransmetteur putatif doit avoir rigoureusement les mêmes effets électriques que ceux enregistrés au niveau des synapses. L'application électrophorétique dans l'environnement immédiat de la cellule de substances chimiques (microiontophorèse), l'enregistrement des potentiels et la comparaison avec les potentiels spontanés ou provoqués par stimulation électrique, l'étude de l'influence des drogues sur ces stimulations sont désormais possibles au niveau unitaire (groupes de John Eccles et David Roderick Curtis). Pour la recherche de l'action médicamenteuse, les études fonctionnelles sur les cellules isolées s'ajoutent alors à celles des réponses de l'animal entier et les organes isolés. Les études fonctionnelles des médicaments pourront être réalisées non seulement *in vivo* (sur l'organisme entier) mais aussi *in vitro* (organes ou cellules isolées, parfois membranes). Un cas particulier en sera les études de liaison spécifique (*binding*) aux récepteurs (*in vitro*, sur cellules isolées, fragments membranaires ou récepteurs purifiés) utilisant les radioéléments. Les techniques de clonage issues de la biologie moléculaire permettront d'identifier les gènes codant pour les protéines des récepteurs. Ces procédés vont permettre d'identifier des familles de récepteurs et mettre en évidence leur diversité. Le passage du niveau unitaire au niveau subcellulaire sera possible avec la technique du *patch-clamp*[10]. Nous allons voir plus

10. Dupont (2002).

loin comment, à partir des années 1960, l'action des médicaments s'insèrera dans ce modèle moléculaire de la synapse (figures 19 et 20).

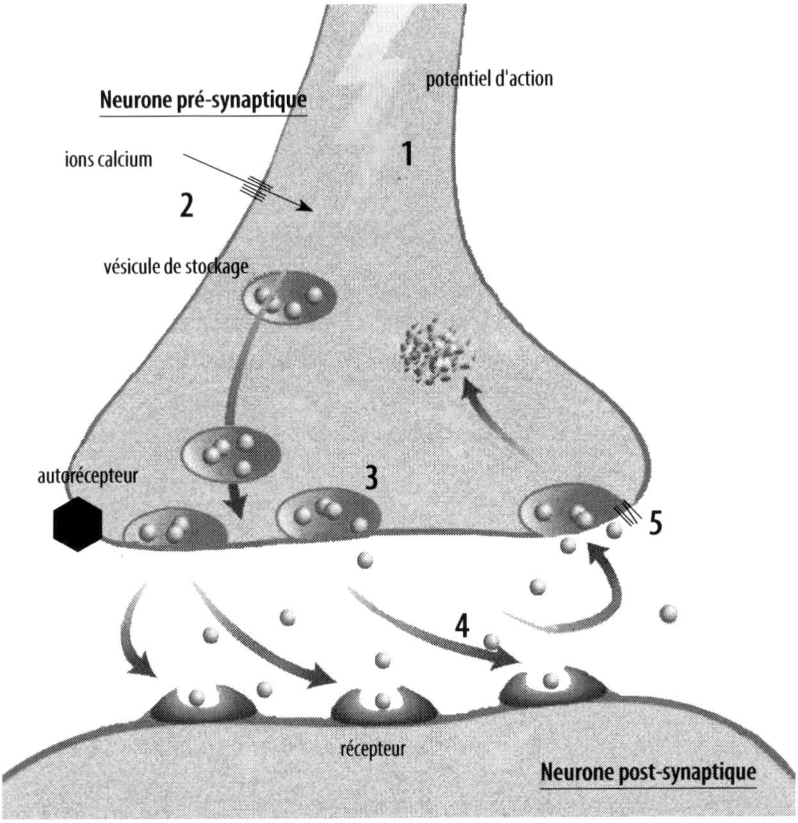

1. Arrivée du potentiel d'action ; 2. entrée d'ions calcium ; 3. libération du neurotransmetteur des vésicules de stockage ; 4. fixation sur des récepteurs spécifiques entraînant un passage d'ions à travers la membrane post-synaptique générant les potentiels post-synaptiques d'excitation (PPSE) ou d'inhibition (PPSI) ; 5. recaptage du neurotransmetteur (transporteurs) et/ou dégradation enzymatique. Des autorécepteurs pré-synaptiques (autorécepteurs), sensibles au transmetteur libéré par le neurone, peuvent contrôler la synthèse ou la libération de ce transmetteur.

Figure 19 : Mécanisme simplifié de la transmission synaptique.

Action sur la synthèse

antiparkinsoniens
benzérazide : inhibition de la dopa-décarboxylase)
levodopa : précurseur de la DA

Action sur la libération et le recaptage

amphétamines (MDMDA = méthylène dioxyméthamphétamine, ou ecstasy) :
inhibition du stockage de la DA, NA et 5-HT par blocage du recaptage pré-synaptique (transporteurs) et augmentation de leur libération (transporteurs inverses)

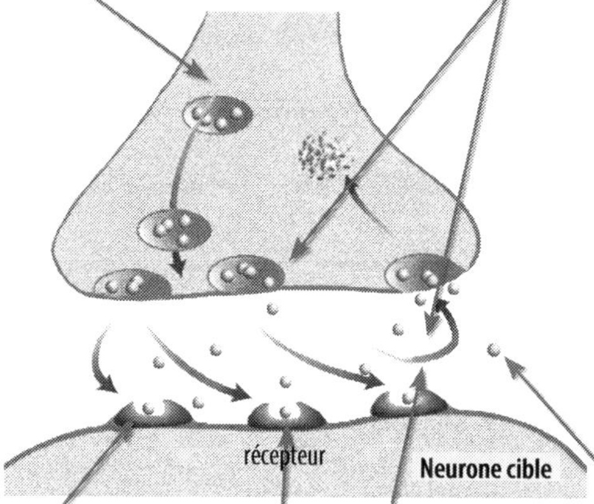

Fixation sur les récepteurs (agonismes)
hypnotiques (butobarbital), **anxiolytiques** (alprazolam), **antiépileptiques** (clonazepam) : agonistes des récepteurs GABA-A

hallucinogènes :
THC (tétrahydrocannabinol du cannabis): agoniste des récepteurs aux cannabinoïdes : CB1 et CB2 liés aux protéines G.
LSD : agoniste des récepteurs de la 5-HT

alcool : agoniste des récepteurs GABA-A
morphiniques : agonistes des récepteurs opioïdes μ, δ, κ des endorphines

Action sur le recaptage
antidépresseurs :
imipramine : inhibition non spécifique du recaptage de la NA, DA et 5-HT
fluoxétine : inhibition sélective du recaptage de la 5-HT (ISCS)
viloxazine : inhibition sélective du recaptage de la NA (IRN)
venlafaxine : inhibition du recaptage de la 5-HT et NA (ICSN)

Action sur les enzymes de dégradation
antidépresseur
(iproniazide) : inhibiteurs des monoamines oxydases (IMAO), enzymes de dégradation de la DA, NA et 5-HT

Fixation sur les récepteurs (antagonismes) neuroleptiques :
chlorpromazine : antagonistes des récepteurs D2 de la DA
halopéridol : antagonistes des récepteurs de la DA, de la 5-HT, et des récepteurs α-adrénergiques
flupentixol : antagonistes des récepteurs D1 et D2 de la DA
clozapine : antagonistes des récepteurs D4 de la dopamine et des récepteurs 5-HT2A de la 5-HT
Alcool : antagoniste des récepteurs NMDA

Figure 20 : Actions pharmacologiques sur les synapses centrales (NA = noradrénaline, DA = dopamine, 5-HT = sérotonine).

2. L'ère des amines cérébrales

2.1 Sérotonine et dopamine

Pour des raisons surtout de complexité anatomique, la pénétration de la théorie chimique au niveau central sera lente. John Gaddum et Marthe Vogt avaient trouvé de petites quantités d'acétylcholine et de noradrénaline dans le cerveau, mais cela ne suffisait pas à leur accorder une fonction neurotransmettrice. Jusqu'en 1963 il n'y avait qu'une seule synapse reconnue par microiontophorèse comme cholinergique au niveau du système nerveux central des vertébrés, et encore était-ce au niveau de la moelle. De même, aucune synapse noradrénergique ne pourra être mise en évidence par les techniques de microiontophorèse avant les travaux de Chosaburo Yamamoto sur les cellules du cortex cérébelleux des mammifères en 1967. La technique ne permit donc pas à l'époque la pénétration de la transmission noradrénergique et cholinergique au niveau central. Les auteurs qui au milieu des années 1960 admettaient les fortes présomptions en faveur du rôle de l'acétylcholine et de la noradrénaline comme neurotransmetteurs centraux convenaient donc aussi que la plupart des synapses n'étaient certainement pas cholinergiques ou adrénergiques.

Les neurotransmetteurs périphériques classiques ne pouvaient donc dans les années 1950 appuyer la neurotransmission centrale, et la désillusion en fut grande. C'est alors que la sérotonine et la dopamine vinrent renouveler le champ des neurotransmetteurs cérébraux.

La fonction neurotransmettrice de la sérotonine fut suggérée par une série de faits convergents. En Italie, Vittorio Erspamer la baptise entéramine par allusion à la sécrétion abondante dans l'intestin (1946). Aux États-Unis, le neurochimiste Irvine Page (Cleveland) s'était intéressé à la rénine et à l'angiotensine et avait détecté un contaminant vasoactif interférant avec ses tests biologiques. Avec Maurice Rapport, il isolera du sérum, le principe vasoconstricteur, l'identifiera comme étant de la 5-hydroxytryptamine (5-HT), et le baptisera « sérotonine » (1948). L'identité des deux substances est ensuite reconnue par Betty Twarog, et Page et Twarog découvrirent la sérotonine dans le cerveau en 1953. Naturellement, tout comme les autres amines, la fonction neurotransmettrice supposée de la sérotonine fut accueillie avec le plus grand scepticisme. L'application de la sérotonine à très faibles concentrations aura une action excitatrice sur les neurones cérébraux de l'aplysie ce qui sera très en faveur d'une fonction neurotransmettrice centrale (Hersch Gerschenfeld et Ladislav Tauc, 1961). Les progrès de l'histochimie réalisés au début des années 1960 par l'école suédoise (méthode de Bengt Falck et Nils-Åke Hillarp) permettront le tracé des premières voies chimiques se superposant plus ou moins aux voies nerveuses, vers l'étude systématique des voies sérotoninergiques et adrénergiques, la difficulté étant de leur attribuer un rôle fonctionnel.

La présence de sérotonine dans le cerveau va représenter un nouvel élan pour la neurochimie. Peut-être expliquerait-elle l'action d'une drogue synthétique nouvellement apparue, le LSD. Le lysergamide (LSD) avait été synthétisé accidentellement par Albert Hofmann en 1938 lors d'une étude sur les alcaloïdes synthétiques de l'ergot de seigle. Mais c'est quelques années plus tard qu'il découvrit fortuitement ses propriétés hallucinogènes. Le produit fut alors utilisé pour l'analyse de modèles chimiques de psychoses. Une masse considérable d'études fut alors consacrée à ce composé, parfois même préconisé en thérapeutique... En 1954 se succédèrent les communications de John Gaddum, Dilworth Woolley et Elliott Shaw et d'autres auteurs qui aboutissaient toutes à cette conclusion : le LSD est un antagoniste de la sérotonine.

L'autre substance à la mode, proposée comme antipsychotique, est la réserpine, qui venait tout juste d'être synthétisée (elle était jusque-là extraite de la racine de *Rauwolfia serpentina*). Bernard Brodie (NHI, Bethesda) va alors spéculer sur les interactions entre sérotonine, LSD et réserpine. Cette dernière possède une action centrale sédative et une action hypotensive. Ne pourrait-elle pas interférer aussi avec la sérotonine ? Parkhust Shore et Bernard Brodie vont pouvoir montrer la disparition de la sérotonine des tissus et l'apparition des métabolites urinaires au cours du traitement par la réserpine. Ce fut la première démonstration de l'effet d'un agent psychotrope sur un médiateur supposé central (la sérotonine). La réserpine, en bloquant le mécanisme de stockage du médiateur sans en inhiber la synthèse induit une libération continue de sérotonine dans la fente synaptique, et vide littéralement le cerveau des rats animaux de leur sérotonine (1955).

Cette même réserpine provoque aussi la déplétion en catécholamines, selon Arvid Carlsson. En 1955, le suédois Carlsson (Lund), de passage à Bethesda, suggère sans succès à Brodie et à Shore de tester l'action de la réserpine sur la libération des catécholamines, bien que le composé ne soit pas lui-même sympathomimétique. De retour à Lunds, Carlsson s'associera avec l'histologiste Nils-Åke Hillarp et les deux auteurs montreront assez rapidement par spectrofluorométrie la déplétion des catécholamines consécutive à l'action de la réserpine (1956), au niveau de la médullosurrénale, puis au niveau des organes innervés par le sympathique (vésicules de stockage). Pour eux, la réserpine ne libère pas le neurotransmetteur dans la fente synaptique puisqu'elle ne possède pas d'effet sympathomimétique propre. Les effets sympathomimétiques apparaissent après prétraitement à l'isoniazide ou à l'iproniazide, composés dont on connaissait l'effet inhibiteur sur la monoamine-oxydase (IMAO) depuis Albert Zeller (1952). Pour préciser le lien entre la déplétion en catécholamines cérébrales et l'action neuroleptique de la réserpine, Carlsson pense alors tenter de reconstituer le stock de catécholamines en administrant des précurseurs connus, comme la dopa, qui, à la différence de ces dernières passent la barrière hématoencéphalique[11]. La dopa se trouvait ainsi avoir une action antiréserpine, et même stimulante chez les animaux non prétraités alors qu'un précurseur de la sérotonine, le 5-hydroxytryptophane, n'est pas antagoniste. Ceci prouve que l'action de la réserpine était davantage liée à un déficit en catécholamines qu'en sérotonine, contrairement aux thèses de Brodie (1957). La réserpine se révèle également, en plus de sa sérotonine, vider le cerveau de ses catécholamines. Nathan Kline et ses collaborateurs attribueront alors l'action antidépressive des IMAO

11. Rappelons la séquence métabolique des catécholamines :
phénylalanine → tyrosine → dopa → dopamine → noradrénaline → adrénaline.

à une augmentation des taux cérébraux en noradrénaline et en sérotonine. Les IMAO devaient potentialiser l'action de la dopa.

Ces données et spéculations concernant le mode d'action de la réserpine et des IMAO, confortaient toutes l'idée d'un rôle central des catécholamines, comme celui de la sérotonine.

Malheureusement les techniques spectrofluorimétriques ne permettaient pas alors de mesurer correctement les taux de catécholamines cérébrales après administration de réserpine.

La dopamine avait été synthétisée dès 1910 par George Barger et extraite de l'urine par Peter Holtz et Karl Credner (1942), et la dopa avait été identifiée dans les tissus végétaux dès 1913 par Markus Guggenheim[12], un des plus grands spécialistes des amines biologiques de cette époque avec Barger. Le seul intérêt de ces substances semblait résider en leur caractère de précurseurs des catécholamines, montré par les travaux métaboliques de Blashko et Peter Holtz (1937). Mais alors que la dopa ne semblait pas pharmacologiquement active, la dopamine était reconnue quant à elle comme étant faiblement sympathomimétique.

L'intérêt pour la dopa et la dopamine sera relancé par les premières tentatives de localisation tissulaire des précurseurs des catécholamines. Ceci explique l'intérêt de Carlsson pour la dopamine, pour lesquelles il pourra développer une méthode spectrofluorimétrique de dosage spécifique (1958). Carlsson montrera que la dopamine s'accumule dans le cerveau des animaux auxquels on administre de la dopa après prétraitement à la réserpine, et que cette accumulation correspond bien à la réponse antiréserpine. La dopamine est d'ailleurs normalement présente dans le cerveau (où ses taux semblent comparables à ceux de la noradrénaline et où elle disparaît complètement après action de la réserpine). La déduction était claire : la dopamine est elle-même un agoniste à part entière au niveau central et n'est pas un simple précurseur de la noradrénaline (1959).

---

12. Guggenheim introduisit le terme « d'amine biogène », qui désigne comme on l'a vu non seulement les catécholamines (adrénaline, noradrénaline, dopamine), mais aussi la sérotonine, l'histamine et quelques autres petites molécules aminées d'origine endogène.

2.2 Perspectives thérapeutiques : antiparkinsoniens et psychotropes

Les effets extrapyramidaux « *Parkinson-like* » de la réserpine étaient connus et constituaient un de ses effets indésirables. Après l'hypothèse de Carlsson de la dopamine comme neurotransmetteur central suivront des études visant à localiser plus précisément la dopamine et qui montreront sa présence particulière dans le ganglion basal, composante du système extrapyramidal. Carlsson va donc proposer pour la dopamine un rôle de contrôle des fonctions motrices extrapyramidales, dont le déficit cause la fameuse maladie de Parkinson, et l'excès la chorée (1959). Ces résultats furent exposés au Symposium sur les catécholamines de Bethesda (1958) et rencontrèrent le scepticisme dans l'idée même que les catécholamines pouvaient jouer un rôle comme agonistes centraux.

Pourtant, peu de temps après, Oleh Hornykiewicz (Vienne) confirmera l'hypothèse de Carlsson. Celui-ci avait été initié aux transmissions catécholaminergiques par Blashko (Oxford) qui l'avait orienté vers la dopamine. Hornykiewicz et ses collaborateurs parmi lesquels Walter Birkmayer vont montrer que la dopamine est très diminuée dans certaines régions spécifiques du cerveau (striatum, substancia nigra) chez les patients atteints de maladie de Parkinson et que la L-dopa (lévodopa) administrée en injection intraveineuse réduit les symptômes de la maladie (1961). Plus tard Georges Costentin Cotzias (New York) montre que l'administration continue de doses élevées de ce médicament par voie orale améliore significativement l'état clinique des sujets étudiés, et propose une posologie progressive (1967). Une nouvelle ère commence pour le traitement de la maladie de Parkinson. Alfred Pletscher, qui avait collaboré antérieurement avec Brodie (Bethesda) sur le mode d'action de la réserpine et des IMAO, proposa à Birkmayer, un des collaborateurs d'Hornykiewicz, d'administrer simultanément à la L-dopa un inhibiteur de la dopa-décarboxylase, l'enzyme de conversion de la L-dopa en dopamine. Les résultats furent une potentialisation de l'action de la lévodopa qui permet de baisser les doses administrées. L'inhibiteur, pénétrant très peu dans le cerveau, prévient la décarboxylation de la L-dopa, mais essentiellement au niveau extracérébral. Des taux supérieurs à la normale de L-dopa pénètrent alors dans le cerveau, où la dopamine est produite étant donné que la décarboxylase cérébrale y reste active. Ainsi fut introduit en thérapeutique le Modopar® (L-dopa plus bensérazide), qui est toujours utilisé comme antiparkinsonien.

L'apparition des psychotropes dans les années 1950 va imprimer une impulsion décisive : la théorie chimique va, concernant le mode d'action de ces substances, permettre une richesse d'interprétation considérable, ce qui révèlera la complexité des phénomènes neurochimiques.

On pensera ainsi préciser le mode d'action des psychotropes après les travaux d'Axelrod sur la recapture neuronique. En 1959, Julius Axelrod découvrit que la recapture de la noradrénaline pouvait être inhibée par de nombreuses drogues dont la réserpine, la chlorpromazine, l'imipramine. La combinaison des études histochimiques et biochimiques d'Axelrod, Leslie Iversen, Jacques Glowinski et Carlsson aboutit finalement à la mise en évidence de deux mécanismes de concentrations tissulaires : une recapture au niveau de la membrane cellulaire, sensible à l'imipramine et une recapture au niveau des granules de stockage, sensible à la réserpine. En présence de réserpine, les amines extracellulaires seraient encore pompées dans le cytoplasme. Toutefois, elles ne pourraient être stockées, et seraient désaminées par les MAO intracellulaires. Glowinski et Axelrod (1964) vont montrer que les antidépresseurs tricycliques, comme l'imipramine, inhibent la recapture membranaire de la noradrénaline. Il fallait aussi comprendre pourquoi les agents neuroleptiques majeurs (chlorpromazine et halopéridol), qui avaient une action pharmacologique « reserpine-like » n'altéraient pourtant pas le stock d'amines comme la réserpine, et que la teneur de ces amines biogènes restait stable. Ces neuroleptiques se révéleront interférer avec la pénétration des amines dans le cerveau. La chlorpromazine et l'halopéridol modifient le turn-over de la dopamine et de la noradrénaline dans le cerveau de la souris : ils accélèrent la formation des métabolites de la dopamine et de la noradrénaline en proportion de leur activité clinique, alors que le niveau du neurotransmetteur reste inchangé au niveau encéphalique. L'action des neuroleptiques pouvait être due à un blocage des récepteurs postsynaptiques. Les neurones pouvaient augmenter leur activité en réponse à ce blocage des récepteurs. C'était la première fois qu'un mécanisme de rétrocontrôle (*feed back*) par l'intermédiaire d'un récepteur était proposé (Arvid Carlsson et Margit Lindqvist, 1963). Dans les années 1970, on démontrera bien l'existence d'autorécepteurs sur le versant présynaptique, sensibles aux amines et impliqués dans le feed-back négatif de leur libération. Grâce aux techniques d'autoradiographie, on montrera par la suite que certains neuroleptiques comme la chlorpromazine se fixent bien sur les récepteurs dopaminergiques présynaptiques (D2). L'iproniazide est un inhibiteur de la monoamine-oxydase (IMAO), l'antidépresseur fluoxétine inhibe la recapture de la sérotonine... La question complexe du mode d'action des molécules psychotropes est loin d'être épuisée.

2.3 Perspectives étiologiques

Les premiers travaux sur les amines cérébrales vont rapidement déboucher sur des perspectives pratiques et théoriques qui vont considérablement favoriser l'implantation de la théorie neurohumorale au niveau central. La psychopharmacologie est intimement liée au développement de la neurobiologie et de la théorie chimique de la neurotransmission. Les psychotropes deviendront du même coup de nouveaux outils de recherche et d'exploration expérimentale du système nerveux central. On cherchera à extrapoler de ces modes d'action la pathogénie d'autres maladies neurologiques telles que la maladie de Parkinson, l'implication physiopathologique des neurotransmetteurs (épilepsie) ou même dans les maladies psychiatriques (dépressions, psychoses).

La formulation d'hypothèse étiologique se retrouvera dans le livre de Dilworth Wayne Woolley : *The biochemical basis of psychosis ; or the serotonin hypothesis about mental diseases* (1962). La capacité des agonistes comme les amphétamines, et des antagonistes des catécholamines comme les neuroleptiques, à induire et éviter respectivement les syndromes psychotiques, aboutira à la formulation par Carlsson de la très controversée « hypothèse de la dopamine » pour la schizophrénie. Selon lui, le mécanisme biochimique de la schizophrénie serait une hyperdopaminergie, ou ce qui produit le même résultat, une hypersensibilité des récepteurs postsynaptiques. Comme l'explique Pichot : « Ces formulations initiales, qui extrapolaient à la pathologie des psychoses les modèles d'action des psychotropes, étaient simples : il y avait dans les dépressions une diminution des catécholamines au niveau de la fente synaptique (éventuellement une augmentation dans la manie) et dans la schizophrénie une hypersensibilité des récepteurs à la dopamine. Elles furent le point de départ d'une prolifération extraordinaire de recherches qui ont dominé la recherche en psychiatrie depuis 1965 et qui vont aboutir à une vue plus complexe et nuancée des phénomènes.[13] » La découverte de nouveaux transmetteurs, de l'hétérogénéité des récepteurs et des intrications entre neurotransmetteurs et sécrétions hormonales obligera en effet à des considérations plus prudentes sur le support biochimique des troubles mentaux. Les implications physiopathologiques de la théorie et ses premiers succès thérapeutiques furent surtout manifestes dans le domaine neurologique, avec les antiparkinsoniens. Néanmoins, en dehors des psychotropes, l'idéal d'une psychiatrie biologique sera aussi soutenu par le renouvellement de tout un contexte physiologique, représenté par la naissance de la neuroendocrinologie (mise en évidence de la nature humorale du lien hypothalamo-hypophysaire), et des conceptions psychosomatiques (mise en évidence de l'importance des facteurs humoraux dans la genèse des émotions).

3. Diversité et hétérogénéité des récepteurs

On devra postuler très tôt l'hétérogénéité des récepteurs des amines cérébrales. Ainsi l'action de l'acétylcholine n'est pas limitée au système nerveux autonome, elle s'étend aussi aux ganglions et au muscle strié. Dale avait déjà distingué pour l'acétylcholine les effets muscariniques, semblables à la muscarine sur les organes innervés par le parasympathique, et les effets nicotiniques, semblables à la nicotine sur les muscles striés. Les récepteurs furent donc classés en deux groupes selon le site d'action, récepteurs muscariniques (M)

---

13. Pichot (1983), p. 167.

sur les ganglions innervés par les fibres sympathiques et nicotiniques (N) sur les ganglions et les muscles striés.

Les premières études fonctionnelles distinguaient trois types de récepteurs M (M1, M2, M3). Puis après les années quatre-vingt, cinq récepteurs issus de gènes distincts furent finalement clonés grâce aux outils de la biologie moléculaire. Parmi les récepteurs N, on distingue des récepteurs ganglionnaires, musculaires et neuronaux centraux. La recherche de voies cholinergiques au niveau cérébral a été longtemps décevante (Marthe Vogt), mais la perte d'acétylcholine cérébrale est associée désormais à une perte de l'activité cognitive, d'où l'intérêt renouvelé pour le rôle de l'acétylcholine dans la maladie d'Alzheimer.

Dans le domaine adrénergique, Raymond Ahlquist avait proposé, pour rendre compte de l'action interférente de séries chimiques, deux types d'effets, effets α et effet β, d'où une classification des récepteurs adrénergiques en α et β (1948). L'approche moléculaire va considérablement raffiner cette vision simpliste en mettant en évidence, par les recherches sur les réactions entre ligands et récepteurs grâce aux techniques isotopiques, la spécificité relative et l'hétérogénéité des récepteurs adrénergiques même dans un seul tissu donné (par exemple artère ou veine) d'une même espèce animale. La distinction entre récepteur α1 et α2, et récepteurs β1, β2, β3 est une manière d'exprimer cette hétérogénéité (1967). Cette diversité fut confirmée par des études de liaison spécifique entre 1975 et 1985, et entre 1985 et 1990 par le clonage de neuf récepteurs répartis en trois classes.

Dès les années 1950, l'existence de deux types de récepteurs de la sérotonine avait été proposée (M et D) par John Gaddum sur la base d'études fonctionnelles sur les préparations iléales (1957). La classification réalisée selon l'affinité avec laquelle la sérotonine se lie comprend de nombreux sous-types. La classification actuelle (1994), basée sur les gènes clonés depuis 1987, distingue sept classes de récepteurs issus de quatorze gènes distincts. Par clonage, cinq types de récepteurs de la dopamine (D1 à D5) seront mis en évidence, codés par cinq gènes (1988-1991). Il existe des autorécepteurs D2 pré-synaptiques.

Tous ces récepteurs vont constituer autant de cibles potentielles pour les médicaments. Mais l'entrée en scène d'autres neurotransmetteurs va encore augmenter le nombre de ces cibles.

4. L'ère des acides aminés et les antiépileptiques

L'apparition des acides aminés dans le champ de la neurotransmission résulte dans une large mesure des spéculations reliant l'existence de neurotransmetteurs excitateurs et inhibiteurs à la pathogénie de l'épilepsie. Les recherches les plus poussées en ce domaine avaient été menées sur l'acide γ-aminobutyrique (GABA), acide aminé qui n'entrait pas dans la composition des protéines, et que l'on avait démontré dès 1950 se trouver en plus forte concentration dans le tissu cérébral. Au Canada, la neurochimie (Kenneth Allan Caldwell Elliott) s'associa de façon spécialement étroite avec la neurophysiologie (Wilder Penfield, Herbert Jasper) et dans ce domaine, l'électroencéphalographie (EEG) semblera un outil particulièrement prometteur, qui renouvellera notamment l'épileptologie. Ces travaux canadiens à la recherche des caractéristiques biochimiques du tissu épileptogène stimulèrent considérablement les recherches électrophysiologiques dans le monde concernant le GABA et les acides aminés. Après que fut montré le rôle conjoint de l'acide glutamique et du GABA dans les crises épileptiques, le GABA devenait un excellent candidat pour un rôle de neurotransmetteur inhibiteur au niveau central, et l'acide glutamique comme neurotransmetteur excitateur. La démonstration expérimentale des transmissions spécifiques par ces acides aminés put ainsi être réalisée au niveau des synapses des crustacés par les Japonais Arika et Noriko Takeuchi (1963) et Masanori Otsuka (1966).

Ici, l'histoire croise celle des antiépileptiques. Les convulsions épileptiques pouvant être liées à une augmentation de l'action excitatrice due à l'acide glutamique ou/et à un déficit en GABA, le traitement antiépileptique pouvait consister à restaurer la balance entre transmissions glutamatergiques excitatrices et GABAergiques inhibitrices pour diminuer l'excitabilité des neurones. Les barbituriques, très utilisés comme hypnotiques dans la première moitié du XXe siècle, tendaient alors à être abandonnés au profit des benzodiazépines (voir chapitre précédent). Comme dans le cas des psychotropes, l'interaction avec les phénomènes de neurotransmission sera en mesure d'expliquer le mode d'action des médicaments et ceux-ci se révèleront de nouveaux outils de recherche éclairant la pathogénie de la maladie.

Aujourd'hui, le traitement antiépileptique consiste à restaurer la balance entre transmissions glutamatergiques excitatrices et GABAergiques inhibitrices pour diminuer l'excitabilité des neurones. L'arsenal thérapeutique est très large, et cible certains récepteurs du glutamate et du GABA. Les récepteurs du glutamate sont couplés aux protéines G ou à l'activité du canal ionique. Parmi ces derniers, on distingue les récepteurs NMDA (activés par le N-méthyl-D-aspartate), impliqués dans les phénomènes de potentialisation à long terme et de mémoire. Tous les gènes clonés ne correspondent pas à un récepteur physiologiquement défini. Pour le GABA on a deux types de récepteurs, GABA-A et GABA-B. Les récepteurs GABA-A sont des cibles pharmacologiques des barbituriques et des benzodiazépines.

5. L'ère des peptides et les opiacés

Les acides aminés s'enchaînent pour former des peptides. Ces peptides ne pourraient-ils pas eux aussi jouer un rôle dans la neurotransmission ? Une centaine de molécules résultant de l'enchaînement d'acides aminés se révèlera présenter une activité biologique puissante et répondent aux critères de la transmission chimique. Certains sont également des hormones de l'axe hypothalamo-hypophysaire (neurohormones). On ne considèrera ici que les peptides opioïdes.

On peut commencer cette brève histoire des peptides par la détection accidentelle de la substance P par Von Euler et Gaddum (1931), suivie de la démonstration de sa nature peptidique (1936). Pendant des années la principale difficulté était l'impossibilité technique d'obtenir des extraits purifiés, ce qui rendait les études spécifiques extrêmement difficiles. Sa fonction neurotransmettrice ne fut proposée qu'en 1953 par Fred Lembeck, successeur de Loewi à Graz, et qui avait été initié aux tests biologiques chez Gaddum lui-même. Lembeck indiquera que les concentrations en substance P aux racines dorsales de la moelle sont dix fois plus importantes que celles des racines ventrales. L'isolement fut réalisé en 1970 par Michael Chang et Susan Leeman qui déterminèrent la séquence des onze acides aminés constituant la molécule. Le développement de méthodes de dosages spécifiques (radioimmunologie), de l'immunohistochimie et des études électrophysiologiques firent de la substance P un des premiers peptides candidat sérieux à la neurotransmission centrale. On commencera alors à spéculer sur son rôle dans la transmission du message douloureux. Mais ici, l'histoire de la substance P rejoint celle des peptides opioïdes.

Les origines de la transmission peptidergique se confondent partiellement avec l'histoire de la chimie de la douleur. Paton avait introduit l'inhibition des contractions de l'intestin isolé de cobaye stimulé électriquement comme test pharmacologique des analgésiques de la morphine (1957). Ces effets morphinomimétiques étaient eux-mêmes antagonisés de façon compétitive par des dérivés synthétiques stéréo-isomères, comme la naloxone ou la naltrexone comme le montrera Hans Kosterlitz (1968). Par ailleurs, on connaissait les effets analgésiques de la stimulation électrique de certaines zones du système nerveux central : substance grise périaqueducale et périventriculaire (Paul Reynolds, 1969) et l'on savait que la naloxone inversait ces effets (Huda Akil, 1972). Ceci semblait indiquer que la stimulation spécifique libérait une substance endogène naturelle analogue à la morphine, qui se fixe sur des récepteurs spécifiques au niveau du système nerveux central, étant donné l'antagonisme compétitif de la naloxone.

La mise en évidence effective de ces récepteurs spécifiques grâce à l'emploi de ligands tritiés (naloxone et autres), méthode proposée par Avram Goldstein (Stanford) dès 1971, fut en 1973, le résultat simultané des travaux de Candace Pert et Solomon Snyder (Baltimore), Éric Simon (New York) et Lars Terenius (Uppsala). Cette technique des liaisons réversibles de ligands exposait des coupes de cerveau à des substances présentant une affinité spécifique pour un récepteur donné puis impressionnait une plaque radiosensible, d'où une cartographie possible des neurones possédant les récepteurs de ses ligands.

L'existence elle-même des peptides opioïdes dans les extraits cérébraux fut démontrée par les équipes d'Aberdeen (John Hughes et Hans Kosterlitz), d'Uppsala et de Baltimore par des méthodes pharmacologiques et biochimiques. Les extraits cérébraux répondaient positivement au test de Paton, les effets étant bien antagonisés par la naloxone, et les récepteurs membranaires étaient bien occupés sur les membranes biologiques par ces peptides. Suivit alors une compétition pour leur purification et leur isolement. Les deux peptides isolés par Hughes et ses collaborateurs (1975), et baptisés enképhalines, ne différaient que par un seul acide aminé.

Étant donné la distribution parallèle de la substance P dans la moelle avec celle des récepteurs opioïdes, on commencera à spéculer sur les interactions avec les autres peptides cérébraux et son rôle dans la transmission des messages douloureux (Carole Lamotte, Candace Pert et Solomon Snyder, 1976). Les voies afférentes sensorielles sont peptidergiques et ceci explique les anciens résultats de Lembeck (figure 21).

D'un point de vue pharmacologique, la découverte des peptides opioïdes fut stupéfiante. Jusque-là, les pharmacologues cherchaient à mimer un mécanisme défaillant pour y suppléer. Dans le cas présent, des substances endogènes encore inconnues se révélaient mimer l'activité d'un médicament connu, la morphine, et préserver l'homme naturellement de la douleur. Suivit alors un engouement extraordinaire pour les peptides : isolements d'autres peptides opioïdes que les enképhalines (regroupés sous le terme général d'endorphines), développement de méthodes de dosages spécifiques, immunohistochimie, études électrophysiologiques, reconnaissance de l'hétérogénéité des récepteurs… Les classes des récepteurs opioïdes (μ, δ, κ) furent ainsi clonées en 1992-1993. Une protéine clonée (ORL-1) révéla une structure voisine de ces récepteurs (1994). Ce récepteur potentiel était « orphelin », car il ne se liait à aucun médiateur connu avec une bonne affinité. Ceci aboutit à la synthèse de la nociceptine, exemple de résultat de la pharmacologie inverse*, du gène d'une cible orpheline vers son ligand endogène. Cette démarche permet ainsi à partir de récepteurs orphelins la recherche de nouveaux médiateurs, dans l'espoir d'application thérapeutique.

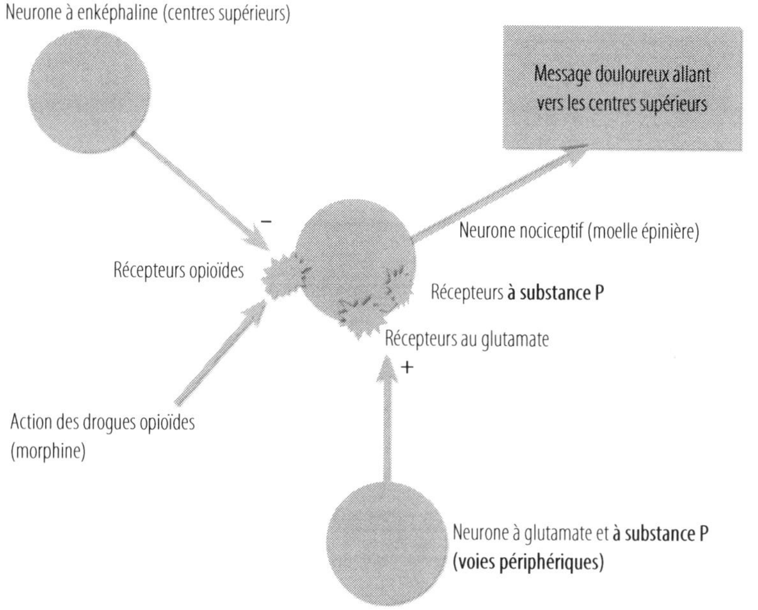

La substance P et le glutamate sont des neurotransmetteurs excitateurs qui permettent la propagation du message nerveux. Ils se fixent chacun sur un récepteur spécifique post-synaptique. Dans une situation physiologique normale, seul le glutamate est libéré. Dans une situation douloureuse, la substance P est libérée en même temps que le glutamate, ce qui génère le message douloureux. Au niveau de la moelle épinière, les neurones sur lesquels agissent la substance P et le glutamate possèdent aussi des récepteurs particuliers, les récepteurs opioïdes, spécifiques des enképhalines libérée par des neurones modulateurs. Les enképhalines bloquent leur libération en se fixant sur les récepteurs opioïdes, ce qui diminue la sensation douloureuse. Ceci explique les effets analgésiques de la morphine. Certains dérivés de l'opium comme la morphine se fixent sur les récepteurs des enkephalines, qui ont été pour cette raison appelés opioïdes.

Figure 21 : Le message douloureux et sa modulation.

D'un point de vue fondamental, la démonstration de l'existence des récepteurs opiacés spécifiques, puis la formulation de l'hypothèse des endorphines et leur isolement, furent le point de départ d'une ère nouvelle pour la neurotransmission centrale, celle des peptides, au-delà de la neurotransmission « classique ». Les peptides dépassent de loin le cadre des sécrétions hormonales de l'hypophyse et de l'hypothalamus et sont distribués dans des zones où ils remplissent des fonctions neurotransmettrices ou neuromodulatrices (voir plus loin). À la fin des années 1970, plus de vingt peptides étaient déjà ainsi neurotransmetteurs putatifs.

IV. L'EXTENSION DU CONCEPT DE RÉCEPTEUR ET LA NOTION DE CIBLE MOLÉCULAIRE

1. La multiplication des cibles moléculaires

Les amines cérébrales et les peptides vont se révéler jouer un rôle dans le contrôle de l'axe hypothalamo-hypophysaire, les acides aminés et les peptides dans celui du circuit de la récompense (figure 22). Dans le cerveau chimique, neurotransmetteurs classiques, neuropeptides et sécrétions hormonales se trouvent ainsi d'emblée fonctionnellement profondément intriqués. À cet égard, l'ère des peptides va redéfinir le champ de la neurotransmission et élargir la notion de neuromédiateur. Initialement, tout neuromédiateur était de fait un neurotransmetteur. Aujourd'hui, les neuromédiateurs deviennent l'ensemble des substances neuroactives sécrétées par les neurones et jouant un rôle dans les communications neuronales, ensemble comprenant les neurotransmetteurs, mais aussi les neuromodulateurs et les neurohormones. Lorsqu'on mettra en évidence la coexistence des neuropeptides avec un neurotransmetteur dans un même neurone, on commencera à spéculer sur la distinction entre effets neuromodulateurs et effets neurotransmetteurs proprement dits. La notion de neuromodulateur a été introduite pour élargir le domaine de la médiation chimique, pour rendre compte d'une quantité de molécules qui interviennent manifestement au niveau synaptique sans qu'elles soient elles-mêmes neurotransmettrices[14]. Les neuro-

---

14. Les critères à remplir pour qu'une substance soit considérée comme neurotransmettrice sont en effet très stricts : présence du neurotransmetteur et de ces enzymes de synthèse dans le neurone présynaptique, libération en réponse à une stimulation présynaptique, mise en évidence d'enzymes de dégradation ou de mécanisme de recapture, identité de l'effet de la stimulation pré-synaptique et de l'application post-synaptique de la substance ainsi que des effets interférents des drogues, isolement de récepteurs post-synaptiques spécifiques.

transmetteurs contribuent directement à l'action synaptique. L'action des neuromodulateurs va tendre à modifier la réponse produite par les neurotransmetteurs. Elle s'exerce principalement sur la libération du neurotransmetteur au niveau présynaptique ou au niveau de

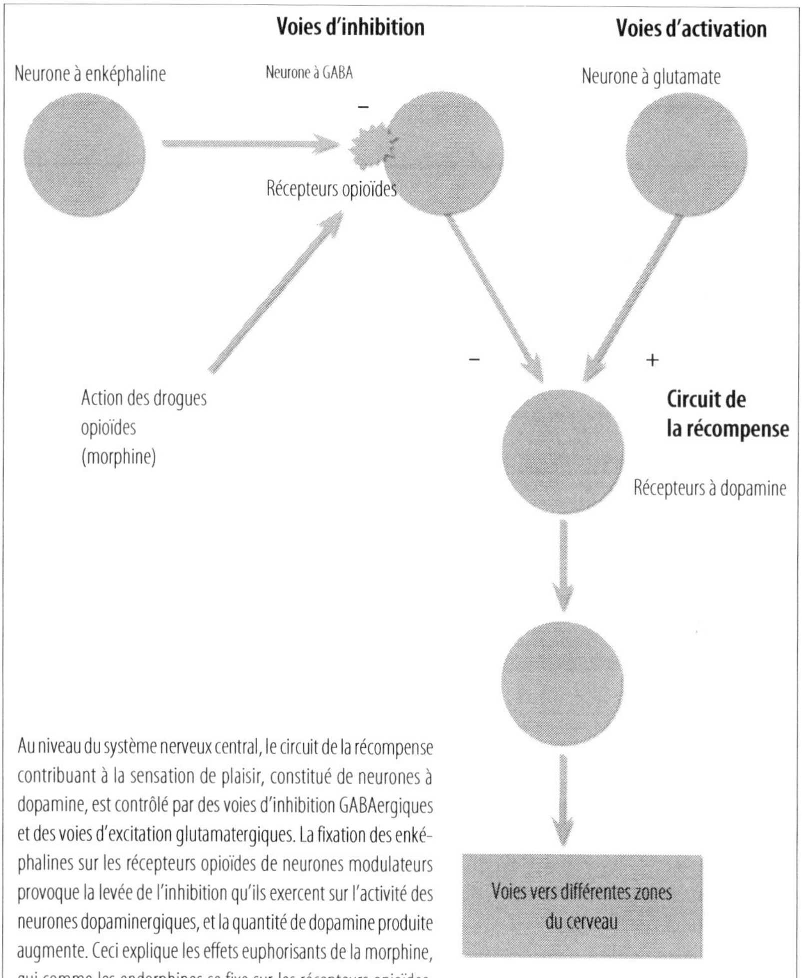

Au niveau du système nerveux central, le circuit de la récompense contribuant à la sensation de plaisir, constitué de neurones à dopamine, est contrôlé par des voies d'inhibition GABAergiques et des voies d'excitation glutamatergiques. La fixation des enképhalines sur les récepteurs opioïdes de neurones modulateurs provoque la levée de l'inhibition qu'ils exercent sur l'activité des neurones dopaminergiques, et la quantité de dopamine produite augmente. Ceci explique les effets euphorisants de la morphine, qui comme les endorphines se fixe sur les récepteurs opioïdes, activant indirectement le circuit de la récompense.

Figure 22 : Modulation du circuit de la récompense.

l'élément post-synaptique et sa caractéristique principale est de ne pas provoquer d'effets propres détectables isolément, par exemple des décharges neuronales... Les neurohormones ont quant à elles pour caractéristique principale l'éloignement entre les sites de libération et les sites d'action, mais elles représentent une catégorie de neuromédiateurs pouvant agir comme neurotransmetteurs et ayant très vraisemblablement des actions neuromodulatrices.

Les médiateurs peuvent être aussi des substances d'actions périphériques et centrales comme l'histamine qui est un neuromédiateur central et concerne le système allergique. Mais d'autres médiateurs ne sont pas des neuromédiateurs centraux. Les médiateurs au sens large comprennent aussi les hormones sécrétées par les glandes endocrines, agissant par voie sanguine, plus ou moins loin de leur lieu de sécrétion, les hormones locales ou autacoïdes, secrétées par des cellules non neuronales et agissant sur des cellules proches, assurant les mécanismes de régulation autocrine (cellule identique à la cellule d'origine) et paracrine (cellule cible différente) : facteurs de croissance cellulaires (cytokines), messagers du système immunitaire (interleukines, immunoglobulines).

La notion de cible moléculaire peut être considérée comme une extension quantitative et qualitative de la notion de récepteur. Cette extension du concept est née dans les années 1980 de la nécessité d'intégrer les données nouvelles de la signalisation : multiplication des voies de transmission (neurotransmetteurs) et de leurs objets moléculaires (récepteurs, canaux, enzymes), complexité moléculaire de la synapse, existence d'autres types de médiations (hormones, neurohormones), dispositifs de transduction des signaux. La diversité biochimique génère autant de cibles potentielles pour l'action médicamenteuse. La généralisation des techniques de liaison (*binding*) et des outils de la biologie moléculaire, avec l'isolement des gènes codant pour les protéines constitutives des récepteurs, transducteurs, canaux ioniques, enzymes, etc., vont généraliser ce concept de cible opératoire en pharmacologie, permettant une compréhension plus fine de l'action médicamenteuse.

2. Le renouvellement de la classification médicamenteuse

Les classifications des médicaments peuvent être fondées sur les origines botaniques (l'atropine est un alcaloïde de la belladone), ou sur leur nature chimique (l'atropine est le 3-hydroxy-2-phénylpropanoate de 8-méthyl-8-azabicyclo[3.2.1]oct-3-yle). Elles peuvent aussi être fonctionnelles, fondées sur les actions thérapeutiques (l'atropine est un antiulcéreux) ou les effets pharmacologiques (l'atropine est parasympatholytique). Ces classifications possèdent toutes leurs inconvénients[15]. Les médicaments tendent désormais à être classés en fonction de leurs cibles (l'atropine est un antagoniste compétitif des récepteurs muscariniques M). Aujourd'hui, on connaît la cible de 95 % des médicaments. Seuls 5 % des médicaments ont des cibles indéterminées, ainsi le paracétamol. Parmi les cibles on distingue :

1. Les récepteurs-cibles (figure 23)

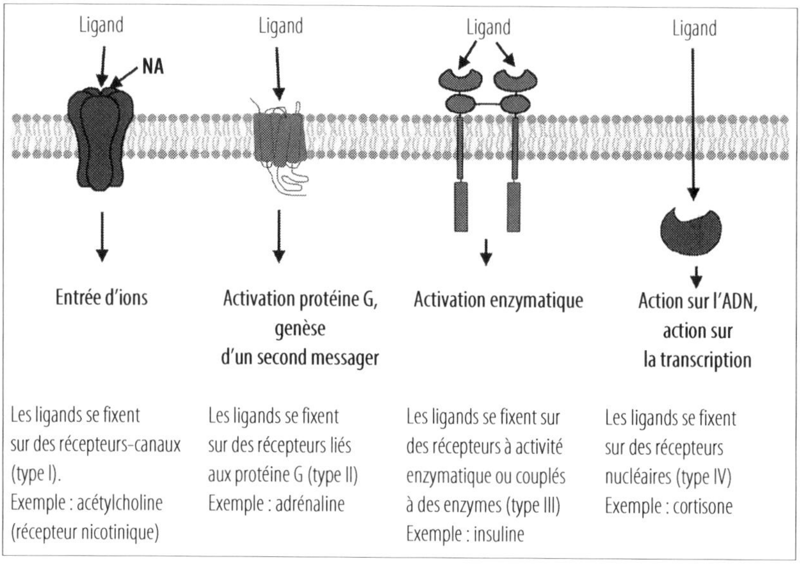

Figure 23 : Action des médicaments sur les quatre types de récepteurs protéiques.

15. Cf. Page (1997).

On estime que 50 % des médicaments connus agissent par le biais de récepteurs. À tous les médiateurs correspondent des récepteurs, protéines ou glycoprotéines dont la définition de la structure s'est développée depuis 1985 avec les techniques de la biologie moléculaire. La plupart sont inclus dans la membrane plasmique et peuvent être classés en fonction du composant de transduction plus ou moins rapide avec lesquels ils sont directement reliés. Par ordre de rapidité de transduction décroissante :

– des récepteurs à activité de canal ionique, comme les récepteurs nicotiniques de l'acétylcholine, les récepteurs NMDA du glutamate, ou les récepteurs du GABA.
– des récepteurs couplés aux protéines G (RCPG). C'est le cas des récepteurs muscariniques de l'acétylcholine et des récepteurs de très nombreux médiateurs : adrénaline, dopamine, peptides.
– des récepteurs à activité enzymatique (à activité guanylyl-cyclase ou à activité protéine-kinase ou couplée à une protéine-kinase), comme le cas des récepteurs de l'insuline.

Une quatrième superfamille de récepteurs regroupe les récepteurs intracellulaires, impliquant une transduction très lente. Les médicaments qui s'y lient sont capables de réagir avec l'ADN, ce qui modifie la transcription et la synthèse de protéines spécifiques. C'est le cas des récepteurs des stéroïdes, hormones thyroïdiennes, vitamine D.

2. Les enzymes-cibles

Certaines cibles moléculaires ne sont pas des récepteurs. Les enzymes sont la cible d'au moins 25 % des médicaments actuels. Les enzymes peuvent être des enzymes de l'organisme humain, mais aussi des organismes pathogènes comme virus, bactéries ou parasites. Les médicaments interviennent sur les médicaments par une variété de mécanismes, le plus souvent en jouant le rôle d'inhibiteurs enzymatiques qui bloquent une voie biochimique responsable d'un symptôme ou d'une pathologie (aspirine), ou bien nécessaire à la survie de l'organisme pathogène (pénicilline G), ou de la cellule cancéreuse en produisant un métabolite anormal (faux substrat : méthotrexate). Certains médicaments sont produits à partir d'un promédicament inactif (*prodrugs*). Enfin certains médicaments sont eux-mêmes des enzymes (cas des thrombolytiques), parfois produites par génie génétique.

3. Les canaux-cibles, pompes ioniques-cibles et transporteurs membranaires-cibles

Ils sont la cible d'environ 15 % des médicaments actuels. Ils sont situés dans la membrane cellulaire : canaux sodiques (anesthésiques locaux, antiarythmiques), potassiques (sulfamides antidiabétiques, vasodilatateurs), calciques (dihydropyridines à effets cardio-vasculaires), pompe à sodium (digitaliques), pompe à proton (antiulcéreux), transporteur des neuromédiateurs dans les neurones (antidépresseurs, imipramine et fluoxétine, amphétamines).

4. Des cibles diverses (5 %)

Ce sont les protéines des microtubules (anticancéreux : agents antimicrotubules), les acides nucléiques eux-mêmes (anticancéreux : agent alkylants), ou les médiateurs cibles des anticorps sélectifs d'usage thérapeutique produits par génie génétique.

La figure 24 donne quelques exemples de ces mécanismes moléculaires. L'intérêt de la théorie des cibles moléculaires est aussi fondamental. La notion de pharmacologie intégrée permet une compréhension de l'action des médicaments aux différents niveaux biologiques (organisme, organes et systèmes, tissus, cellules, molécules) autrement dit des cibles vers la réponse organique. Il faut souligner l'importance particulière de la transduction, dont la vitesse correspond à la rapidité de la réponse cellulaire au médicament. L'essor des techniques de liaisons spécifiques à partir des années 1975 permet de rendre compte de constatations anciennes et de préciser la notion de sélectivité. Les médicaments ne sont pas spécifiques d'un ligand donné (il suffit d'augmenter la dose pour qu'ils se lient à d'autres cibles), mais seulement sélectifs, c'est-à-dire qu'ils possèdent une affinité préférentielle. Toute substance est ainsi potentiellement un poison en fonction de la dose, comme les Anciens l'avaient bien perçu.

Familles	Exemples de cibles	Exemples de ligand
Récepteurs protéiques		
– récepteurs à activité de canal ionique (I)	récepteur GABA-A	alprazolam
– récepteurs couplés aux protéines G (II)	récepteurs opioïdes μ	morphine
	récepteurs adrénergiques β	propranolol
– récepteurs à activité enzymatique (III)	récepteur de l'insuline	insuline
– récepteurs liés à l'ADN (IV)	récepteurs des glucocorticoïdes	cortisone
Enzymes	cyclo-oxygénases	aspirine
	dihydrofolate-réductase	méthotrexate
	PLP	pénicilline G
	transcriptase inverse	zidovudine
Canaux ioniques	canaux sodium	lidocaïne
Pompes ioniques	pompe sodium	digoxine
Molécules de transport	transporteur de la sérotonine	fluoxétine
Autres cibles cellulaires		
– protéines des microtubules	tubuline	vinblastine
– acides nucléiques	ADN	cisplatine
– médiateurs	VEGF	bevacizumab
Cibles non cellulaires (cibles chimiques)	ions métalliques	EDTA

alprazolam (Xanax®) : Anxiolytique. Modulation (renforcement) de l'action du GABA endogène par liaison au récepteur GABA-A.
morphine : Analgésique. Agoniste des récepteurs opioïdes μ.
propranolol : Antihypertenseur. Antagoniste des récepteurs adrénergiques β.
insuline : Antidiabétique. Agoniste du récepteur de l'insuline.
cortisone : Anti-inflammatoire. Agoniste du récepteur des glucocorticoïdes.
acide acétylsalicylique (Aspirine®) Analgésique antipyrétique anti-inflammatoire. Inhibition des cyclo-oxygénases.
pénicilline G : Antibactérien. inhibition de la synthèse des peptidoglycanes de la paroi bactérienne après liaison aux enzymes de la membrane plasmique ou PLP, protéine liant la pénicilline.
méthotrexate : Anticancéreux. Inhibition de la dihydrofolate-réductase entraînant un blocage de la synthèse des bases azotées. Il agit comme antimétabolite (faux substrat).
zidovudine (AZT) : Anti-VIH. Inhibition de la transcriptase inverse du virus du SIDA. Les enzymes intracellulaires convertissent l'AZT en sa forme active (prodrogue).
lidocaïne : Anesthésique local et antiarythmique. Blocage des canaux sodium.
digoxine : Cardiotonique. Inhibiteur de la pompe à sodium.
fluoxétine : Antidépresseur. Inhibition du transporteur neuronal de recapture de la sérotonine.
vinblastine : Anticancéreux. Fixation sur les microtubules du fuseau et bloque la division cellulaire.
cisplatine : Anticancéreux. Formation de ponts inter ou intracaténaires au niveau de l'ADN, inhibant sa synthèse.
bevacizumab : Anticancéreux. Anticorps monoclonal anti-VEGF, le VEGF (vascular endothelial growth factor) étant un facteur de croissance des vaisseaux sanguins irriguant les tumeurs solides.
acide édétique (EDTA) : Antidote. Agent complexant les métaux.

Figure 24 : Classification moléculaire simplifiée des cibles médicamenteuses.

À noter cependant une limite du « dogme » des cibles. Certains médicaments n'interagissent pas avec des molécules-cibles (cas du bicarbonate de sodium qui modifie le pH sanguin ou des laxatifs osmotiques). Par ailleurs, chez les cliniciens, la classification peut être d'un maniement difficile. Les classifications fonctionnelles thérapeutiques et pharmacodynamiques associées restent très utiles en pratique et ont encore de beaux jours devant elles.

V. CONCLUSION

Le pharmacologue Alfred Clark pouvait écrire en 1933 :

> [Le pharmacologue] ne peut espérer obtenir de preuves formelles pour ses théories et doit se contenter de conjectures intelligentes. Même dans le cas le plus favorable ou des relations quantitatives ont été établies pour l'action des drogues sur les cellules, il y a probablement des douzaines de facteurs inconnus et il y a habituellement un éventail considérable d'explications possibles[16].

Il semble que ces propos doivent désormais être nuancés. La classification des médicaments selon les cibles est sans conteste la plus précise de toutes et elle possède une valeur heuristique certaine. On estime qu'il existe encore de très nombreuses cibles inconnues. La connaissance des cibles permet la recherche rationnelle de nouveaux médicaments, éventuellement par la pharmacologie inverse, compte tenu des apports de la génomique et la protéomique pour la recherche de nouvelles cibles potentielles. L'étude des récepteurs deviendra une des voies logiques utilisées par l'industrie pharmaceutique pour éviter l'empirisme dans la préparation des médicaments à action spécifique (*drug design).* Enfin, la théorie des cibles possède une valeur thérapeutique : la pharmacogénomique* fonde l'espoir de thérapies ciblées et de prescriptions médicamenteuses individualisées notamment en cancérologie, couplées éventuellement à un diagnostic compagnon. Nous envisagerons ces perspectives dans le dernier chapitre.

---

16. Clark (1933), p. 2.

VI

De la pharmacologie moléculaire à la pharmacologie sociale

À la fin du XXe siècle, la théorie des cibles thérapeutiques va influer sur la stratégie même de conception des nouveaux médicaments. Celle-ci bénéficiera largement des apports des biotechnologies et plus récemment bénéficie des promesses de la nanomédecine[1]. De leur côté, les États commencent à reconnaître des effets sociaux et sanitaires des médicaments, et instaurent un contrôle bureaucratique. Ce petit chapitre conclusif se propose de donner quelques éléments de cette évolution récente, de la pharmacologie moléculaire à la pharmacologie sociale*.

I. DES STRATÉGIES CLASSIQUES DE CONCEPTION DES MÉDICAMENTS AUX APPROCHES « RATIONNELLES »

1. Les stratégies classiques revisitées : hasard, pharmacomodulation et tri systématique[2]

Les stratégies classiques de recherche exposées précédemment sont aujourd'hui toujours employées par les laboratoires pharmaceutiques :

---

1. Sur les nanomédicaments, cf. Bietry (2011), Couvreur (2010).

2. Adenot (1996, 2000), Silverman (2004), Smith (2006), Zanders (2011). Sur les substances synthétisées depuis les années 1980, cf. Lednicer (1982-1993), Nicolaou (1996-2011), Landry (2007).

exploitation du hasard, approche pharmacochimique et tris systématiques. Cependant, celles-ci ont subi quelques remaniements.

Les observations aléatoires d'effets médicamenteux sont plus systématiquement exploitées dans les stratégies actuelles de recherche. Il s'agit pour l'industrie pharmaceutique de recueillir et de valoriser cette information biologique d'origine externe. Il peut s'agir d'observation fortuite de l'effet imprévu d'un composé chimique ou naturel, d'observation clinique de l'effet secondaire d'un médicament dans le cadre de la pratique médicale, constituant un effet espéré des firmes pharmaceutiques des dispositifs de pharmacovigilance* (voir plus loin). Ces méthodes, bien qu'elles conduisirent comme on l'a vu à des découvertes importantes, restent incertaines et d'un rendement peu élevé.

Nous avons vu précédemment que deux principes vinrent guider le développement des séries chimiques : l'étude des relations structure-activité (RSA), et l'approche par analogie structurale (les molécules « modèles »).

L'étude des relations structure-activité doit conduire à l'identification des pharmacophores* et toxophores*. Toute la molécule n'est pas active : le terme de pharmacophore fut introduit à la fin des années 1960 par Monty Kier pour en rendre compte, et désigner les requis structuraux indispensables à l'activité pharmacologique[3]. Les sites moléculaires responsables de l'activité toxique seront appelés par analogie toxophores. Paul Erhlich (1909) avait utilisé le terme d'haptophore pour désigner les caractéristiques moléculaires responsables de la liaison aux récepteurs, mais était réticent à l'extension du terme à l'action des médicaments, compte tenu de la méconnaissance des interactions drogues-récepteurs à l'époque. Les transformations chimiques peuvent toucher des pharmacophores que l'on a identifiés : ce sont des pharmacomodulations, à différencier des simples aménagements chimiques qui ne touchent pas les pharmacophores. Les modifications possibles vont suivre les progrès de la chimie de synthèse : ainsi avec le développement de la chimie des peptides,

3. Cf. Van Drye (2007).

on pourra jouer sur les contraintes conformationelles et les modifications portant sur la liaison peptidique.

L'approche pharmacochimique par analogie structurale consiste à concevoir une molécule dont la structure se superpose partiellement, au niveau de son pharmacophore tout au moins, à une molécule modèle d'activité connue, endogène ou non. Au fur et à mesure de l'identification des molécules endogènes, les analogues structuraux s'inspirant de leur structure se multiplieront[4]. La recherche d'agoniste ou d'antagoniste peut se baser sur les modes de liaison du ligand et la connaissance des pharmacophores (ex : analogues de l'acétylcholine). On peut aussi s'inspirer de la structure de bioprécurseurs en mettant à profit les voies métaboliques naturelles. Les pharmacophores peuvent en effet être responsables de l'activité biologique soit directement, soit après transformation métabolique dans le cas de prodrogues. Le terme *prodrug* a été introduit par Adrian Albert (1958) pour désigner un composé subissant une biotransformation avant d'exercer son effet pharmacologique. Les avantages possibles de la stratégie des prodrogues sont l'amélioration de la sélectivité tissulaire, la modification des transformations métaboliques, la modification de phénomènes de transport et d'absorption, le camouflage moléculaire permettant de masquer certaines propriétés organoleptiques ou chimiques indésirables. Certaines prodrogues ne sont pas des bioprécurseurs, mais sont liées à des vecteurs temporaires neutres ou sont des inhibiteurs suicides, se liant avec l'enzyme et se transformant en inhibiteur irréversible *in situ*[5].

Les séries chimiques obtenues doivent ensuite subir les tests biologiques appropriés (voir plus loin). La pharmacochimie traditionnelle permet de réaliser de simples copies thérapeutiques (antihypertenseurs de type sartans, hypolipidémiants de type statines) aussi bien que des dérivés originaux s'il y a une bonne connaissance des pharmacophores. La stratégie des *prodrugs* offre de nombreuses possibilités. Cependant, les études de RSA constituent plus des méthodes d'optimisation

4. Sur la notion de chimie « bioinspirée », voir Fontecave (2009).
5. Stella (2007), Rautio (2011).

que d'innovation et de conceptions de nouveaux principes actifs. Il s'agit d'optimiser les qualités d'un composé « *leader* » ou de prévoir l'activité d'une molécule au sein d'une série chimique connue plus que de générer des séries chimiques nouvelles.

La méthode des tris systématiques ou criblage (*screening*) consiste quant à elle dans un premier temps à purifier à partir de sources biologiques, ou bien à synthétiser un grand nombre de molécules, en vue de constituer des chimiothèques, puis de réaliser des tests de triage. Les produits d'origine naturelle sont désormais d'origine variée : récoltes de plantes venant des zones tropicales et équatoriales, produits marins. On peut utiliser les données du savoir oral accumulé de génération en génération (ethnopharmacologie) ou des pharmacopées traditionnelles, chinoises et indiennes notamment. Les sources de molécules synthétiques peuvent provenir de la pharmacochimie traditionnelle ou de la chimie combinatoire. Dans un deuxième temps, il faut réaliser une série de tests de triage selon plusieurs stratégies successives.

La première est le criblage extensif, effectué sans préjuger de l'orientation thérapeutique future. Le but est d'obtenir des chefs de file ou tête de séries (*leads*), dont l'orientation thérapeutique sera définie ultérieurement. On a longtemps utilisé des tests biologiques représentatifs des grandes fonctions physiologiques (cardio-vasculaires, système nerveux autonome, etc.). Les tests animaux sont remplacés maintenant par des méthodes alternatives *in vitro*, qui utilisent des tests d'affinité des molécules sur un grand nombre de cibles biologiques : récepteurs, enzymes, canaux ioniques, facteurs de transduction… Les années 1990 voient l'apparition des méthodes de criblage à haut débit. Les tests biologiques sont adaptés à la nature de la cible considérée, miniaturisés, et mettent en jeu des mesures physiques multiples : radioactivité, fluorescence, luminescence, colorimétrie. Les techniques d'automatisation et de robotisation des tests de criblage permirent de tester des milliers de molécules par jour. Pour alimenter le criblage à haut débit, on a développé le principe de la chimie combinatoire. À partir d'une molécule jugée pharmacologiquement intéressante, on peut synthétiser systématiquement une infinité de variantes. On obtient un très grand nombre de molécules en mélange, que l'on teste sans les purifier. La caractérisation et la purification n'interviennent que sur les produits actifs. Pour éviter les mélanges inextricables, outre le choix pertinent des chemins réactionnels, on a développé des méthodes de synthèse sur support solide qui sont des polymères avec lesquels les produits se lient de manière covalente, ce qui limite la complexité des mélanges finaux. La synthèse des benzodiazépines peut par exemple être réalisée de cette manière. Cependant, le coût du procédé est élevé, et les contraintes techniques importantes.

Dans la seconde stratégie, le criblage orienté, la prospection est plus ou moins dirigée vers un domaine thérapeutique donné, selon le choix des tests. Autrement dit, le tamis est plus fin. Les tests utilisent *in vivo* des modèles animaux considérés comme représentatifs de la pathologie (ex : petits animaux rendus diabétiques) et *in vitro* des objets en rapport avec ce que l'on recherche : microorganismes, parasites (pour des anti-infectieux), cellules en cultures (pour les anticancéreux), cibles moléculaires connues pour leur rapport à la pathologie (récepteurs de la dopamine pour les antiparkinsoniens). Dans le cas d'un biomédicament (voir plus loin), la cible peut être un gène humain ou la protéine qu'il code. Les « touches » (*hits*) issues des premiers criblages sont des molécules d'effets avérés (quelques dizaines à quelques centaines) sur une cible donnée, mais d'efficacité généralement trop faible. Elles devront être optimisées en fonction de critères de toxicité, de biodisponibilité, de pharmacocinétique et subir des aménagements chimiques ou des modulations. À l'issue de cette optimisation, ils subissent alors un nouveau criblage, puis sont éventuellement optimisés à nouveau… On assiste à leur va-et-vient entre le laboratoire du pharmacologue et celui du chimiste, accumulant des données faisant en fait déjà partie du développement préclinique de la molécule (figure 25).

On aboutit finalement à 1 à 3 médicaments candidats (*leads*) qui feront l'objet d'un développement. Il faut donc réaliser la synthèse ou la purification de milliers de molécules pour générer la découverte d'un seul médicament candidat. Le rendement de la recherche par criblage reste faible.

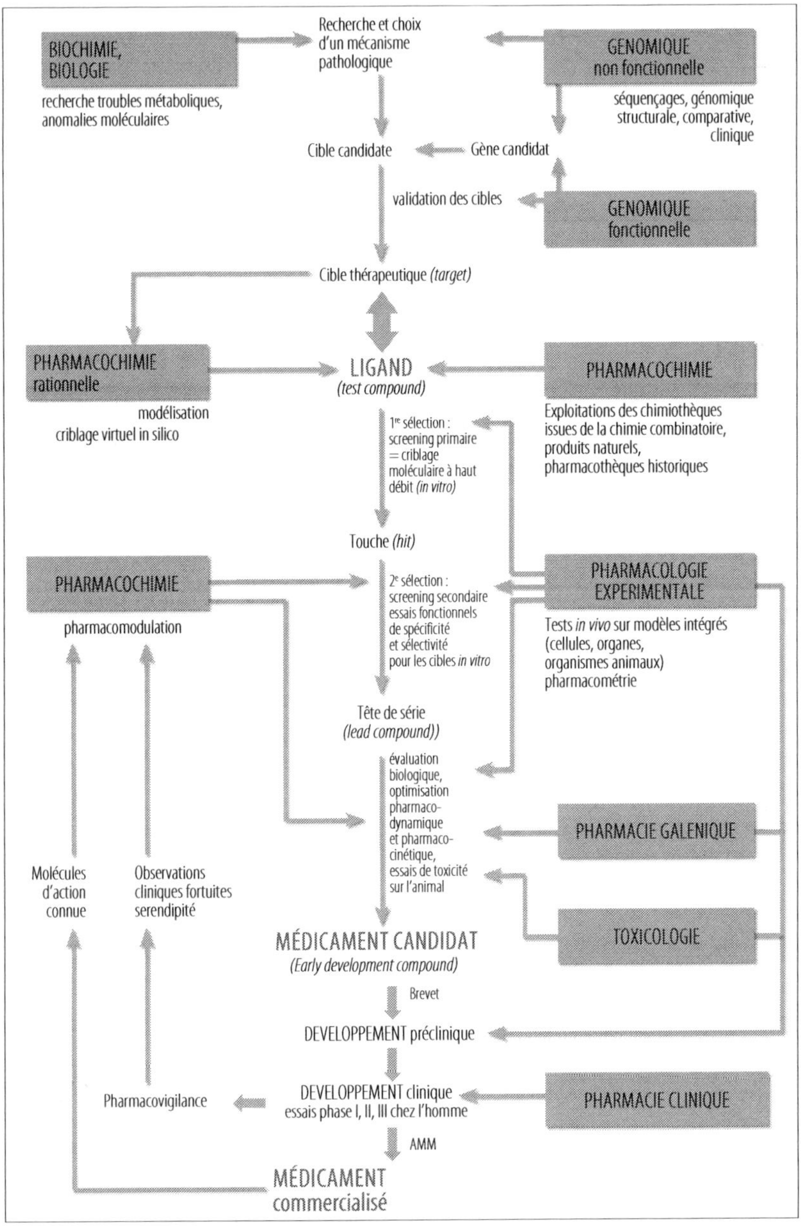

Figure 25 : Les phases de recherche (du ligand au médicament candidat) et de développement (du médicament candidat au médicament commercialisé).

2. La conception rationnelle des molécules (*drug design*) et la modélisation moléculaire

Les stratégies classiques exposées précédemment possèdent les limites de l'empirisme. L'exploitation de découvertes biologiques et des données physiologiques fondamentales doit idéalement mener à la découverte de molécules actives dans une perspective rationnelle. Du temps de Magendie et surtout de Claude Bernard, la pharmacologie était devenue l'affaire de physiologistes expérimentaux. On a vu comment les pharmacologues surent ensuite exploiter les données physiologiques concernant les médiateurs chimiques. Cette démarche se prolonge aujourd'hui par une approche pharmacochimique qui veut se fonder sur une connaissance approfondie des mécanismes physiopathologiques au niveau moléculaire pour une conception rationnelle du principe actif (*mechanism based drug design*).

La conception rationnelle du principe actif suppose la maîtrise des techniques de la modélisation moléculaire et des recherches poussées aux interfaces entre chimie, biologie et informatique. La modélisation moléculaire peut être réalisée le plus simplement possible par assemblage manuel. Mais dans l'industrie, c'est désormais la conception moléculaire assistée par ordinateur (*computer assisted molecular design*) qui permet la visualisation graphique des structures moléculaires. Elle permet surtout des calculs concernant la molécule active : données statiques moléculaires et énergétiques (calculs de chimie quantique, mécanique moléculaire) et données sur les comportements des atomes (calculs de dynamique moléculaire) permettant de prévoir les changements de conformation, importantes à considérer lors des liaisons ligands-récepteurs.

La modélisation moléculaire peut intervenir directement ou indirectement dans la conception des médicaments selon que leur cible est ou non identifiée.

L'approche directe (*site directed drug design*) suppose que la cible de la molécule à concevoir soit identifiée et connue pour son rôle dans un état physiopathologique. La détermination de la structure tridimensionnelle de la cible est rendue possible par les méthodes d'analyse structurale appliquées aux macromolécules biologiques (radiocristallographie, RMN, méthodes par calcul)[6]. La modélisation moléculaire permet l'analyse des superpositions drogues-récepteurs (*docking*) par des études de complémentarité stérique et la modélisation des interactions drogues-récepteurs par des études thermodynamiques de la reconnaissance. Ceci permet d'envisager de manière rationnelle les modifications à apporter au ligand, d'ajuster sa structure au cours de la phase d'optimisation des molécules du *screening*. La phase d'optimisation peut associer deux approches conduites en parallèle : synthèse par chimie combinatoire du plus grand nombre possible de variations autour des molécules identifiées dans la première étape de criblage, et techniques de *drug design*.

L'approche indirecte est possible lorsque les cibles ne sont pas identifiées. La modélisation moléculaire permet la comparaison d'un ensemble de molécules analogues par superposition de structures (*matching*), superposition de champs moléculaires (champs électrostatiques, champs de lipophilie), analyse de conformation du ligand. Cela permet d'orienter les synthèses et les modifications à apporter.

Les données de la modélisation moléculaire en approche directe ou indirecte font de toute façon pencher la conception des médicaments vers la synthèse rationnelle, à la différence de la chimie combinatoire. Elles cherchent à être de plus en plus prédictives en permettant des synthèses orientées vers des molécules ayant une plus forte probabilité de se lier sélectivement à la cible visée. À terme, la structure tridimensionnelle du ligand pourrait indiquer des cibles probables, donc prédire une activité pharmacologique.

Il existe en attendant des résultats intéressants de l'utilisation de l'approche rationnelle et de l'exploitation des découvertes biologiques. Un exemple fameux est le cas des antihistaminiques. L'histamine a été synthétisée par l'équipe d'Henry Dale, puis isolée des tissus animaux. Son rôle dans les phénomènes allergiques fut admis à partir de 1927. Les antihistaminiques antiallergiques ont été développés notamment à l'Institut Pasteur, mais certains étaient inactifs vis-à-vis

6. Pour un historique de ces techniques, cf. Jaussaud (1996).

d'une partie des effets de l'histamine. On a donc dû concevoir une hétérogénéité des récepteurs : James Black propose la distinction des récepteurs H1 et H2 (1972). Les antagonistes des récepteurs H2 (cimétidine, ranitidine, famotidine, nizatidine) furent directement issus de ces découvertes biologiques et furent commercialisés comme antiulcéreux, bientôt concurrencés par les inhibiteurs de la pompe à protons (IPP) des cellules de l'estomac. Un autre succès important est celui de la découverte des antihypertenseurs inhibiteurs de l'enzyme de conversion de l'angiotensine (IEC) et dans les années 2000 d'anticancéreux inhibiteurs de la tyrosine-kinase (ITK), participant avec les anticorps monoclonaux (voir plus loin) à la mise en œuvre de thérapeutiques ciblées.

3. L'apport des biotechnologies : les biomédicaments[7]

Une autre manière de rationaliser la recherche des médicaments est l'emploi des biotechnologies.

Il ne peut être question de faire ici l'historique des biotechnologies. Rappelons seulement qu'avec l'agriculture et l'élevage commence la sélection empirique des espèces végétales et animales. Les procédés traditionnels de fabrication du vin, du pain, de la bière mettaient déjà en jeu des procédés de fermentation et des microorganismes. Les biotechnologies *industrielles* toutefois sont développées à partir de l'ère microbiologique. Sur la base des travaux d'Edward Jenner (1796), Pasteur développe le principe de la vaccination préventive et réalise les premiers essais de vaccination contre la rage (1885). Ses travaux sur la fermentation et l'asepsie font entrer la microbiologie dans l'ère industrielle. Alexander Fleming découvre fortuitement la pénicilline en 1928. Au cours du XXe siècle se développe ainsi l'industrie des antibiotiques et des vaccins[8].

---

7. Cazzanava-Calvo (2011). Sur les biotechnologies et leur histoire, cf. Darbon & Robin (1987), Scriban (1993), Morange (1994), Debru (2003), Clozel (2007). Sur la génomique, cf. Gaudillière (2004).

8. Cf. Moulin (1996) et Clos (2012), p. 160-166, pour les différentes catégories de vaccins, y compris les « vaccins du futur ».

L'insuline représente une autre aventure importante de l'histoire du biomédicament[9]. Dès son extraction des îlots de Langherans du pancréas par John Macleod et Frederick Banting (1921) commence sa production à partir du pancréas du porc et du bœuf. Elle est une des premières protéines à être séquencée (1955), puis à être synthétisée chimiquement (1958), la première protéine produite grâce à l'insertion de son gène dans le génome de bactérie ou de levure (1978). L'insuline produite aujourd'hui est une protéine recombinante humaine, premier biomédicament de ce type à être commercialisé en France (1984). Plusieurs familles de protéines recombinantes sont actuellement sur le marché : vaccins, enzymes, facteurs de coagulation, facteurs de croissance, interférons (figure 26).

La production des biomédicaments utilise donc principalement la technologie de l'ADN recombinant, mais aussi la technique des hybridomes (figure 27). Cette dernière technique a été mise au point par George Kohler et César Milstein (1975) pour la production d'anticorps monoclonaux, dirigés spécifiquement contre une protéine de l'organisme (médiateur, récepteur). De nombreux anticorps monoclonaux (de suffixe « mab » pour m*onoclonal* a*nti*b*odies*) sont actuellement sur le marché ou à l'étude : immunosuppresseurs, anticancéreux, antiviraux et antalgiques. Un des premiers fut le trastuzumab (Herceptin®), dirigé contre la protéine HER2, récepteur surexprimé dans 25 % des cancers du sein, et contribuant à la croissance de la tumeur, bloquée par le médicament (1998). Ceci suppose en parallèle le développement de diagnostics « compagnons[10] ».

9. Bliss (1988).
10. Bazell (1998).

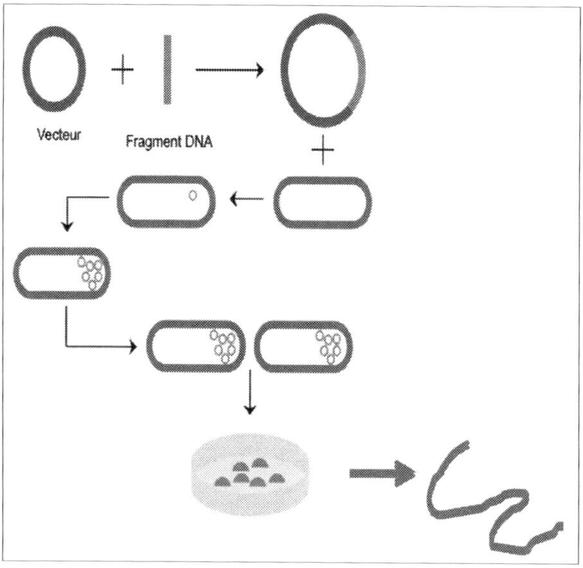

Les protéines recombinantes sont élaborées par des cellules dont le DNA a subi des modifications par recombinaison génétique. Les étapes de la production sont :

1. Fabrication d'un vecteur d'expression par génie génétique. Le fragment d'ADN étranger est inséré dans un plasmide, un petit cercle d'ADN bactérien qui sert de transporteur. Le DNA bactérien contient les gènes codant pour les chaines A et B de l'insuline.
2. Incorporation dans la cellule hôte. Le nouveau plasmide « recombinant » qui transporte le gène humain est ensuite réintroduit dans une autre cellule bactérienne (*Escherichia coli par exemple*), cultivée en laboratoire.
3. Expression des protéines. Une fois à l'intérieur de la cellule, le gène humain présent sur le plasmide peut être lu par la « machinerie » de la cellule qui produit les protéines.
4. Extraction et purification de la protéine recombinante. Il y a alors possibilité de production en grandes quantités.

La plus ancienne protéine recombinante est l'insuline (1982), antidiabétique. Différentes familles sont actuellement utilisées en thérapeutique :

- Facteurs de croissance cellulaire, comme la somatotropine (1985) ou hormone de croissance (GH), stimulant la croissance osseuse ou comme l'époétine alfa (1988), ou EPO, pour l'anémie des insuffisants rénaux chroniques et après chimiothérapie anticancéreuse, dont l'usage est détourné dans le dopage sportif.
- Interférons, comme l'interféron-bêta (1996) utilisé dans la sclérose en plaque.
- Vaccins antiviraux comme le Gardasil® (2006), pour la prévention du cancer du col de l'utérus.
- Enzymes utilisés en enzymothérapie substitutive pour les maladies génétiques rares, dites orphelines, comme l'alglucosidase alfa (2006) dans la maladie de Pompe, anomalie de stockage du glycogène. Ce sont les traitements les plus chers au monde.
- Facteurs de coagulation, comme l'octocog alfa (2009), facteur VIII ou facteur antihémophilique A.

Figure 26 : Les protéines recombinantes médicaments.

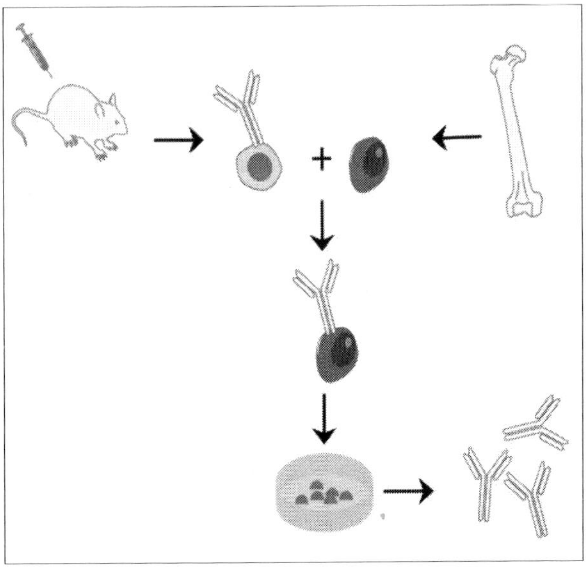

Les anticorps monoclonaux sont élaborés par la technique des hybridomes. Les étapes de la production sont :

1. Immunisation. Injection de l'antigène d'intérêt chez une souris puis prélèvement au bout de quelques semaines, les cellules de la rate. Parmi ces cellules se trouvent des plasmocytes sécrétant des anticorps dirigés spécifiquement contre l'antigène choisi.
2. Fusion. On fusionne ces plasmocytes avec des cellules de tumeur (cellules myélomateuses) grâce à l'addition de polyéthylène glycol (PEG) qui induit la fusion membranaire et permet ainsi d'obtenir des hybridomes qui ont la capacité de se multiplier plus rapidement que les cellules normales du corps productrices d'anticorps et de développer indéfiniment des anticorps spécifiques.
3. Propagation, sélection et clonage. Afin d'éliminer les plasmocytes et les cellules myélomateuses non fusionnées, on utilise un milieu de culture sélectif. Seules les cellules hybrides se multiplient. Au bout d'une dizaine de jours, on recherche la présence d'anticorps dirigés contre l'antigène utilisé pour immuniser la souris. On repique les cellules productrices et isole ainsi quelques clones cellulaires producteurs.
4. Production, extraction et purification de l'Ac monoclonal. Il y a alors possibilité de production en grandes quantités.

Les anticorps monoclonaux médicaments trouvent différentes indications : immunodépresseurs (médicament antirejet) comme le murumonab (1986), anticancéreux ciblés comme le rituximab (1997), le trastuzumab (1998) ou le bevacizumab (2004), traitement des maladies inflammatoires chroniques (polyarthrite rhumatoïde, etc.) comme l'infliximab (2000) et l'adalimumab (2005). De nombreuses substances sont en cours d'essais.

Figure 27 : Les anticorps monoclonaux médicaments.

Ces biomédicaments, inaccessibles par voie chimique, ont commencé à être produits par de petites firmes (Genetech, Amgen, Genzyme...) qui ont su s'approprier les techniques de l'immunologie et du génie génétique. Le biomédicament d'aujourd'hui n'est pas un simple produit biologique produit par extraction. Il est produit grâce aux outils biotechnologiques et s'appuie sur la connaissance du génome et des mécanismes physiopathologiques. En ce sens, il relève bien d'une recherche rationnelle des principes actifs. Il faut à cet égard distinguer de ces biomédicaments au sens strict (protéines recombinantes et anticorps monoclonaux) les médicaments pouvant relever de la chimie de synthèse, mais dont la conception fait appel aux biotechnologies et à la génomique pour identification de cibles cellulaires nouvelles.

Rappelons brièvement les circonstances de l'apparition de la génomique. L'ère de la biologie moléculaire, inaugurée par la découverte de la structure de l'ADN par Watson et Crick (1953), des ARN messagers (1960), du code génétique (1961) révolutionne la biologie et se prolonge par l'invention progressive de techniques et d'outils du génie génétique : ADN polymérase (1955), ligase (1967), enzymes de restriction (1970), transcriptase inverse (1970), clonage de l'ADN (1972-1973), séquençage aisé par la méthode de Sanger (1975), amplification par PCR (1983), puces à ADN (1987) et leur industrialisation (1996). Ces outils aboutirent au séquençage de génomes animaux, d'ARNm, de réaliser des études de l'expression des gènes procaryotes et eucaryotes et enfin conduisirent au séquençage quasi complet du génome humain (2001-2004). Les nouvelles technologies « massivement parallèles » (2006-2008) fournirent des montagnes de données sur les génomes animaux et la biodiversité et sur la variabilité du génome humain, supposant l'automatisation des méthodes d'interprétation destinées à analyser et comparer les séquences de gènes et de protéines (bio-informatique). Au-delà du génome, le séquençage rapide, la miniaturisation et la robotisation des équipements firent envisager des stratégies globales et l'analyse de l'activité des systèmes biologiques de façon exhaustive pour appréhender dans leur ensemble les paramètres influant sur les systèmes biologiques. La « postgénomique » se donne ainsi pour objectif d'intégrer toutes ces données quantitatives d'expression des gènes : transcriptome, protéome, métabolome, fluxome, cytome, physiome, interactome à partir de laquelle cherche à se développer une génomique fonctionnelle, vers l'identification des fonctions physiologiques et/ou physiopathologiques des gènes. On a pu ainsi identifier les gènes pour les mutations à l'origine des maladies mono et polygéniques et comprendre le mécanisme de survenue de nombreuses pathologies héréditaires. La première application médicale de la génomique fut la mise au point de tests de diagnostic, vers le diagnostic génotypique de ces maladies. L'étude de gènes dits « de prédisposition » ouvre la voie à une médecine prédictive personnalisée. La seconde application médicale de la génomique est la conception à partir de la connaissance de l'ADN de molécules thérapeutiques (*gene based therapies*). C'est ce dernier point qui nous intéresse.

Élucider les processus pathologiques peut en effet faire identifier de nouvelles cibles génétiques potentielles. En s'aidant des techniques de la biologie moléculaire (techniques antisens par exemple), en expérimentant sur les animaux porteurs de mutations conduisant à des situations pathologiques ou sur des animaux transgéniques (mutagenèse dirigée, knock-out), on peut identifier le (ou les) gène(s) cible(s) ainsi que le ou les produits correspondants, dont l'inhibition ou l'activation pourraient avoir un effet thérapeutique. La pharmacogénomique* s'intéresse à ces cibles génétiques des médicaments, à la recherche de nouveaux récepteurs potentiels, ainsi qu'aux thérapies géniques. À terme, il s'agit pour elle de comprendre les interactions entre gènes et médicaments et les bases génétiques de la réponse individuelle à l'action médicamenteuse (thérapeutique personnalisée). Concrètement, les applications de pharmacogénomique, dont beaucoup restent encore au stade expérimental, sont :

– L'utilisation du gène lui-même comme médicament (thérapie génique). Ces thérapies géniques (« ADN médicament ») prolongent la logique des greffes d'organes et des thérapies tissulaires et cellulaires.
– L'utilisation de la protéine-produit du gène comme médicament, ou d'une protéine tronquée ou mutée pour améliorer la biodisponibilité, ce qui suppose la fabrication de molécule par la technique de l'ADN recombinant.

– L'utilisation de l'ARN comme médicament (ARN interférents).
– La mise au point de tests de criblage à haut débit pour sélectionner des molécules agissant sur le produit du gène ou son expression. Par exemple, concernant la maladie de Duchenne, on recherche des substances pouvant activer le gène de l'utrophine.

Le criblage et la modélisation moléculaire sont au tout premier plan de la conception des biomédicaments. À cet égard, la pharmacogénomique ouvre des perspectives qui vont au-delà des recettes classiques des protéines recombinantes et des anticorps monoclonaux. À l'avenir, à partir de séquences définies du génome, il serait possible de déduire de la structure spatiale correspondante du récepteur, et ainsi guider le choix de ligands aptes à réagir c'est-à-dire de médicaments efficaces, suivant les principes de la pharmacologie inverse*. Les puces à ADN permettant l'analyse de l'expression des gènes dans les situations normales et pathologiques (transcriptome), une autre possibilité serait le criblage non plus à l'aide d'un gène particulier, mais à un gène s'intéressant à l'effet d'ensemble sur le transcriptome ou le protéome, comparé en conditions normales et pathologiques, en présence de la molécule candidate.

II. LE CYCLE DE VIE DU MÉDICAMENT ET LE PROCESSUS CONTEMPORAIN DE RECHERCHE ET DÉVELOPPEMENT (R&D)

La recherche est la phase d'identification et de conception des molécules à visée thérapeutique. C'est la première étape du cycle de vie du médicament, aboutissant à un ou plusieurs candidats médicaments. Quels que soient leur provenance et leur moyen d'obtention, les candidats médicaments issus de la recherche devront ensuite passer par les différentes phases du développement : développement préclinique puis développement clinique[11].

---

11. Voir l'ouvrage très clair de Zanders (2011). Sur ce processus de R&D et son histoire, cf. aussi Perrin (1980), Gambardella (1995), Juès (1998), Smith (2006).

Le développement préclinique est celui des essais biologiques. Les tests pharmacologiques visent à la preuve qualitative et quantitative de l'activité pharmacologique. Ce sont des études fonctionnelles réalisées *in vivo* chez l'animal et *in vitro* sur l'organe isolé, éventuellement des cellules, ainsi que des études de liaison spécifique sur cellules isolées, fragments membranaires, récepteurs purifiés. Beaucoup de ces essais ont en fait déjà été réalisés durant la phase de recherche. D'une particulière importance sont les essais toxicologiques réalisés chez l'animal. Puis vient le développement clinique, qui correspond aux essais cliniques* chez l'homme, divisé en trois phases, I, II, III. Le processus de production industrielle doit être envisagé dès la période de développement. Le médicament reçoit alors une Autorisation de mise sur le marché (AMM), à l'issue d'un processus de recherche et développement qui aura duré entre dix et quinze ans. Le processus est très sélectif, puisqu'on estime que pour quelques dizaines de milliers de molécules criblées (ligands), quelques centaines seront jugées intéressantes (*leads*), une dizaine de candidats médicaments arriveront au stade des essais cliniques, et une seule molécule sera commercialisée. Le médicament continue ensuite à être étudié et évalué par les études de pharmacovigilance* (dites « études de phase IV ») et de pharmacoépidémiologie*.

Il est impossible dans le cadre de cet ouvrage de faire l'historique de ces méthodes de développement, par exemple de celle des essais cliniques chez l'homme[12]. On se contentera de donner une idée du cadre administratif actuel, au niveau national, européen et international du processus de développement. Ces structures administratives de régulation ont en effet été progressivement renforcées notamment à la suite des grandes affaires de santé publique : thalidomide (1961), Distilbène® (1971), talc Morhange® (1972), sang contaminé (1985), hormone de croissance (1985), vache folle (1996), Médiator® (2005).

En France, le contrôle administratif du processus de développement revient à l'Agence nationale de sécurité du médicament et des produits de santé (ANSM), créée en décembre 2011 pour remplacer

12. Marks (1999), Chamayou (2008), Keel (2011).

l'AFSSAPS (Agence française de sécurité sanitaire des produits de santé). L'ANSM délivre notamment les AMM[13], veille au respect des « bonnes pratiques » de développement au niveau de la fabrication, des essais biologiques et des essais cliniques, assure des vigilances (pharmacovigilance, addictovigilance, hémovigilance...) par l'enregistrement des notifications spontanées et des données issues d'études pharmacoépidémiologiques et surveille la publicité auprès des médecins. Bref, elle exerce une fonction de « police sanitaire », et peut décider de restreindre ou de retirer un médicament du marché. La vie du médicament rencontre aussi la Haute autorité de santé (HAS) qui est chargée d'évaluer les améliorations du service médical rendu (ASMR) de chaque médicament. Le classement des médicaments est réalisé par une commission de la transparence qui propose aux autorités de santé leur taux de remboursement par l'assurance-maladie (avis consultatif). L'HAS veille aussi à la qualité de l'information médicale et à la communication des bons usages[14]. Il existe d'autres structures de régulation comme l'Institut de veille sanitaire (IvS). Le prix de vente par le fabricant du médicament remboursable est fixé par convention entre le laboratoire et un Comité économique des produits de santé (CEPS) rattaché au ministère. Il est issu d'une négociation qui tient compte de l'ASMR, des orientations ministérielles sur la politique du médicament, et d'arguments économiques.

Chaque pays possède sa propre agence équivalente à l'ANSM. Depuis 1993, il existe une structure de régulation au niveau européen qui se nomme aujourd'hui *European Medicines Agency* (EMA), équivalent européen de l'ANSM, et dont les recommandations, légalisées par la Commission européenne, s'imposent aux organismes nationaux, par exemple lorsqu'il s'agit du retrait d'un médicament.

---

13. Les ATU sont des autorisations temporaires d'utilisation, valables pour des spécialités en cours de développement ou délivrées à l'étranger.

14. Le bon usage du médicament serait approximativement l'utilisation conforme au résumé des caractéristiques du produit (RCP), figurant dans l'AMM, élaborée par le fabricant à l'adresse des médecins. Mais il repose avant tout sur l'expérience du médecin et sur sa déontologie.

L'AMM délivrée par l'EMA (procédure centralisée) est valable pour l'ensemble des pays de l'UE. Le dossier d'AMM est souvent déposé au niveau de l'EMA et non plus au niveau national (procédure de reconnaissance mutuelle, État par État). La pharmacovigilance est organisée aussi à l'échelle européenne.

2012 Rank	Company HQ [website]	2011 Rx Sales (USD billions)	2011 R&D spend (USD millions)	2011 Top-Selling Drugs (USD billions)
1	Pfizer **New York** [pfizer.com]	$57.7	$9,112	**Lipitor** [9.6] **Lyrica** [3.7] **Enbrel** [3.7]
2	Novartis **Basel, Switzerland** [novartis.com]	$54.0	$9,100	**Diovan/Co-Diovan** [5.7] **Gleevec/Glivec** [4.7] **Lucentis** [2.1]
3	Merck **Whitehouse Sation, NJ** [merck.com]	$41.3	$8,467	**Singulair** [5.5] **Januvia** [3.3] **Remicade** [2.7]
4	Sanofi **Paris, France** [sanofi.com]	$37.0	$6,007	**Lantus** [5.0] **Lovenox** [2.7] **Plavix** [2.6]
5	Roche **Basel, Switzerland** [roche.com]	$34.9	$7,862	**MabThera/Rituxan** [6.4] **Avastin** [5.6] **Herceptin** [5.6]
6	GlaxoSmithKline **Brentford, England** [gsk.com]	$34.4	$5,822	**Seretide/Advair** [7.8] **Fixotide/Flovent** [1.3] **Advodart** [1.2]
7	AstraZeneca **London, England** [astrazeneca.com]	$33.6	$5,033	**Crestor** [6.6] **Seroquel** [5.8] **Nexium** [4.4]
8	Johnson & Johnson **New Brunswick, New Jersey** [jnj.com]	$24.4	$5,138	**Remicade** [5.5] **Procrit/Eprex** [1.6] **Risperdal** [1.6]
9	Abbott **Abbott Park, Illinois** [abbott.com]	$22.4	$4,129	**Humira** [7.9] **Trilipix/TriCor** [1.4] **Kaletra** [1.2]
10	Eli Lilly **Indianapolis, Indiana** [lilly.com]	$21.9	$5,020	**Zyprexa** [4.6] **Cymbalta** [4.2] **Alimta** [2.5]

Sources: corporate data (10K's, annual reports, etc.) and *Pharm Exec* estimates   N/A = Not Available/Not Applicable   * Estimate   Figures are rounded

How the listings were compiled: Companies in the Pharm Exec 50 are ranked according to global human prescription drug sales. That includes generics, vaccines, and blood fractionation products. As far as possible we have excluded OTC products, hospital supplies such as IV fluids, contract manufacturing, and royalty revenue. Whenever possible, we have taken figures from companies' annual reports and SEO filings. As needed (and especially in the case of privately held companies), we have supplemented these documents with figures from IMS and EvaluatePharma, press coverage, and other sources. All figures represent the fiscal year that ended in 2011. For most American and European companies, that means the year ending December 31, 2011. For many Japanese companies, we used the fiscal year ending March 31, 2011. Foreign currencies were converted using the average midpoint interbank rate for the month following the end of the fiscal year. In a handful of cases we have had to use estimates. These are noted with an asterisk.

(Source : Cacciotti J., Clinton P., *Pharm Exec 50: Growth from the Bottom Up*, Pharmaceutical executive, 1er mai 2012.)
http://license.icopyright.net/user/viewFreeUse.act?fuid=MTY2MjEzNDg%3D

Figure 28 : Les dix premières firmes pharmaceutiques, avec les médicaments les plus vendus.

Le développement doit respecter les règles de « bonnes pratiques ». Depuis 1990, des règles de bonnes pratiques de fabrication (*good manufacturing practices*), de laboratoire (*good laboratory practices*) et d'essais cliniques (*good clinical practices*) sont imposées au niveau international par l'ICH (*International Conference on Harmonisation of technicals requirements for registration of pharmaceuticals for human use*). L'ICH publie notamment des accords tripartites de la pharmacopée européenne (éditée depuis 1974 et qui remplace les pharmacopées nationales), américaine (éditée depuis 1820) et japonaise (éditée depuis 1938). Les règles de bonnes pratiques (*ICH guidelines*) sont avalisées par les agences respectives : l'EMA (Europe), la FDA (USA) et le MHLW (Japon). C'est l'OMS (Genève) qui délivre les DCI (dénomination commune internationale) des médicaments, différentes des noms de fantaisie qui sont la propriété intellectuelle du laboratoire qui a déposé la marque, et des noms chimiques souvent inutilisables. Il n'y a que 1 200 à 1 300 DCI, donc autant de molécules actives, pour plusieurs milliers de noms de fantaisie.

Le renforcement administratif a eu pour conséquence la disparition des petits laboratoires et l'accélération des processus financiers de fusion-acquisition. Initialement réalisées dans les boutiques des apothicaires et les officines des pharmaciens (préparations magistrales), fabrication et reproduction du médicament sont devenues une affaire industrielle à partir de la fin du XIXe siècle[15]. L'effet fut bénéfique lorsqu'il permit la standardisation des formes médicamenteuses et la production de masse des spécialités[16]. Le médicament fait aussi l'objet de brevets, donc de contrefaçons, et les brevets expirent et tombent dans le domaine public des génériques. Mais à l'échelle internationale, les profits générés restent considérables (figure 28). La mise au point d'une nouvelle molécule représenterait un investissement d'environ 800 millions d'euros[17]. La production du médicament relève de stratégies économiques d'entreprise, dans lesquelles les considérations sanitaires sont confrontées aux préoccupations de rentabilité financières : autrement dit, il faut d'abord fabriquer et vendre pour soigner. La décision et la sélection des programmes de recherche pharmaceutiques sont le résultat des besoins médicaux

15. Sur l'histoire de l'industrie pharmaceutique, cf. Blondeau (1992-1998), Ruffat (1996), Galambos (1997), Juès (1998), Bonah (2005), Gaudillière (2013). Les nostalgiques des spécialités d'antan consulteront Fievet-Izard (2002).

16. Bonah (2009), Gradman (2010).

17. Selon le LEEM (syndicat des entreprises du médicament).

des études de marché, des filières de recherche interne existantes, des possibilités financières et de la politique de la firme (voir encadré).

Médicament et brevet

D'une manière générale, un brevet sert à protéger une invention, qu'elle soit médicale ou non. Pour parler de brevet, il faut que le caractère d'innovation soit présent. Toute molécule, même anciennement connue, présentée pour la première fois comme ayant une utilisation thérapeutique est ainsi brevetable. Le brevet confère l'exclusivité commerciale temporaire en contrepartie de la publication de l'innovation. Les brevets sont délivrés par l'Institut national de la propriété industrielle (INPI) pour la France et par l'Office européen des brevets (OEB) pour l'Europe. Les accords TRIPS (en français ADPIC pour accords relatifs aux Aspects des droits de propriété intellectuelle qui touchent au commerce) ont été définis en 1994 dans le cadre de l'Organisation mondiale du commerce (OMC). Ces accords fixent les standards et les règles de base communes nécessaires pour une harmonisation de la législation entre différents pays.
Un brevet dure 20 ans à partir de la date de dépôt. Mais le brevet du médicament possède une particularité. Il peut être prolongé par un Certificat complémentaire de protection (CCP). Ce certificat prend effet au terme du brevet et ne peut excéder une période de 5 ans. Il permet de compenser en partie le délai entre le dépôt de brevet et la mise sur le marché du médicament (période où le brevet n'est pas exploité car le médicament n'est pas encore commercialisé). En effet, une dizaine d'années de développement sont habituellement encore nécessaires entre la date de dépôt de brevet et l'obtention de l'AMM, et l'on estime que sur 10 molécules qui sont l'objet d'un dépôt de brevet, une seule obtiendra une AMM à l'issue de la période de développement.
Lorsque le brevet (ou le CCP) expire, la molécule tombe dans le domaine public et peut être légalement copiée et commercialisée : on parle de génériques. Un générique a le droit d'arriver sur le marché le jour même de l'expiration du brevet, mais pas avant. L'AMM peut par contre être demandée en avance pour préparer la commercialisation du générique.
D'un point de vue juridique, si la molécule est copiée avant l'expiration du brevet, on ne parle pas de générique mais de contrefaçon.

Les effets de la loi du profit maximum peuvent toucher à la fois la production et la recherche. La concentration et la délocalisation de la main-d'œuvre engendrent des problèmes de qualité pharmaceutique et de moyens de contrôle par les agences, notamment pour l'industrie du médicament générique, délocalisée dans les pays émergents. Un autre effet pervers est l'application de stratégies de « découverte », guidées principalement par la rentabilité économique et qui n'incitent pas nécessairement à l'originalité. Ainsi la multiplication des synthèses d'analogues de médicaments qui sont des copies thérapeutiques (sartans, statines), l'orientation préférentielle vers la recherche de médicaments pris au long cours, au détriment des traitements brefs (antibiotiques par exemple). L'expiration des brevets amène la tendance à promouvoir de nouvelles indications thérapeutiques de médicaments déjà sur le marché. Parfois, c'est l'incitation à l'automédication qui est choisie, son marché devenant important.

Une littérature considérable à destination du public existe désormais sur ces sujets, dénonçant certains dysfonctionnements majeurs comme les décisions de retraits tardives (Médiator®) ou les stratégies commerciales des firmes[18]. Mais parfois, c'est le médicament lui-même qui est en procès et subit des critiques médicales, économiques, sociétales[19]. La recherche génère des médicaments de plus en plus efficaces au niveau individuel pour les pathologies graves, mais il y aussi médicamentation de la société (*disease mongering*)[20]. L'indignation pharmacophobe est parfois facile, le médicament industriel peut être aussi défendu sur différents plans[21]. Il est en attendant devenu, en un tout inextricable, objet scientifique, industriel, commercial,

18. À cet égard se développe aux États-Unis, mais aussi récemment en France, la pratique des lanceurs d'alerte (*whistleblowers*). Cf. Frachon (2011).

19. Voir les enquêtes journalistiques et essais de Lehmann (2003), Pignarre (2004), Salomon (2005), Blech (2005), Simon (2006), Horel (2010), Lalo et Solal (2011), Even (2012).

20. Gori et Del Volgo (2009), Lane (2009).

21. Voir les plaidoyers pour la recherche de Meyer (1984), Even et Debré (2004), Even (2010), Lajoux (2010).

social. C'est bien ainsi qu'il est depuis quelques années présenté lors des études de santé[22].

Sur le plan académique, ces dimensions du médicament ont généré de nouvelles disciplines, qui entraînent bien loin de la pharmacologie moléculaire. L'étude des interactions entre médicaments et société constitue la pharmacologie sociale*, tant sur le plan « pharmacocinétique », avec l'étude des facteurs régulant la métabolisation du médicament par la société, que « pharmacodynamique » avec l'étude de ses deux versants, effets bénéfiques et indésirables. Elle étudie les relations entre différents acteurs : pressions des patients, influence des industriels, agences, médecins, rôle du pouvoir politique, impact de nouvelles technologies comme internet. La pharmacoéconomie*, héritière moderne des comptes d'apothicaires, nous donne les aspects économiques du médicament vus du côté de l'industrie pharmaceutique, mais aussi du point de vue de la santé publique, le lien entre les deux étant représenté par la prescription médicale.

III. CONCLUSION

« Ni ange, ni démon[23] », le médicament porte toujours en lui l'ambiguïté du *pharmakon* que les Grecs avaient déjà perçue. Une histoire de l'iatrogénèse médicamenteuse* nous entraînerait très loin, vers celle des poisons, de la toxicologie et de la détection des effets indésirables, de la découverte des interactions médicamenteuses, des phénomènes de pharmacodépendance* et de tolérance* aux drogues, narcotiques et stupéfiants, du dopage[24]... Il n'y a donc pas de bons ou de mauvais médicaments, sans doute seulement de mauvaises pratiques. Pour y remédier, la voie est certainement à la fois politique et éducative. Un des défis politiques actuels est de garantir

22. Aiache (2008), Landry (2010), Vandamme (2011), Molimard (2011).

23. Expression tirée du livre d'Albert Lespagnol (1977), qui dénonçait en son temps l'automédication.

24. Sur les usages variés que l'on a fait des substances au cours du temps, cf. Lenoble (1955), Maleissye (1991), Boujot (2004), Meyers (2007), Richard (2009), Missa (2011).

l'indépendance des agences et structures de régulation vis-à-vis de l'industrie pharmaceutique. L'autre cible doit être la prescription et sa chaîne d'acteurs : médecin, pharmacien, patient. Il y a un mauvais usage du médicament et des pratiques de soins qui pourraient être rectifiés par la prise de conscience des patients et des médecins, au niveau individuel et quotidien. Du côté du patient, elle doit toujours être comprise comme une prise de risque et pas seulement un bénéfice, pour qu'il évite les pressions de prescription. Du côté du médecin, il faut garder un esprit critique face aux pressions de prescription des patients et aux pressions du marketing. Le métier du pharmacien évolue de son côté vers le suivi thérapeutique avec l'apparition de la pharmacie clinique* et du dossier pharmaceutique à l'officine. La déontologie et le savoir du médecin et du pharmacien ainsi que le renforcement de la pharmacovigilance paraissent finalement les meilleures garanties pour le patient face d'une part aux illusions d'une médecine qui serait efficace parce qu'exclusivement fondée sur des preuves[25], et face d'autre part à la méfiance à l'égard des médicaments qui semble naître aujourd'hui dans le public, source possible de mauvaises décisions pour la santé au plan individuel.

25. Ou EBM (*Evidence based medicine*). Nous ne croyons pas en cette idée technophobe que l'EBM amène une standardisation des pratiques et donc une déshumanisation des soins. La critique est plutôt celle des limites de l'EBM : il est impossible *en pratique* à un médecin ou à un pharmacien de connaître l'ensemble de ce qui est prouvé.

Bibliographie

Adenot M., *La pharmacochimie*, Paris, PUF, 1996.

— *Initiation à la chimie médicinale. Les voies de la découverte du médicament*, Paris, Ellipses, 2000.

Aiache J.-M., Beyssac E., Cardot J.-M., Hoffart V. et Renoux R., *Initiation à la connaissance du médicament*, Paris, Elsevier Masson, 2008.

Aiache J.-M., Carnat A.-P., Coudert P. et Teulade J.-C., *Sources actuelles et futures du médicament. Chimie du médicament*, Paris, Elsevier Masson, 2011.

André-Pontier L., *Histoire de la pharmacie. Origines, Moyen Âge, Temps modernes*, Paris, Doin, 1900.

Aristote, *Problèmes*, in Louis P. (éd.), Paris, Les Belles Lettres, 2003.

Ausécache M., « Des aliments et des médicaments. Les plantes dans la médecine médiévale », *Cahiers de Recherches médiévales et humanistes*, 13, 2006, p. 249-258.

— « Manuscrits d'antidotaires médiévaux : quelques exemples du fond latin de la Bibliothèque nationale de France », *Médiévales*, 52, 2007, p. 55-74.

Avicenne, *Canon of Medicine, I & II*, in Bakhtiar L. (éd.), Chicago, Kazi Publications Inc., 1999-2012.

Bacq Z.M., *Les transmissions chimiques de l'influx nerveux*, Paris, Gautiers-Villars, 1974.

Bacq Z.M., Cheymol J., Dallemagne J., Hazard R., La Barre J., Reuse J.-J. *et al.* (éd.), *Pharmacodynamie biochimique*, Paris, Masson, 1961.

Barbaud J., « Les formulaires médicaux du Moyen Âge : médecine savante et médecine populaire », *Revue d'Histoire de la pharmacie*, 277, 1988, p. 138-153.

Barbier J.-B.-G., *Exposition de nouveaux principes de pharmacologie qui forment de la matière médicale une science nouvelle*, Paris, Rigot, 1803.

Barbosa Lima Sobrinho A.-J., « Les routes commerciales », *Le Courrier de l'Unesco*, juin 1984.

Bardinet T., *Les papyrus médicaux de l'Égypte pharaonique*, Paris, Fayard, 1995.

Barondes S.H., *Better than Prozac. Creating the next generation pf psychiatric drugs*, Oxford, Oxford University Press, 2003.

Basile de Césarée, *Les règles monastiques*, in Lèbe L. (éd.), Maredsous, Éditions de Maredsous, 1969.

Baudet J., *Penser la matière. Une histoire des chimistes et de la chimie*, Paris, Vuibert, 2004.

Bazell R., *Her-2, the making of Herceptin, a revolutionary treatment for breast cancer*, New York, Random House, 1998.

Beaune J.-C. (éd.), *La philosophie du remède*, Seyssel, Champ Vallon, 1993.

Bellet P., Delaveau P. et Delourme-Houdé J., *Alfred Houdé. Pérennité des alcaloïdes*, Paris, Louis Pariente, 1985.

Bénassy M.-C. et Clément J.-P. (éd.), *Nouveau Monde et renouveau de l'histoire naturelle*, Paris, Presses de la Sorbonne Nouvelle, 1993, vol. 2.

Benezet J.-P., *Pharmacie et médicament en Méditerranée occidentale (xiii*e*-xvi*e* siècles)*, Paris, Honoré Champion, 1999.

Bensaude-Vincent B. et Stengers I., *Histoire de la chimie*, Paris, La Découverte, 2001.

Bernard C., « Action du curare et de la nicotine sur le système nerveux et le système musculaire », *Comptes rendus des séances de la Société de biologie et de ses filiales*, 2, 1851, p. 195.

Berthelot M. et Ruelle C.-M., *Collection des anciens alchimistes grecs*, Paris, Georges Steinheil, 1887-1888.

Bézanger-Beauquesne L., Pinkas M. et Torck M., *Les plantes dans la thérapeutique moderne*, Paris, Maloine, 1986.

Bietry M., *Guérir avant d'être malade. Les promesses de la nanomédecine*, Paris, Laffont, 2011.

Bilimoff M., *Les remèdes du Moyen Âge*, Rennes, Éditions Ouest-France, 2011.

Blech J., *Les inventeurs de maladie. Manœuvres et manipulations de l'industrie pharmaceutique*, trad. I. Liber, Paris, Actes Sud, 2005.

Bliss M., *La découverte de l'insuline*, Paris, Payot, 1988.

Blondeau A., *Histoire des laboratoires pharmaceutiques en France et de leurs médicaments*, Paris, Le Cherche-midi, 1992-1998.

Boehm I. et Luccioni P. (éd.), *Le médecin initié par l'animal : animaux et médecine dans l'Antiquité grecque et latine*, Lyon, Maison de l'Orient et de la Méditerranée Jean Pouilloux, 2008.

Bohuon C. et Monneret C., *Fabuleux hasards. Histoire de la découverte de médicaments*, Les Ulis, EDP science, 2009.

Bonah C., Masutti C., Rasmussen A. et Simon J. (éd.), *Harmonizing drugs. Standards in 20th-century pharmaceutical history*, Paris, Glyphe, 2009.

Bonah C. et Rasmussen A. (éd.), *Histoire et médicament aux XIXe et XXe siècles*, Paris, Glyphe, 2005.

Bonardel F., *Philosopher par le feu. Une anthologie de textes alchimiques*, Paris, Éditions Almora, 2009.

— *La voie hermétique. Introduction à la philosophie d'Hermès*, Paris, Éditions Dervy, 2011.

Bouchet F., « Identification d'œufs d'helminthes dans les coprolithes du Néolithique », in Fleurentin J. (éd.), *Des sources du savoir aux médicaments du futur. Actes du 4e congrès européen d'ethnopharmacologie*, Paris, IRD Éditions, 2002, p. 73-80.

Boujot C., « Des poisons : nature ambigüe », *Ethnologie française (numéro spécial*), 24(3), 2004, p. 389-498.

Bourgey L., *Observation et expérience chez les médecins de la collection hippocratique*, Paris, Vrin, 1953.

Boussel P. et Bonnemain H., *Histoire de la pharmacie*, Paris, Éditions de la Porte verte, 1978.

Bovet D., Bovet-Nitti F. et Marini-Bettolo G.B., *Curare and curare-like agent*, Amsterdam, Elsevier, 1959.

Boyet A. et Rives C., *Des sources pour l'histoire de la médecine*, Paris, Bibliothèque nationale de France, 2008.

Brady J.V., « The origin and development of behavioral pharmacology », *EPBS Newsletter*, 7, 1993, p. 1-14.

Brelet C., *Médecines du monde. Histoire et pratiques des médecines traditionnelles*, Paris, Laffont, 2002.

Brohard Y. (éd.), *Une histoire de la pharmacie. Remèdes, onguents, poisons*, Paris, Éditions de la Martinière, 2012.

Buydens J.-P., *Le médicament entre science et magie*, Bierges, Mols, 2002.

Byl S., *De la médecine magique et religieuse à la médecine rationnelle. Hippocrate*, Paris, L'Harmattan, 2011.

— *La médecine à l'époque hellénistique et romaine. Galien*, Paris, L'Harmattan, 2011.

Caraka, *Traité fondamental de la médecine ayurvédique (Caraka Samhita)*, in Papin J. (éd.), Paris, Éditions Almora, 2011.

Cassiodorus, *Institutions of divine and secular learning; and on the soul*, in Halporn J.W. et Vessey M. (ed.), Liverpool, Liverpool University Press, 2004.

Cazzanava-Calvo M. et Debiais D., *Les biomédicaments*, Paris, PUF, 2011.

Chamayou G., *Les corps vils. Expérimenter sur les êtres humains aux XVIIIe et XIXe siècles*, Paris, Éditions La Découverte, 2008.

Changeux J.-P. et Edelstein S.J., *Nicotinic acetylcholine receptor : from molecular biology to cognition*, Paris, Odile Jacob, 2005.

Chassevant A., *Précis de pharmacologie. Art de formuler, matière médicale, indications thérapeutiques et posologie*, Paris, F.-R. de Rudeval, 1907.

Chast F., *Histoire contemporaine des médicaments*, Paris, La Découverte, 1995.

— « Les médicaments », in Grmek M. (éd.), *Histoire de la pensée médicale en Occident*, Paris, Seuil, 1999, vol. 3, p. 215-236.

Chast F. et Julien P. (éd.), *Cinq siècles de pharmacie hospitalière 1495-1995*, Paris, Hervas, 1995.

Chenu J., Clément J.-P., Durand-Forest J., Rojas Mix M. et Saint-Lu A., *Nouveau Monde et renouveau de l'histoire naturelle*, Paris, Publications de la Sorbonne Nouvelle, 1986.

Clark A.J., *The mode of action of drugs on cells*, London, Arnold, 1933.

— *General pharmacology*, Berlin, Springer, 1937.

Clos J., *L'immunité chez les végétaux et les animaux*, Paris, Lavoisier, 2012.

Clottes J. et Lewis-William D., *Les chamanes de la Préhistoire*, Paris, Seuil, 1996.

Clozel J.-P., *La biotechnologie : de la science au médicament*, Paris, Collège de France-Fayard, 2007.

Collard F., « Le poison et ses usages au Moyen Âge », *Cahiers de Recherches médiévales et humanistes*, 17 (n° spécial), 2009, p. 1-290.

Collard F. et Samama E. (éd.), *Pharmacopoles et apothicaires. Les « pharmaciens » de l'Antiquité au Grand Siècle*, Paris, L'Harmattan, 2006.

Conrad L.-I., Neve M., Nutton V., Porter R. et Wear A., *Histoire de la lutte contre la maladie. La tradition médicale occidentale de l'Antiquité à la fin du Siècle des lumières*, Le Plessis-Robinson, Institut Synthélabo, 1999.

Corlieu A., *Les médecins grecs depuis la mort de Galien jusqu'à la chute de l'empire d'Orient (210-1453)*, Paris, Baillière, 1885.

Coury C., *La médecine de l'Amérique précolombienne*, Paris, Dacosta, 1982.

Couvreur P., *Les nanotechnologies peuvent-elles contribuer à traiter les maladies sévères ?*, Paris, Collège de France/Fayard, 2010.

Cowen D.L., *Pharmacopoeias and related lirerature in Britain and America, 1618-1847*, Aldershot, Ashgate, 2001.

Créhange P.-A., *Les livres anciens de médecine et de pharmacie*, Paris, Les Éditions de l'Amateur, 1984.

Dagognet F., *La raison et les remèdes*, Paris, PUF, 1964.

Darbon P. et Robin R. (éd.), *Le jaillissement des biotechnologies*, Paris, Fayard, 1987.

Debru A., « L'expérimentation chez Galien », in Haase W. et Temporini H. (éd.), *Aufstieg und Niedergang der römischen Welt (ANRW). Teil II, Principat*, Berlin, vol. 37, 1994, p. 1718-1756.

Debru A., *Le corps respirant*, Leiden, Brill, 1996.

Debru A. (éd.), *Galen on Pharmacology. Philosophy, history and medicine*, Leiden, Brill, 1997.

Debru C., *Le possible et les biotechnologies*, Paris, PUF, 2003.

Delaporte F., *Les épidémies*, Paris, Pocket, 1995.

Delaveau P., *Histoire et renouveau des plantes médicinales*, Paris, Albin Michel, 1982.

Delaveau P. (éd.), *Dictionnaire des sciences pharmaceutiques et biologiques*, Paris, Louis Pariente, 2001.

Deniker P., *Psychopharmacologie. Les médicaments et drogues psychotropes*, Paris, Ellipses, 1987.

Déré A.-C., « La réception de la nomenclature réformée par le corps médical français », in Bensaude-Vincent B. et Abbri F. (éd.), *Lavoisier in european context : negotiating a new langage for chemistry*, Canton, Science History Publications, 1993, p. 207-224.

Dilleman G., « La pharmacopée au Moyen Âge I et II », *Revue d'Histoire de la pharmacie*, 199 et 200, 1968-1969, p. 163-170 et 235-244.

Dillemann G., Bonnemain H. et Boucherle A., *La pharmacie française. Ses origines, son histoire, son évolution*, Paris, Techniques et Documentations, Lavoisier, 1992.

Dinet-Lecomte M.-C., *Les sœurs hospitalières en France aux XVIIe et XVIIIe siècles*, Paris, Honoré Champion, 2005.

Dioscoride, *Pedanii Dioscoridis Anazarbei De materia medica quinque*, in Sprengel K. (éd.), Leipzig, Car. Cnoblochii, 1829-1830.

Donnerer J. et Lembeck F., *The chemical languages of the nervous system. History of scientists and substances*, Basel, Karger, 2006.

Dousset J.-C., *Histoire générale des médicaments des origines à nos jours*, Paris, Payot, 1985.

— « La part de l'inattendu dans la recherche pharmaceutique », *Revue d'Histoire de la pharmacie*, 51(338), 2003, p. 191-196.

Dumaître P. et Hanh A., *Histoire de la médecine et du livre médical*, Paris, Pygmalion, 1978.

Dupont J.-C., *Histoire de la neurotransmission*, Paris, PUF, 1999.

— « Psychopharmacologie », in Hottois G. et Missa J.-N. (éd.), *Nouvelle encyclopédie de la bioéthique*, Bruxelles, De Boeck, 2001, p. 686-694.

— « Valeur heuristique de l'instrumentation en électrophysiologie, ou les métamorphoses de l'électrode », in Buican D. et Thieffry D. (éd.), *Biological and medical sciences*, Turnhout, Brepols, 2002, p. 293-301.

Earles M.P., « Early theories of the mode of action of drugs and poisons », *Annals of Science*, 17(2), 1961, p. 97-110.

— *Studies in the development of experimental pharmacology in the eighteenth and early nineteenth centuries*, London, Thèse de doctorat, 1961.

— « Experiments with drugs and poisons in the seventeenth and eighteenth centuries », *Annals of Science*, 19(4), 1963, p. 241-254.

Ehrlich P., « Partial cell functions », in Foundation N. (éd.), *Nobel Lectures, Physiology or Medicine, 1901-1921*, Singapore, World Scientific Publishing Co, 1999, p. 304-320.

Even P., *La recherche biomédicale en danger*, Paris, Le Cherche-midi, 2010.

Even P. et Debré B., *Savoirs et pouvoirs. Pour une politique de la recherche et du médicament*, Paris, Le Cherche-midi, 2004.

— *Guide des 4000 médicaments utiles, inutiles ou dangereux*, Paris, Le Cherche-midi, 2012.

Fabre A., « Utilisation des textes de l'Antiquité à la recherche thérapeutique : l'exemple des épices médicinales », *Revue d'Histoire de la pharmacie*, 51(338), 2003, p. 239-250.

Fabre R. et Dillemann G., *Histoire de la pharmacie*, Paris, PUF, 1971.

Fauque D., *Lavoisier et la naissance de la chimie nouvelle*, Paris, Vuibert, 2003.

Faure O. (éd.), *Les thérapeutiques : savoirs et usages*, Lyon, Fondations Marcel Mérieux, 1999.

Federspil G. et Berti T., « Les stratégies thérapeutiques », in Grmek M. (éd.), *Histoire de la pensée médicale en Occident*, Paris, Seuil, 1999, vol. 3, p. 197-214.

Feydeau E.-D., *Les parfums. Histoire, anthologie, dictionnaire*, Paris, Robert Laffont, 2011.

Fiessinger C., *La thérapeutique des vieux maîtres*, Paris, Société d'Éditions Scientifiques, 1897.

Fievet-Izard M., *Médicaments d'antan des pharmacies d'aujourd'hui*, Paris, Éditions Josette Lyon, 2002.

Fleurentin J., *Des sources du savoir aux médicaments du futur. Actes du 4e congrès européen d'ethnopharmacologie*, IRD Éditions, 2002.

Fleurentin J., Cabalion P., Mazars G., Dos Santos J. et Younos C. (éd.), *Ethnopharmacologie. Sources, méthodes, objectifs*, Paris, Orstom Éditions, 1991.

Fleurentin J., Weniger B. et Bourdy G., *Traditions thérapeutiques et médecine de demain : les enjeux de l'ethnopharmacologie*, Rennes, Éditions Ouest France, 2011.

Fontecave M., *Chimie des processus biologiques : une introduction*, Paris, Collège de France/Fayard, 2009.

Fougère P., *Grands pharmaciens. Leurs découvertes, leurs écrits*, Paris, Buchet-Chastel, 1999.

Frachon I., *Médiator 150 mg. Combien de morts ?*, Brest, Éditions-dialogues.fr., 2011.

Frazer J.-G., *Le Rameau d'Or*, Paris, Robert Laffont, 1981.

Galambos L., Sturchio J.L., « The transformation of the pharmaceutical industry in the twentieth century », in Krije J., Pestre D. (éd.), *Companion to science in the twentieth century*, New York, Harwood Academic Publishers, 1997, p. 227.

Galien C., *Œuvres anatomiques, physiologiques et médicales*, trad. C. Daremberg, Paris, J.-B. Baillière, 1854-1856.

— « Des sectes », in Pellegrin P. (éd.), *Traités philosophiques et logiques*, Paris, GF Flammarion, 1998, p. 63-93.

— *Méthode de traitement*, trad. J. Boulogne, Paris, Gallimard, 2009.

Gambardella A., *Science and innovation. The US pharmaceutical industry during the 1980 s.*, Cambridge, Cambridge University Press, 1995.

Gaudillière J.-P. et Hess W. (éd.), *Ways of regulating drugs in the 19th and 20th centuries*, Basingstoke, Palgrave Macmillan, 2013.

Gaudillière J.-P. et Rheinberger H.-J. (éd.), *From molecular genetics to genomics, the mapping culture of twentieth-century genetics*, New York, Routledge, 2004.

Girre L., *La médecine par les plantes à travers les âges*, Rennes, Éditions Ouest-France, 1981.

Goodwin J.S., « The empirical basis for the discovery of new therapies », *Perpectives in Biology and Medicine*, 35(1), 1991, p. 20-36.

Gori R. et Del Volgo M.-J., *La santé totalitaire. Essai sur la médicalisation de l'existence*, Paris, Flammarion, 2009.

Gourion A. et Roy J.-Y., « Principaux auteurs et ouvrages de la médecine traditionnelle de l'Antiquité à nos jours », *La Revue Française de médecine traditionnelle chinoise*, 128, 1988, p. 123-142.

Gradman C. et Simon J. (éd.), *Evaluating and standarizing therapeutic agents (1890-1950)*, New York, Palgrave Macmillan, 2010.

Griggs B., *Green pharmacy. A history of herbal medicine*, London, Jill Norman & Hobbouse, 1981.

Grmek M., *Raisonnement expérimental et recherches toxicologiques chez Claude Bernard*, Paris, Droz, 1973.

Grmek M. (éd.), *Le chaudron de Médée. L'expérimentation sur le vivant dans l'Antiquité*, Paris, Seuil, 1997.

Grmek M. et Fantini B. (éd.), *Histoire de la pensée médicale en Occident*, Paris, Seuil, 1995-1999, vol. 3.

Guichard C., *Éléments de technologie pharmaceutique*, Paris, Éditions Médicales Flammarion, 1967.

Guilaine J., *Caïn, Abel, Ötzi. L'héritage néolithique*, Paris, Gallimard, 2011.

Guillaume G. et Mach-Chieu, *Manuel d'herboristerie et de pharmacopée chinoises. Plantes chinoises, plantes occidentales*, Paris, Éditions Désiris, 2009.

Guitard E.-H., « Les dictionnaires et les traités de botanique médicale : un essai de bibliographie pratique », *Bulletin de la Société d'Histoire de la pharmacie*, 53, 1926, p. 333-344.

— « Histoire sommaire de la littérature pharmaceutique », *Revue d'Histoire de la pharmacie*, 92-99, 1935-1937, p. 185-207 ; p. 249-263 ; p. 297-313 ; p. 374-385 ; p. 161-172 ; p. 150-162.

Halioua B., *Histoire de la médecine*, Paris, Masson, 2004.

— *La médecine au temps des Hébreux*, Paris, Liana Levi, 2008.

Hardy K., Buckley S. et Collins M.J., « Neanderthal medic ? Evidence for food, cooking and medicinal plants entrapped in dental calculus », *Naturwissenschaften*, 99, 2012, p. 617-626.

Healy D., *The creation of psychopharmacology*, Cambridge, Harvard University Press, 2002.

Herrero P., *Thérapeutique mésopotamienne*, Paris, Éditions Recherche sur les civilisations, 1984.

Hippocrate, *Œuvres complètes*, in Littré E. (éd.), Paris, 1839-1861.

— « De la nature de l'homme », in Gourevitch D. (éd.), *Hippocrate. De l'art médical*, Paris, Librairie Générale Française, 1994, p. 144-156.

Hir L., *Abrégé de pharmacie galénique*, Paris, Masson, 1983.

Hoizey D., *Histoire de la médecine chinoise*, Paris, Payot, 1988.

Holland B.K. (éd.), *Prospecting for drugs in ancient and medieval european texts. A scientific approach*, Amsterdam, Harwood academic publishers, 1996.

Horel S., *Les médicamenteurs. Labos, médecins et pouvoir publics : enquête sur les liaisons dangereuses*, Paris, Éditions du Moment, 2010.

Huangdi, *Huangdi neijing suwen*, trad. A. Husson, Paris, Association scientifique des médecins acupuncteurs de France, 1987.

Huard P., Bossy J. et Mazars G., *Les médecines de l'Asie*, Paris, Seuil, 1978.

Huard P. et Wong M., *La médecine chinoise*, Paris, PUF, 1969.

Hutin S., *L'alchimie*, Paris, PUF, 1971.

Huyghe E. et Huygue F.-B., *Les coureurs d'épices*, Paris, Petite bibliothèque Payot, 2002.

Institut du Monde arabe, *La médecine au temps des califes*, Gand, Snoeck-Ducaju & Zoon, 1996.
Jackson D.E., *Experimental pharmacology*, Saint-Louis, C.V. Mosby Company, 1917.
Jacquart D. et Micheau F., *La médecine arabe et l'Occident médiéval*, Paris, Maisonneuve et Larose, 1990.
Janicki S., *La mécanique du remède. Pour une épistémologie de la pharmacologie du XVIIe siècle à nos jours*, Paris, L'Harmattan, 2008.
Jaussaud P., *L'exploration des molécules*, Paris, Nathan, 1996.
— *Pharmaciens au Muséum*, Paris, Éditions du Muséum d'Histoire naturelle, 1998.
Joly B., *La rationalité de l'alchimie au XVIIe siècle*, Paris, Vrin, 1992.
Joubaud C., *Le corps humain dans la philosophie platonicienne*, Paris, Vrin, 1991.
Jgès J.-P., *L'industrie pharmaceutique*, Paris, PUF, 1998.
Keck F., « Les théories de la magie dans les traditions anthropologiques anglaises et françaises », *Methodos*, 2, 2002 ;
en ligne URL : http://methodos.revues.org/90.
Keel O., *La médecine des preuves. Une histoire de l'expérimentation thérapeutique par essais cliniques contrôlés*, Montréal, Les Presses de l'Université de Montréal, 2011.
Kohn A., *Par hasard ou par erreur ? Chance et malchance dans les grandes découvertes scientifiques*, trad. P. Baud et T. Baud, Paris, Eshel, 1990.
Kourennoff P., *Plantes et guérisons. Les secrets de la médecine russe traditionnelle*, Paris, La Table Ronde, 1971.
Kremer E. et Urdang G., *History of Pharmacy*, Philadelphia, J.B. Lippincott Company, 1976.
Labat R., *Traité akkadien de diagnostics et pronostics médicaux*, Leiden, Brill, 1951.
Lacour-Gayet J. (éd.), *Histoire du commerce*, Paris, SPIP, 1950-1953.
Lafont O., *D'Aristote à Lavoisier. Les étapes de la naissance d'une science*, Paris, Ellipses, 1994.
Lafont O. (éd.), *Dictionnaire d'histoire de la pharmacie*, Paris, Pharmathèmes, 2003.

LAFONT O., *Des médicaments pour les pauvres. Ouvrages charitables et santé publique aux XVIIe et XVIIIe siècles*, Paris, Pharmathèmes, 2010.

LAJOUX C., *Le médicament, enjeu du XXIe siècle. Le temps des alliances*, Paris, Le Cherche-midi, 2010.

LALO C. et SOLAL P., *Le livre noir du médicament*, Paris, Plon, 2011.

LAMURE F.-B.-B., *Nouveaux éléments de matière médicale*, Amsterdam, François Tournel (Montpellier), 1784.

LANDRY Y., *Initiation à la connaissance du médicament*, Paris, Dunod, 2010.

— *Petite histoire des médicaments de l'Antiquité à nos jours*, Paris, Dunod, 2011.

LANDRY Y. et GIES J.-P., *Pharmacologie. Des cibles vers l'indication thérapeutique*, Paris, Dunod, 2009.

LANDRY Y. et RIVAL Y., *Dictionnaire pharmaceutique*, Paris, Techniques et Documentations, 2007.

LANE C., *Comment la psychiatrie et l'industrie pharmaceutique ont médicalisé nos émotions*, Paris, Flammarion, 2009.

LAPLANTINE F., *Anthropologie de la maladie*, Paris, Payot, 1992.

LASZLO P., *Qu'est-ce-que l'alchimie ?*, Paris, Hachette, 1996.

LAWS B., *50 plantes qui ont changé le cours de l'histoire*, Rennes, Éditions Ouest-France, 2010.

LEAKE C.D., *An historical account of pharmacology to the twentieth century*, Springfield, Charles Thomas, 1975.

LECA A.-P., *La médecine égyptienne au temps des pharaons*, Paris, Dacosta, 1983.

LÉCAILLE C., *L'aventure de la chimie jusqu'à Lavoisier*, Paris, Vuibert/Adapt, 2004.

LEDNICER D. (éd.), *Chronicles of drug discovery*, Washington, American Chemical Society, 1982-1993.

LEFRANC G., *Histoire du commerce*, Paris, PUF, 1948.

LEHMANN C., *Patients, si vous saviez...*, Paris, Robert Laffont, 2003.

LEMERY N., *Pharmacopée universelle*, Paris, De Saint et Saillant, 1697.

LENOBLE R., « Le thème du poison. Recherches objectives et aspects psychologiques », *Archives Internationales d'Histoire des sciences*, 30, 1955, p. 41-52.

LESPAGNOL A., *Le médicament, ange ou demon*, Paris, Technique et documentation, 1977.

Levey M., *Medieval arabic bookmacking and its relation to early chemistry and pharmacology*, Philadelphia, The American philosophical Society, 1962, reed. 2011.

Levey M., *Early arabic pharmacology*, Leiden, Brill, 1973.

Lewin L., *Phantastika. Drogues psychédéliques, stupéfiants, narcotiques, hallucinogènes*, Paris, Payot, 1970.

Lichtenthaeler C., *Histoire de la médecine*, trad. D. Meunier, Paris, Fayard, 1978.

Lloyd G.-E.-R., *Magie, raison et expérience. Origines et développement de la science grecque*, trad. J. Carlier et F. Regnot, Paris, Flammarion, 1990.

Lombard J., *Platon et la médecine. Le corps affaibli et l'âme attristée*, Paris, L'Harmattan, 1999.

— *Aristote et la médecine. Le fait et la cause*, Paris, L'Harmattan, 2004.

Maehle A.-H., *Drugs on trial, experimental pharmacology and therapeutic innovation in the eighteenth century*, Amsterdam, Rodopi, 1999.

Magendie F., *Examen de l'action de quelques végétaux sur la moelle épinière*, Paris, Snld, 1809.

Maleissye J.-D., *Histoire du poison*, Paris, Éditions François Bourin, 1991.

Marié P., *Précis de médecine chinoise. Histoire, théories fondamentales, diagnostic et principes thérapeutiques*, Paris, Éditions d'Angles, 2008.

Markale J., *Le druidisme*, Paris, Payot, 1985.

Marks H., *La médecine des preuves. Histoire et anthropologie des essais cliniques (1900-1990)*, Le Plessis-Robinson, Institut Synthélabo, 1999.

Masquelet A.-C., *Le raisonnement médical*, Paris, PUF, 2006.

Mazars G., *La médecine indienne*, Paris, PUF, 1995.

Mazliak P., *Avicenne et Averroès. Médecine et biologie dans la civilisation de l'Islam*, Paris, Vuibert/Adapt, 2004.

— *La naissance de la biologie dans les civilisations de l'Antiquité*, Paris, Vuibert/Adapt, 2007.

— *François Magendie, bouillant créateur de la physiologie expérimentale au xixe siècle*, Paris, Hermann/Adapt, 2012.

Merat F.-V., De Lens A.-J., *Dictionnaire universel de matière médicale et de thérapeutique générale contenant l'indication, la description et l'emploi de tous les médicaments connus dans les diverses parties du globe*, Paris, Baillières, Méquignon-Marvis, Gabon, 1829.

MEUNIER J.-M., SHVALOFF A., *Neurotransmetteurs*, Paris, Masson, 2001.

MEYER P., *La révolution des médicaments. Mythes et réalités*, Paris, Fayard, 1984.

MEYERHOF M., « Les fondements littéraires de la pharmacologie arabe », *Revue Ciba*, 48, 1945, p. 1677-1712.

MEYERS C., *Mythologies, histoires, actualité des drogues*, Paris, L'Harmattan, 2007.

MEZ-MANGOLD L., *De l'histoire du médicament*, Bâle, Hofmann-La Roche, 1971.

MINOT J., *De la nature et des causes des fièvres. Du légitime usage de la saignée et des purgatifs, avec des expériences sur le quinquina et des réflexions sur les effets de ce remède*, Paris, Laurent d'Houry, 1710.

MISSA J.-N., *Naissance de la psychiatrie biologique*, Paris, PUF, 2006.

MISSA J.-N. et NOUVEL P. (éd.), *Philosophie du dopage*, Paris, PUF, 2011.

MOLIMARD M. et CHARBIT B., *Initiation à la connaissance du médicament*, Paris, Éditions Vernazobres-Grego, 2011.

MONTÉSINOS C., *Dictionnaire raisonné de l'alchimie et des alchimistes*, Bonneuil-en-Valois, Éditions de la Hutte, 2010.

MORANGE M., *Histoire de la biologie moléculaire*, Paris, La Découverte, 1994.

MOULIN A.-M. (éd.), *L'aventure de la vaccination*, Paris, Fayard, 1996.

MUDRY P. (éd.), *Le traité des maladies aigües et des maladies chroniques de Caelius Aurelianus. Nouvelles approches*, Nantes, Presses de l'Université de Nantes, 1999.

NACHMANSOHN D., *Chemical and molecular basis of nerve activity*, New York, Academic Press, 1959.

NARBY J. et HUSLEY F., *Anthologie du chamanisme*, Paris, Albin Michel, 2002.

NICOLAOU K.C. (éd.), *Classics in total synthesis I, II, III. Targets, strategies, methods*, Weinheim, VCH Verlag, 1996, 2003, 2011.

NICOLAOU K.C. et MONTAGNON T., *Molecules that changed the world : a brief history of the art and science of synthesis and its impact on society*, Wiley, VCH Verlag GmbH, 2006.

NORMANDIN S. et WOLFE C. (éd.), *Vitalism and the scientific image in post-Enlightenment life science, 1800-2010*, Dordrecht, Springer, 2013.

NORTHNAGEL H. et ROSSBLACH M.-J., *Nouveaux éléments de thérapeutique*, trad. J. Alquié, Paris, Baillière, 1889.

Nouvel P., *Histoire des amphétamines*, Paris, PUF, 2009.

Nouvel P. (éd.), *Repenser le vitalisme*, Paris, PUF, 2011.

Olmsted J.-M.-D., *François Magendie, Pionner in experimental physiology and scientific medicine in nineteenth century France*, New York, Schuman's, 1944.

Osler W., « Recent advances in medicine », *Science*, 17, 1891, p. 170-171.

Page C.P., Curtis M.J., Sutter M.C., Walker M.J. et Hoffman B.B., *Integrated pharmacology*, Mosby, 1997.

Palmieri N. (éd.), *Rationnel et irrationnel dans la médecine ancienne et médiévale*, Saint-Étienne, Publications de l'Université de Saint-Étienne, 2003.

Paracelse, *Œuvres médicales*, trad. B. Gorceix, Paris, PUF, 1968.

Parascandola J., *The development of american pharmacology. John J. Abel and the shaping of a discipline*, Baltimore, The Johns Hopkins University Press, 1992.

— *Studies in the history of modern pharmacology and drug therapy*, Farnham, Ashgate, 2012.

Parnham M.J. et Bruinvels J. (éd.), *Discoveries in pharmacology*, Amsterdam, Elsevier, 1983-1986.

Paton W.D.M., « The early days of pharmacology, with special reference to the nineteenth century », in Poynter F.N.L. (éd.), *Chemistry in the service of medicine*, London, Pitman, 1963, p. 73-88.

Percheron M. et Le Roux M., *Petite histoire de la pharmacie française*, Avignon, Edouard Aubanel, 1955.

Perrin L.-F., *Les essais thérapeutiques chez l'homme*, Paris, PUF, 1980.

Perrin M., *Le chamanisme*, Paris, PUF, 1995.

Perrot E., *Matières premières usuelles du règne végétal*, Paris, Masson, 1943-1944.

Peters H., *Picturial history of ancient pharmacy, with sketches of early medical practice*, trad. W. Netter, Chicago, G.P. Engelhard, 1889.

Pichot P., *Un siècle de psychiatrie*, Paris, Éditions Roger Dacosta, 1983.

Pigeard-Micault N., *Charles-Adolphe Wurtz. Un savant dans la tourmente*, Paris, Hermann/Adapt, 2011.

Pigeaud J., *Poétiques du corps. Aux origines de la médecine*, Paris, Les Belles Lettres, 2008.

Pignarre P., *Puissance des psychotropes, pouvoir des patients*, Paris, PUF, 1999.

— *Le grand secret de l'industrie pharmaceutique*, Paris, La Découverte, 2004.

Pline, *Histoire naturelle*, in Littré E. (éd.), Paris, Dubochet, 1848.

Pouchet G., *Précis de pharmacologie et de matière médicale*, Paris, Douin, 1907.

Préat V., Roland-Marcelle N. et Van den Abeele B. (éd.), *Histoire de la pharmacie galénique*, Louvain, Presses Universitaires de Louvain, 2006.

Prêtre C. et Charlier P., *Maladies humaines, thérapies divines. Analyse épigraphique et paléopathologique de textes de guérison grecs*, Villeneuve d'Asq, Presses Universitaires du Septentrion, 2009.

Prüll C.-R., Maehle A.-H. et Halliwell R.F., *A short history of the drug receptor concept*, New York, Palgrave Macmillan, 2009.

Rached R. (éd.), *Histoire des sciences arabes*, Paris, Seuil, 1997, vol. 3.

Rautio J. (éd.), *Prodrugs and targeted delivery*, Weinheim, Wiley-VCH, 2011.

Raviña E., *The evolution of drug discovery. From traditional medicines to modern drugs*, Weinheim, Wiley, 2011.

Reuter de Rosemont L., *Histoire de la pharmacie à travers les âges*, Paris, J. Peyronnet, 1931-1932.

Rey R., « L'âme, le corps et le vivant », in Grmek M.-D. et Fantini B. (éd.), *Histoire de la pensée médicale en Occident*, Paris, Seuil, 1997, vol. 2, p. 117-155.

— *Naissance et développement du vitalisme en France de la deuxième moitié du XVIIIe siècle à la fin du Premier Empire*, Oxford, Voltaire Foundation, 2000.

Richard D., Senon J.-L. et Valleur M. (éd.), *Dictionnaire des drogues et dépendances*, Paris, Larousse, 2009.

Riddle J.M., *Dioscorides on pharmacy and medicine*, Austin, University of Texas Press, 1985.

Rinella M.A., *Pharmakon. Plato, drug culture and identity in ancient Athens*, Plymouth, Lexington books, 2012.

Rivière P., *La médecine de Paracelse*, Paris, Éditions traditionnelles, 1988.

Rubin M., *La phytothérapie*. Paris, PUF, 1988.

Ruffat M., *175 ans d'industrie pharmaceutique française. Histoire de Synthélabo*, Paris, La Découverte, 1996.
Salomon J.-C., *Le complexe médico-industriel*, Éditions Mille et Une Nuits, 2005.
Sauvaget J. (trad.), Anonyme, *Relation de la Chine et de l'Inde*, Paris, Les Belles Lettres, 1948.
Savage-Smith E., « Médecine », in Rashed R. (éd.), *Histoire des sciences arabes*, Paris, Seuil, 1997, vol. 3, p. 155-212.
Scriban R. (éd.), *Biotechnologie*, Techniques et Documentations, 1993.
Silverman R.B., *The organic chemistry of drug design and drug action*, Burlington, Academic Press, 2004.
Simon J., *Chemistry, pharmacy and revolution in France. 1777-1809*, Aldershot, Ashgate, 2005.
Simon S., *La nouvelle dictature médico-scientifique*, Saint-Jean-de-Braye, Éditions Dangles, 2006.
Smith C.S. et O'Donnel J.T., *The process of new drug discovery and development*, New York, Informa Healthcare, 2006.
Sneader W., *Drug Discovery : the evolution of modern medicines*, Chichester, John Wiley, 1985.
— *Drug Discovery. A history*, Chichester, John Wiley & sons, 2005.
Stella V.J., Borchardt R.T., Hageman M.J., Oliyai R., Maag H. et Tilley J.W. (éd.), *Prodrugs, challenges and rewards*, New York, Springer & AAPS Press, 2007.
Strohmaier G., « Réception et tradition, la médecine dans le monde byzantin et arabe », in Grmek M. (éd.), *Histoire de la pensée médicale en Occident*, Paris, Seuil, 1995, vol. 1, p. 123-149.
Teyssou R., *Quatre siècles de thérapeutique médicale du* XVI*e au* XIX*e siècle en Europe*, Paris, L'Harmattan, 2007.
— *Dictionnaire mémorable des remèdes d'autrefois*, Paris, L'Harmattan, 2007.
Théophraste, *Recherche sur les plantes*, trad. S. Amigues, Paris, Belin, 2010.
Thorwald J., *Histoire de la médecine dans l'Antiquité*, trad. H. Daussy, Paris, Hachette, 1962.
Thuillier J., *La folie. Histoire et dictionnaire*, Paris, Laffont, 1996.
Tiffeneau M., *Abrégé de pharmacologie*, Paris, Masson, 1934.

Tomic S., *Aux origines de la chimie organique. Méthodes et pratiques des pharmaciens et des chimistes (1785-1835)*, Rennes, Presses Universitaires de Rennes, 2010.

Touwaide A., « Stratégies thérapeutiques : les médicaments », in Grmek M. (éd.), *Histoire de la pensée médicale en Occident*, Paris, Seuil, 1995, vol. 1, p. 228-237.

Triadou P., « La médecine chinoise », in Meyer P., Triadou P. (éd.), *Leçons d'histoire de la pensée médicale*, Paris, Odile Jacob, 1996, p. 135-162.

Triggle D.J., *Chemical aspects of the autonomic nervous system*, New York, Academic Press, 1965.

Ullmann M., *La médecine islamique*, Paris, PUF, 1995.

Unschuld P.U., *Medicine in China. A history of pharmaceutics*, Berkeley, University of California Press, 1986.

— *Medicine in China. A history of ideas*, Berkeley, University of California Press, 2010.

Urdang G., « How chemicals entered the official pharmacopoeias », *Archives internationales d'Histoire des sciences*, 28-29, 1940, p. 303-315.

Valenstein E.S., *The war of the soups and the sparks. The discovery of neurotransmitters and the dispute over how nerves communicate*, New York, Columbia University Press, 2005.

Van Alphen J. et Aris A. (éd.), *Médecines orientales*, Paris, Actes Sud, 1998.

Van Dries J.H., « Monty Kier and the origin of the pharmacophore concept », *Internet Electronic Journal of Molecular Design*, 6(9), 2007, p. 271-279.

Vandamme T.F., Rival Y., Pabst J.-Y. et Heitz C., *Initiation à la connaissance du médicament*, Paris, Lavoisier, 2010.

Verbeke G., *L'évolution de la doctrine du pneuma du stoïcisme à Saint-Augustin*, Louvain, Éditions de l'Institut supérieur de philosophie, 1945.

Vidal B., *Histoire de la chimie*, PUF, 1985.

Viel C., « L'enseignement de la chimie et de la matière médicale aux apothicaires aux xviie et xviiie siècles », *Revue d'Histoire de la pharmacie*, 321, 1999, p. 63-76.

Volckringer J., *Évolution et unification des formulaires et des pharmacopées*, Paris, Paul Brandouy, 1953.

Wojtkowiak B., *Histoire de la chimie*, Paris, Techniques et Documentations, Lavoisier, 1988.

Wolfe C., « Vitalism without metaphysics ? Medical vitalism in the Enlightenment », *Science in Context (special issue)*, 21(4), 2008, p. 461-664.

Wolff M.E. (éd.), *Burger's medicinal chemistry*, New York, John Wiley & sons, 1980, vol. 1.

Zanders E.D., *The science and business of drug discovery. Demystifying the jargon*, New York, Springer, 2011.

Index

Q

R

S

T

Glossaire pharmaceutique

Antihelminthique. Vermifuge.

Criblage (*screening*). Méthodes de tri systématique de molécules pour déterminer leur activité.

Drogue. L'ancien français « drogue » signifiait « matière première » ou « matière sèche » d'origine animale ou végétale (épices, herbes). Le mot « drogue » s'est élargi considérablement aujourd'hui et s'applique à toute substance biologiquement active introduite à l'intérieur de l'organisme à des fins diverses, donc non seulement aux médicaments, mais aussi aux substances psychotropes d'usage licite (alcool, tabac, café) ou illicite (cocaïne, etc.) pouvant générer une dépendance. Il s'applique même parfois aux cosmétiques et additifs alimentaires. Le terme « drug » qui en dérive a un sens aussi large que le « médicament » français, et n'est défini par le Food, Drug & Cosmetic Act américain que par le caractère exogène et l'intention de provoquer n'importe quel effet : « articles intended for use in the diagnosis, cure, mitigation, treatment, or prevention of disease » et « articles (other than food) intended to affect the structure or any function of the body of man or other animals » (FD&C Act, sec. 201(g) (1)).

Embrocation. Préparation huileuse ou graisseuse appliquée sur les parties du corps afin de décontracter, adoucir, assouplir.

Essais cliniques. Essais réalisés chez l'homme en vue d'obtenir l'autorisation de mise sur le marché (AMM) du médicament, qui se déroulent en différentes phases. La phase I des essais cliniques (pharmacologie clinique) étudie les premiers effets du médicament à des doses faibles (est-il sûr ?), la phase II son efficacité pharmacologique (que fait-il ?)

et la phase III les preuves de son efficacité contre un placebo ou un produit de référence (est-il meilleur que ?).

Ethnopharmacologie. Étude des matières d'origine végétale (ethnobotanique), animale ou minérale, et des savoirs ou des pratiques s'y rattachant, que les cultures vernaculaires mettent en œuvre à des fins médicamenteuses, en vue d'une éventuelle valorisation.

Iatrogénèse médicamenteuse. Conséquences néfastes sur l'état de santé individuel ou collectif des prescriptions médicamenteuses.

Matière médicale. Matières premières animales, minérales et végétales, c'est-à-dire l'ensemble des produits servant à la fabrication des médicaments, et leur étude, parfois aussi appelée pharmacognosie.

Médicament. Le médicament est défini juridiquement en France de façon large : « Toute substance ou composition présentée comme possédant des propriétés curatives ou préventives à l'égard des maladies humaines ou animales, ainsi que tout produit pouvant être administré à l'homme ou à l'animal en vue d'établir un diagnostic médical ou de restaurer, corriger ou modifier leurs fonctions organiques. » (Article L511 du code de la Santé publique.) Sa dispensation et sa vente sont réservées aux pharmaciens.

Organoleptique. Se dit des caractères d'un produit perceptible par les organes des sens. Ils contribuent en pharmacie à l'identification du produit.

Pharmacie clinique. Discipline pharmaceutique ayant pour but d'assurer en collaboration avec le médecin traitant le suivi thérapeutique de chaque patient.

Pharmacie galénique. Art de préparer les médicaments qui au-delà, veut « trouver pour chaque substance la présentation médicamenteuse la mieux adaptée au traitement d'une maladie déterminée. » (Le Hir (1983), p. xii). Elle deviendra technologie pharmaceutique ou pharmacotechnie au fur et à mesure de l'industrialisation. Cf. Guichard (1967). Sur l'histoire du mot et de la chose, cf. Préat (2006).

PHARMACOCINÉTIQUE. Description du devenir du médicament dans l'organisme, sa libération, son absorption, sa distribution, sa métabolisation et son élimination. Elle permet de définir les posologies et les rythmes d'administration pour une action optimale.

PHARMACOCHIMIE, PHARMACIE CHIMIQUE. Étude de la chimie des substances naturelles ou de synthèse entrant dans la composition des médicaments. Aussi appelée chimie pharmaceutique ou chimie thérapeutique.

PHARMACODÉPENDANCE, addiction médicamenteuse, toxicomanie. État de dépendance, résultant de l'absorption répétée d'un composé entraînant un besoin de poursuivre cette absorption sous peine de troubles psychiques et/ou physiques.

PHARMACODYNAMIE. Étude des réponses induite par une substance, sur l'organisme entier ou sur une préparation isolée. Elle s'intéresse spécialement au mécanisme d'action et permet d'orienter la recherche. La mesure des réponses *in vitro* et *in vivo* est la pharmacométrie.

PHARMACOÉCONOMIE. Discipline ayant pour objet l'évaluation économique des produits et des services pharmaceutiques en déterminant, mesurant et comparant leurs coûts et leurs résultats.

PHARMACOÉPIDÉMIOLOGIE. Méthodes d'évaluation des usages et effets du médicament au sein des populations en situation réelle de prescription, complétant les essais cliniques et la pharmacovigilance.

PHARMACOGÉNOMIQUE. Étude des interactions entre médicaments et gènes et leur expression. La pharmacogénétique désignerait plutôt plus spécifiquement les études des variations interindividuelles de l'effet des gènes sur les médicaments (différences de métabolisme entre les individus).

PHARMACOLOGIE CLINIQUE. Étude des effets des médicaments sur l'homme.

PHARMACOLOGIE EXPÉRIMENTALE. Étude du médicament chez l'animal entier (*in vivo*), ou ses organes et ses cellules (*in vitro*).

PHARMACOLOGIE INVERSE. Stratégie de recherche de nouveaux médicaments, partant d'une cible potentielle (ou de son gène), pour définir son ou ses ligands endogènes, puis synthétiser des ligands sélectifs afin de préciser le rôle physiopathologique de cette cible et envisager une utilisation thérapeutique de ses ligands. Démarche opposée à celle de la pharmacologie classique qui s'est développée par la recherche des mécanismes biologiques impliqués dans l'effet de médicaments déjà utilisés en thérapeutique (Landry, 2007, p. 651).

Pharmacologie sociale. Études des interrelations entre société et médicament. Elle évalue les conséquences sociales de l'exposition d'une population aux médicaments (pas en terme d'efficacité thérapeutique) et l'influence des facteurs sociaux sur l'utilisation des substances pharmacologiques (*médicament* et substances dopantes par exemple).

Pharmacomodulation. Modification de la structure moléculaire des médicaments par l'introduction de substituants.

Pharmacophore. Portion de la molécule d'une substance que l'on considère comme déterminant l'action particulière de cette substance. Le terme de toxophore est utilisé par analogie pour l'action toxique.

Pharmacothérapie. Emploi thérapeutique des médicaments.

Pharmacovigilance. Méthodes de surveillance de l'utilisation des médicaments après leur mise sur le marché en vue d'évaluer leur sécurité d'emploi et de dépister l'apparition d'effets indésirables inattendus, et parfois de détecter des effets inattendus, mais potentiellement favorables (*sérendipité*).

Polypharmacie. Pratique consistant en l'administration concomitante de plusieurs médicaments, qui connut son apogée avec les thériaques.

Principe actif. Substance qui est responsable de l'action pharmacologique.

Révulsion. Elle consiste à faire apparaître dans une région déterminée un effet qui déplace celui qu'il veut supprimer, ainsi l'afflux sanguin que l'on provoque dans une partie de l'organisme destinée à décongestionner un organe. Elle peut être obtenue par des cataplasmes, des vésicants ou des embrocations (massages à l'aide d'huile relaxante) appliqués sur la peau. D'une façon plus générale, dans la médecine hippocratique les révulsifs sont tout médicament provoquant un déplacement d'humeur (sudorifiques, diurétiques, sialagogues, vomitifs, purgatifs).

Sérendipité (*serendipity*). Processus de découverte fortuite.

Thériaques. Préparations anciennes composées d'ingrédients multiples (plus d'une cinquantaine) appartenant aux trois règnes de la nature, toniques, et censées être efficaces contre les venins, les poisons, certaines douleurs, et ainsi atteindre un grand nombre d'objectifs thérapeutiques.

Tolérance médicamenteuse. Capacité de supporter des doses de plus en plus fortes ou d'en avoir besoin pour obtenir les mêmes effets.

Glossaire des sigles

ADN : acide désoxyribonucléique
AFSSAPS : Agence Française de Sécurité Sanitaire des Produits de Santé
AINS : anti-inflammatoire non stéroïdien
AMM : Autorisation de Mise sur le Marché
ANSM : Agence Nationale de Sécurité du Médicament et des produits de santé
ARN : acide ribonucléique
ASMR : Amélioration du Service Médical Rendu
ATU : Autorisation Temporaire d'Utilisation
CCP : Certificat Complémentaire de Protection
CEPS : Comité Économique des Produits de Santé
DCI : Dénomination Commune Internationale
EEG : électroencéphalographie
EMA : European Medecines Agency
FDA : Food and Drug Administration (USA)
GABA : acide γ-aminobutyrique
HAS : Haute Autorité de Santé
ICH : International Conference on Harmonisation of technicals for registration of pharmaceuticals for human use
IEC : inhibiteur de l'enzyme de conversion de l'angiotensine
IMAO : inhibiteur de la monoamine-oxydase
INPI : Institut National de la Propriété Industrielle
IvS : Institut de Veille Sanitaire
IPP : inhibiteurs de la pompe à protons
ITK : inhibiteurs de la tyrosine-kinase
LEEM : Les Entreprises du Médicament
LSD : Lysergsäurediethylamid ou diéthylamide de l'acide lysergique
MHLW : Ministry of Health, Labour and Welfare (Japon)
MTC : Médecine Traditionnelle Chinoise

NMDA : N-méthyl-D-asparate
OEB : Office Européen des Brevets
OMC : Organisation Mondiale du Commerce
OMS : Organisation Mondiale de la Santé
PCR : réaction de polymérisation en chaîne
PPSE : potentiel post-synaptique d'excitation
PPSI : potentiel post-synaptique d'inhibition
R&D : Recherche et Développement
RCP : Résumé des Caractéristiques du Produit
RCPG : récepteur couplé aux protéines G
RSA : relation structure-activité

Table des matières

Dans la collection Histoire des Sciences/Adapt

d'Enfert Renaud, *Espaces de l'enseignement scientifique et technique. Acteurs, savoirs, institutions, XVIIe-XXe siècles*, 2011.

Descolonges Michèle, *Des travailleurs à protéger. L'action collective au sein de la sous-traitance*, 2011.

Mazliak Paul, *François Magendie, bouillant créateur de la physiologie expérimentale au XIXe siècle*, 2012.

Pigeard-Micault Natalie, *Charles-Adolphe Wurtz. Un savant dans la tourmente. Entre bouleversements politiques et revendications féministes*, Préface de Bernadette Bensaude-Vincent, 2011.

Imprimé en France par
LIGHTNING SOURCE
www.lightningsource.fr

Printed in Dunstable, United Kingdom

91337289R00163